महिला उत्पीड़न और वैधानिक उपचार

महिला उत्पीड़न और वैधानिक उपचार

श्रीमती सुधारानी श्रीवास्तव

अर्जुन पब्लिशिंग हाऊस

महिला उत्पीड़न और वैधानिक उपचार

प्रथम संस्करण : 2017

ISBN 978-81-8330-229-6

प्रकाशक :

अर्जुन पब्लिशिंग हाऊस

4831/24, गोविन्द लेन
अंसारी रोड, दरियागंज
नई दिल्ली–110002
फोन : 011.23272541, Mob. 9212555567
e-mail : arjunbooks2001@gmail.com

प्रिन्टर्स :

रोशन आफसेट प्रिंटर्स
दिल्ली – 53

प्राक्कथन

महिलाओं की स्थिति के बारे में बहुत कुछ लिखा गया है, व मनीषियों ने इस ओर पर्याप्त ध्यान दिया है, किन्तु लेखिका ने इस पुस्तक में न केवल वैदिक काल से महिलाओं की स्थिति का वर्णन किया है, वरन् ऐतिहासिक पृष्ठभूमि को भी छुआ है और आजादी के पश्चात् संविधान के अंतर्गत विभिन्न कानूनों का भी उल्लेख किया है। अभी तक इस दिशा में जो भी साहित्य प्रकाश में आया है, वह बिखरा हुआ है किन्तु इस पुस्तक "महिला उत्पीड़न और वैधानिक उपचार" में अधिक-से-अधिक जानकारियों का समावेश है।

भूमिका के पश्चात् विभिन्न कालों में महिलाओं की स्थिति का वर्णन है। यह आवश्यक है जब तक महिलाओं की स्थिति का ज्ञान न होगा, उसका उपचार कैसे संभव है। फिर मात्र कानूनी स्थिति ही नहीं महिलाओं के क्या उत्तरदायित्व हैं, इसका भी विवरण है क्योंकि महिला परिवार की धुरी होती है और परिवार राष्ट्र की इकाई। समस्त विकास चक्र इसी इकाई के आसपास घूमते हैं। दहेज आज समाज का कोढ़ हो गया है। धन से अधिक सस्ती औरत हो गई है। यद्यपि कानून सक्षम हैं पर उनका उपयोग कैसे किया जाये, इस शिक्षा की आवश्यकता है। लेखिका ने स्पष्ट शब्दों में विभिन्न कानूनों की जानकारी ही नहीं दी, उनकी व्यवहारिकता का भी उल्लेख है जो उनकी वकालत का अनुभव है। महिला संबंधी अनेक अधिनियमों का उल्लेख पुस्तक को पूर्णता प्रदान करता है। अंत में लेखिका ने कानूनी अनुभव और अर्जित से निष्कर्ष और सलाह देकर अपनी कलम को इतिश्री दी है।

श्रीमती सुधारानी श्रीवास्तव

अनुक्रमणिका

1

भूमिका

वेदकालीन महिला

भारतीय महिलाओं के बारे में कुछ कहने से पूर्व हमें वैदिक भारत की महिलाओं के बारे में संक्षेप में परिचय देना होगा। जब शब्द 'वेद' का नाम आता है तो उसमें निहित 'हिन्दू' शब्द की विवेचना आवश्यक हो जाती है, क्योंकि वैदिक नारी हिन्दू थी। भारतीय संस्कृति का विकास सिन्धु घाटी की सभ्यता के साथ प्रस्फुटित हुआ है। इसी "सिन्धु" शब्द से 'हिन्दू' शब्द उच्चारण में आया, ऐसा भाषा वैज्ञानिकों का मानना है। वेदों का कोई पूर्व इतिहास नहीं है। कहा जाता है कि आकाश से देववाणी हुई, उसे ऋषि-मुनियों ने सुना फिर अपनी स्मरण शक्ति से उसे वेदों के माध्यम से अभिव्यक्ति दी। इसीलिये वेदों को 'श्रुति' 'स्मृति' के आधार पर रचा, माना गया है। इसके पश्चात् अनेक ऋषि-मुनियों ने इसकी अलग-अलग व्याख्या की है।

श्रुति स्मृति सदाचारः, स्वास्थ्य च प्रियम आत्मन्।
सम्यक संकल्पजः करमें धर्ममूलम् इदं स्मृतम ।।

वेदों में तो नारी को सभी अधिकार प्रदान किये थे किन्तु सभ्यता के विकास में पुरुष महत्त्वपूर्ण हो गया और महिला को द्वितीयक माना जाने लगा। कारण शायद प्रकृतिदत्त कोमलता ही थी। यह भेद कालान्तर में बढ़ता गया। वेदों में कहा गया है–

यत्र नार्यस्तु पूज्यन्ते रमन्ते तत्र देवताः।

शक्ति के रूप में, देवी की मान्यता थी। धन की देवी लक्ष्मी, विद्या की देवी सरस्वती एवं शक्ति की देवी दुर्गा के रूप में आज भी लोग मानते हैं, किन्तु मनु, नारद, याज्ञवलक्य आदि ऋषियों ने स्त्रियों को द्वितीयक स्थान दिया और पुरुषों को श्रेष्ठ निरूपित किया, यथा–

पिता रक्षति कौमार्ये, भर्ता रक्षति यौवने।
पुत्रो रक्षति वार्धक्ये, न स्त्री स्वातंत्रता मर्हति ।।

अर्थात् स्त्री जीवन-भर पुरुष की अभिरक्षा में रहेगी, कुमारी अवस्था में पिता की, यौवन में पति की व वृद्धावस्था में पुत्र की अभिरक्षा में रहेगी, वह स्वतंत्र नहीं रह सकती। यहीं से महिलाओं के प्रति घरेलू हिंसा का बीजारोपण हो गया होगा जो आज तक विद्यमान है और सरकार को कानून बनाना पड़ा।

इसी के साथ 'कन्यादान' की परंपरा भी आरंभ हुई–

"पिता ददाति कन्या" इस नियम के प्रादुर्भाव से स्त्री के भोग्या स्वरूप का प्रादुर्भाव हुआ। स्त्री की प्रकृतिदत्त कोमलता को प्राचीन ऋषि-मुनियों ने वैदिक नियम कहकर समाज की रूपरेखा बना दी। सभ्यता के अंकुर के साथ ही महिला उत्पीड़न को सामाजिक नियमों का सरंक्षण मिला। "स्त्री कभी स्वतंत्र नहीं होती"–मनु के इस वेदवाक्य का पुरुषों ने अपने स्वार्थ के लिए खूब दुरुपयोग किया। गांधी जी, महामना मालवीय जी ने महिला उत्पीड़न को समझा और इसके विरोध में आवाज उठाई, तभी से इस विषय पर सोच आरंभ हो गई।

ऋग्वेद में सर्वप्रथम 'माता' के रूप में पृथ्वी का महिला पात्र के रूप में वर्णन है:-

स्येना प्रिथिवि भवानिक्षरा निवेशिनी यच्छाः न शमं सप्रय।

(ऋग्वेद 22(6)(5)(1))

पृथ्वी की सर्वप्रथम पूजा आज भी की जाती है। किसी भी पूजा के पूर्व 'पृथ्वी पूजन' से ही पूजा-पाठ आरंभ होता है। यहाँ इस सत्य का उद्घाटन आवश्यक है कि वेदों द्वारा निरूपित नियम सनातन से आज भी चले आ रहे हैं। पृथ्वी को माता आज भी मानते हैं। कालांतर में जन्म-भूमि के रूप में मान्यता मिली और रविन्द्रनाथ टैगोर ने "वन्दे मातरम्" गाया। हिन्दुओं ने ही नहीं, मुसलमानों ने भी पृथ्वी को माता माना है व जन्म-भूमि को 'मादरे वतन' कहा है। भारतीय संस्कृति की जड़ें अत्यंत गहरी हैं, विभिन्न मतावलंबी भी भारतीय संस्कृति की परंपरा से अछूते नहीं हैं।

ऋग्वेद में कई स्थलों पर सीता की स्तुति देवी कहकर की गई है–'सौभाग्यवती सीता। हम तुम्हारी स्तुति करते हैं। तुम हमें धन और सुन्दर फल दो। सीता की पूजा नियमित करें' (4/57/6–7)। उषा का अर्थ प्रभात है, किंतु ऋग्वेद में लगभग तीन सौ बार उषा का 'देवी' रूप में स्तवन किया गया है। सूक्त के सूक्त उषादेवी की स्तुति से भरे पड़े हैं। वहाँ इनके लिए सत्यमनीषिणी और दीप्तिमती आदि गुणबोधक विशेषण दिये गये हैं। वह नित्य यौवन-सम्पन्ना,

शुभ्रवसना और धनाधीश्वरी बतायी गयी है। सूर्य की पुत्री का नाम सूर्या है। इन्हें ऋग्वेद ने देवी और ऋषिका भी कहा गया है। सूर्या ने दशम मण्डल के 85वें सूक्त का साक्षात्कार किया था। उसमें बहुत-सी ज्ञातव्य बातें हैं। सूर्या के विवाह का जो वर्णन उपलब्ध होता है, उससे कई तत्कालीन प्रथाओं का परिचय मिलता है, जो आज भी न्यूनाधिक रूप में पायी जाती हैं। इन्द्राणी इन्द्रदेव की पत्नी हैं। इनका एक नाम शची भी है। ऋग्वेद की दशम मण्डल, सूक्त 145 की ऋषिका भी ये ही हैं। 159वें सूक्त की ऋषिका प्रलोमपुत्री शची कही गयी है। 'वाक्' भी एक देवी का नाम है। इन्हें अन्न-जल की दात्री एवं हर्षप्रदायिनी माना गया है। ये अम्भृण ऋषि की पुत्री है। दशम मण्डल के 125वें सूक्त का प्रथम दर्शन इन्होंने ही किया है। वैदिक देवी-सूक्त की ऋषिका ये ही हैं। ये वाग्देवी ही मित्र और वरुण को धारण करने वाली, धनदात्री, ज्ञानवती, प्राणिव्यापिनी, उपदेशिका तथा आकाशजननी आदि कही गयी हैं। इला भी एक देवी हैं, इन्हें घृतहस्ता, अन्नरूपिणी, हविर्लक्षण, गोसन्धकी निर्मात्री तथा मनु के यज्ञ में हविष्य का सेवन करने वाली बताया गया है।

सरस्वती देवी पतितपावनी, धनदायिनी, सत्य की ओर प्रेरित करने वाली, शिक्षिका और ज्ञानदात्री मानी गयी हैं। इनके द्वारा अनेक मन्त्रों का आविष्कार भी हुआ है। इसी प्रकार भारती, होला, सरण्यू, सिनीवली, राका, गुंगु, असु तथा श्रद्धा आदि देवियों की महिमा का भी यथास्थान वर्णन है। पृश्नि, अरण्यानी, वरुणानी तथा अग्नायी प्रभूति देवियों का भी स्तवन किया गया है।

देवी संसृति के अनंतर मानव-जगत् पर दृष्टिपात करने से विदित होता है कि आर्य लोग नारियों का बड़ा सम्मान करते थे। वे घर को नहीं, नारी को घर मानते थे और गृहस्थ धर्म के पालन में नारी की ही प्रधानता समझते थे। उनके विवाह का प्रयोजन था नारी के साथ रहकर धर्मानुष्ठान और यज्ञ-संपादन। नारी के बिना गृह का अस्तित्व ही कहाँ है और गृह के बिना गृहस्थ-धर्म का संपादन ही कैसे हो सकता है। इस धारणा के अनुसार गृहस्थ धर्म की प्रतिष्ठा एकमात्र गृहिणी पर ही निर्भर थी। संतान पुत्र हो या पुत्री-दोनों उन्हें समान रूप से प्रिय थे। वे पूषा देवता से कमनीय कन्या के लिये प्रार्थना करते थे। कन्याओं का उनके यहाँ बड़ा आदर होता था। कन्या का विवाह हो जाने पर उससे जो पुत्र होता था, उसको अर्थात् अपने दौहित्र को वे अपने धन का उत्तराधिकारी भी बनाते थे। पुत्र अथवा पौत्र के अभाव में ही दायित्र को यह अधिकार मिलता था। कन्या का एक नाम दुहिता भी है। यह शब्द 'दुह' धातु से बना है, इसका

अर्थ है दुहना। इसके आधार पर कई विद्वानों का यह कहना है कि 'कन्याएँ' पहले समय में दूध दुहने का काम करती थीं। घर में गौरक्षा का प्रधान कार्य इन्हीं के हाथ में था। दूध, दही, घी आदि की व्यवस्था ये ही करती थीं। कन्याएँ तथा स्त्रियाँ रूई धुनतीं, सूत कातती, वस्त्र बुनतीं और कसीदा भी काढ़ती थीं। इन बातों के समर्थक अनेक मन्त्र उपलब्ध होते हैं (2/3/6 तथा 2/38/4 आदि)। कन्याएँ कलश में जल भरकर भी लाती थीं। वे माता-पिता को पानी नहीं भरने देती थीं। खेत का कार्य भी वे ही करती थीं। कन्या की रक्षा पिता करते थे, पिता न हो तो बड़े भाई पर उसकी रक्षा और विवाह आदि का भार रहता था। आमरण अविवाहित रहने वाली कन्या पिता के धन में हिस्सा पाती थी। वृद्धावस्था तक नारी अपने घर में प्रभुत्ता रखती थी (10/85/30)। पशु-रक्षिणी और वीरप्रसविनी नारी का उस समय विशेष आदर था। ऐसी नारी की प्राप्ति के लिये देवताओं से प्रार्थना की जाती थी (10/85/44)। नारी स्त्री-धन से भी ब्राह्मणों को दान देती थीं (10/85/29)। स्त्री को अपने लिये धन का कुछ नियत भाग प्राप्त होता था, जिस पर केवल उसी का अधिकार होता था। इसे आज कानून में 'स्त्रीधन' कहते हैं।

इस प्रकार आर्यजाति में प्राचीनकाल से ही नारी का सदा समादर होता आया है। अन्य जातियों के प्राचीन इतिहास में यह बात नहीं पायी जाती। कई जातियाँ तो ऐसी हैं, जो स्त्रियों को पैर की जूती समझती थीं। उनके यहाँ स्त्रियों को खरीदने-बेचने की भी जघन्य प्रथा थी। मुहम्मद साहब से पहले अरब में जन्म लेते ही लड़कियाँ जला दी जाती थीं। एथेंस और स्पार्टा में स्त्रियों की जैसी नारकीय दशा थी, वह इतिहास के विद्यार्थियों से छिपी नहीं है।

ऋग्वेद के अनुशीलन से ज्ञात होता है कि आर्यों में स्त्री शिक्षा का यथेष्ट प्रचार था। स्त्रियाँ वेदाध्ययन करतीं और कविताएँ भी लिखती थीं। वे अपनी त्याग-तपस्या से ऋषिभाव को भी प्राप्त होतीं और मन्त्रों का साक्षात्कार करती थीं। ऋग्वेद के अनेक सूक्तों का आविष्कार स्त्रियों द्वारा ही हुआ है, यह बात ऊपर बतायी जा चुकी है। ब्रहमवादिनी घोपा के द्वारा साक्षात्कृत (दशम मण्डल के) 39वें और 49वें सूक्तों में कुछ ऐसे मन्त्र हैं, जिनसे सूचित होता है कि आर्य लोग विवाह के समय वर और कन्या को विविध वस्त्राभूषणों से विभूषित करके बहुत सम्मान करते थे। लोग स्त्री की प्राण-रक्षा और मर्यादा-रक्षा के लिए भारी-से-भारी कष्ट सहन करने से भी पीछे नहीं हटते थे। स्त्रियाँ यज्ञ कार्य में नियुक्त होती थीं। समाज में उनको बहुत प्यार और दुलार से रखा जाता था। सूर्या

के द्वारा आविष्कृत मन्त्रों में यह भी स्पष्ट किया गया है कि स्त्री अपने पति के अधीन रहती थी, परंतु घर के अन्य सब पदार्थों पर उसी का प्रभुत्व रहता था। नौकर-चाकर पर भी वही शासन करती थी। वर और वधू जब विवाह में एक-साथ बैठते थे, उस समय गुरुजनों और देवताओं से वधू के सौभाग्य के लिए प्रार्थना की जाती थी। यह प्रथा आर्यों में अब तक प्रचलित है। आज भी निम्नांकित मन्त्र पढ़कर सिंदूर एवं सौभाग्यवर्धक आशीर्वाद अर्पण किया जाता है। वह मन्त्र यह है-

सुमंगलीरियं वधूरिमां समेत पश्यत।
सौभाग्यमस्यै दत्वा यायास्तं वि परेतन॥

'यह परम कल्याणकारी वधू यहाँ बैठी है, गुरुजनों तथा देवताओ। आप सब लोग यहाँ आयें, इसे कृपादृष्टि से देखें तथा इसके सौभाग्यसूचक आशीर्वाद देकर अपने-अपने स्थान को पधारें।'

कुछ मन्त्रों से यह भी सूचित होता है कि उस समय स्त्रियाँ संगीत आदि में भी निपुण होती थीं। पति के साथ स्त्रियाँ भी युद्ध में जाती थीं। विश्यला अपने पति के साथ युद्ध में गयी थी और वहाँ उसकी जाँघ टूट गयी थी, जिसे अश्विनी कुमारों ने ठीक किया था। नमुचि के पास भी स्त्रियों की सेना थी। वृत्रासुर के साथ उसकी माता दनु भी युद्ध में गयी थी, जो इन्द्र के द्वारा मारी गयी। वैदिक साहित्य के अनुशीलन से यह भी सिद्ध होता है कि पहले की स्त्रियाँ वेद पढ़तीं और यज्ञोपवीत भी धारण करती थीं। सुलभा, मैत्रेयी और गार्गी की विद्वता प्रसिद्ध है। वाल्मीकि रामायण (5/15/48) के अनुसार सीताजी वैदिक प्रार्थना करती थीं। कौशल्या के विषय में भी ऐसा आया है कि वे मन्त्रपाठपूर्वक अग्निहोत्र करती थीं। वीरमित्रोदय के संस्कार-प्रकाश में स्त्रियों के दो भेद किये गए हैं-एक ब्रह्मवादिनी और दूसरी सद्योद्वाहा। इनमें-'ब्रह्मवादिनीनामग्रीन्धनं वेदाध्ययन स्वगृहे च भैक्षचर्या'-'ब्रह्मवादिनी स्त्रियों को यह अधिकार है कि वे अग्निहोत्र, वेदाध्ययन तथा अपने घर में दीक्षा ग्रहण करें।' इससे यह सिद्ध है कि सर्वसाधारण स्त्रियों के लिए यह अधिकार नहीं है। पहले सभी स्त्रियों को यह अधिकार था, पर कालांतर में उनके वेदाध्ययन आदि का निषेध कर दिया गया। यमस्मृति में कहा गया है-पूर्वकाल में कुमारियों का उपनयन, वेदारंभ तथा गायत्री-उपदेश होता था, परंतु उनके गुरु या अध्यापक केवल पिता, चाचा अथवा बड़े भाई ही होते थे। दूसरे किसी को यह अधिकार नहीं था कि उन्हें पढ़ाये-

पुरा कल्पे कुमारीणां मौंजीबंधनमिष्यते।
अध्यापनं च वेदानां सावित्रीवचनं तथा।
पिता पितृष्यो भ्राता वा नैनामध्यापयेत् परः॥

वेद-मन्त्रों से यह भी ज्ञात होता है कि स्त्रियाँ सूती वस्त्र पहनती थीं, वे केवल सूती वस्त्र पहनती ही नहीं, बुनती भी थीं। ऊनी वस्त्र पहनने का भी रिवाज था। कपड़ा बुनने वाले तन्तुवाय भी उस समय होते थे। हाथों में कड़ा पहनने की प्रथा थी। आभूषण, आयुध, माला, हार, बलय आदि सुवर्ण के बनते थे। लोहे और सोने के घर बनने की भी चर्चा आती है (7/3/7 और 7/15/4)। हजार दरवाजों वाले विशाल भवन बनाये जाते थे (7/28/5)। द्वार पर द्वारपाल रखा जाता था (2/15/9)। एक हजार खंभों वाले दुमंजिले मकान बनते थे (5/62/6)। कुछ मन्त्रों का स्वयंवर-प्रथा में भी उल्लेख मिलता है। एक मन्त्र में कहा गया है–'पति स्त्री के वस्त्र को न ओढ़े, अन्यथा श्री नष्ट हो जाती है (10/85/30)।' वर कन्या को वधूरूप में ग्रहण करते समय उसका हाथ पकड़ कर कहता था–

गृभ्णामि ते सौभगत्वाय हस्तं मया पत्या जरदष्टिर्यथासः।
भगो अर्यमा सविता पुरन्धिर्मह्यं त्वादुगार्हपत्याय देवाः॥

(10/85/36)

'कल्याणी! मैं तुम्हारे और अपने सौभाग्य के लिए तुम्हारा हाथ पकड़ता हूँ। तुम मुझ साथ वृद्धावस्था तक बनी रहो। भग, अर्यमा, सविता पुरन्ध्रि आदि देवताओं ने गृहस्थ-धर्म की रक्षा के लिए मुझे तुमको दिया है।'

आर्य विवाह-पद्धति में इस विधि का आज भी पालन कराया जाता है। पत्नी भी लाजा-हवन के समय पति और कुटुम्बजनों की मंगलकामना करती थी। यह परंपरा भी आज तक कायम है। हिन्दू-धर्म में पति-पत्नी एक-दूसरे के सखा और सहधर्मी हैं। दोनों का समान स्थान है। कोई किसी से छोटा या बड़ा नहीं है। सप्तपदी के विधान द्वारा नव-दंपत्ति के इसी सख्यभाव को सुदृढ़ किया जाता है। 10/85/42 में कहा गया है–'तुम दोनों दंपत्ति कभी एक-दूसरे से अलग न होना।' 43वें मन्त्र में पति का कथन है–'प्रजापति हमें संतति दें, अर्यमा बुढ़ापे तक हमें साथ रखें। वधू! तुम मंगलमय होकर पति-गृह में रहो। घर के मनुष्यों और पशुओं के लिए कल्याणकारिणी बनो।' फिर परमात्मा से प्रार्थना की जाती है–

इमां त्वमिन्द्र मीढ्वः सुपुत्रां सुभगां कुरू।
दशास्यां पुत्रानाधेहि पतिमेकादशं कृधि॥

'परमात्मन्! इस वधू को सुयोग्य पुत्रवाली तथा सौभाग्यवती बनाओ। इसके गर्भ में दस पुत्रों को स्थापित करो। इसके दस पुत्र और ग्यारहवें पति सब मौजूद रहें।'

तत्पश्चात् वधू को आशीर्वाद मिलता है–

सम्राज्ञी श्वशुरे भव सम्राज्ञी श्वश्वां भव।
ननान्दरि सम्राज्ञी भव सम्राज्ञी अधि देवृषु॥

'वधू! तुम घर में सास, ससुर, ननद और देवर सबके हृदय की महारानी बनो। सबको अपने प्रेम, सेवा और सद्व्यवहार से जीत लो।'

इन दिव्य आदर्शों का पालन वधू करती थी, आज भी विवाह के समय ये शिक्षाएँ दी जाती हैं, परंतु आज के युग में नूतन शिक्षा के विषाक्त प्रभाव से लोगों का ध्यान इन विधियों की ओर से हटकर व्यर्थ के दिखावे में जा लगा है। प्रत्येक हिन्दू-धर्मावलंबी को चाहिये कि वे वर और वधू को इन मन्त्रों के दिव्य आदर्श हृदयंगम करा दें। लज्जा स्त्री का सद्गुण है। वेद कहता है–

अधः पश्यस्व मोपरि सन्तरां पादकौ हर।
मा ते कशप्लकौ दृशन्स्त्री हि ब्रह्मा बभूविथ॥ (8/43/19)

'साध्वी नारी! तुम नीचे देखा करो (तुम्हारी दृष्टि विनय से झुकी रहे)। ऊपर न देखो। पैरों को परस्पर मिलाये रखो (टाँगो को फैलाओ मत)। वस्त्र इस प्रकार पहनो जिससे तुम्हारे ओष्ठ तथा कटि के नीचे के भाग पर किसी की दृष्टि न पड़े। इससे सिद्ध है कि स्त्री सलज्ज हो और मुख पर घुंघट डाले रहे।'

यजुर्वेद की तैत्तिरीय संहिता (6/5/8/2) में बताया गया है कि पिता के धन पर कन्या का कोई अधिकार नहीं है (उसका अधिकारी पुत्र है)। बाजसनेयिसंहिता में लिखा है कि ब्रह्मचारिणी और शिक्षिता कन्या का विवाह होना चाहिए (12/3/17-18)। अथर्ववेद में बताया गया है कि कन्या ब्रह्मचर्यपूर्वक रहकर तरुण पति को प्राप्त करती है–'ब्रह्मचर्येण कन्या युवानं बिन्दते पतिम्' (11/5/18)। माता-पिता के निरीक्षण में कन्या पति का चुनाव करती थी (6/61/1)। कन्या की विदाई के समय उसके पिता पलंग, गद्दा और कोच आदि देते थे (14/2/31, 41)। कन्या को खजाने की संदूक आदि भी दी जाती थी (14/2/30, 4/20/3) गाय और कम्बल आदि भी कन्या को दहेज में प्राप्त होते थे। स्त्री का अपने पति पर इस लोक और परलोक में भी अधिकारी माना जाता था–'त्वं सम्राज्ञयेधि पत्युरस्तं च' (14/1/43)।

वेद में जहाँ तक देखा गया है, सहमरण की प्रथा नहीं मालूम होती। इस प्रकार विवाह की अवस्था भी बड़ी प्रशस्त मानी गयी है।

वेदों में उषा प्रातःकाल की देवी व निशा रात्रि की देवी के रूप वर्णित है।

जहाँ रात है वहाँ दिन भी है और जहाँ उष्ण है वहाँ शीतल भी है। यह प्रकृति का नियम है इसी तरह जहाँ कल्याणकारी देवियाँ हैं वहीं 'पिति' के रूप में अकल्याणकारी देवी का वर्णन भी वेदों में है।

इस प्रकार वैदिककाल से ही महिलाओं को देवी के रूप में मान्यता प्राप्त हुई है। प्राचीन भारत में महिलाओं को माता के रूप में गौरव प्राप्त था। कालान्तर में वेदों का भाष्य ऋषि-मुनियों ने किया। पुरुष वर्ग ही प्रायः विद्या अध्ययन करते थे, अतः उन्होंने अपने हित में वेदों का भाष्य किया और स्त्री को अपने अधिकार में रखा। ऊपर मनु की स्त्री के प्रति अवधारणा वर्णित है कि कुमारी अवस्था में पिता, यौवन में पति और बुढ़ापे में पुत्र स्त्री की रक्षा करता है। स्त्री कभी स्वतंत्र नहीं रहती। तुलसी ने भी लिखा है—"ज्यों स्वतंत्र होय विगरत नारी" महिलाओं के उत्पीड़न व दासता की कथा यहीं से प्रारम्भ होती है।

फिर भी 'माता' के रूप में महिलाओं को आज भी आदर प्राप्त है।

2

मुगलकाल में भारतीय महिलाओं की स्थिति

15वीं शताब्दी के अंत से आधी 19वीं शताब्दी तक लगभग 350 वर्ष तक भारत में मुगल शासन था। सामाजिक व्यवस्था पर शासन का प्रभाव पड़ता है, अत: भारत में भी मुस्लिम शासन व्यवस्था का सामाजिक व्यवस्था पर प्रभाव पड़ा। पश्चिमी एशिया से भारत में आए मुगलों के हाथ में भारत की बागडोर आयी तो उन्होंने अपने साम्राज्य के साथ-साथ इस्लाम धर्म का भी प्रचार आरंभ कर दिया, जिससे उनकी संख्या में वृद्धि हो सके। यह सच सनातन से ही है कि परिवार का निर्माण औरत करती है, अत: शासन भारत के पूर्वोत्तर राज्यों में अधिक फैला, अत: वहाँ ग्राम-गीतों में इसका उल्लेख है। एक गीत का भाव है कि कन्या कहती है–

हे! दूल्हे तुम घोड़े पर चढ़ो और कटार बाँध लो और मुझसे विवाह कर लो। दूल्हा कहता है–तुम्हारी जाति-कुल का पता नहीं है, मैं कैसे घोड़े पर चढ़ूँ और कटार बाँध कर तुमसे विवाह करूँ। इस पर कन्या कहती है-मैं ब्राह्मण कन्या हूँ, इसलिए तुम मुझसे विवाह कर लो। यह सुनकर दूल्हा फौरन घोड़े पर चढ़ा और कटार बाँधी और कन्या से विवाह किया फिर उसने 100 मुगलों को मारा।

लोक साहित्य से सामाजिक स्थिति का पता चलता है। यह सत्य है कि मुगलकाल में स्त्री का शील सुरक्षित नहीं था, जिसने परदा-प्रथा, बाल-विवाह, सती-प्रथा आदि कुरीतियों को जन्म दिया।

बाल-विवाह–जैसा कि ऊपर कहा गया है कि मुगल शासनकाल में स्त्री का शील सुरक्षित नहीं था, अत: माता-पिता शीघ्र अपनी जिम्मेवारी से मुक्त होना चाहते थे। अत: पता नहीं कैसे यह नियम बन गया कि "कन्या के रजस्वला" होने के पूर्व विवाह कर देने से माता-पिता को गौरी के विवाह का पुण्य मिलता है, यथा–

"सप्त वर्षात् भवेत् गौरी।"

वैदिककाल में तो स्वयंवर की प्रथा थी, अर्थात् विवाह योग्य होने पर ही कन्या अपनी पसंद के वर का वरण करती थी।

बाल-विवाह के प्रचलन का प्रभाव भारत की जनसंख्या पर पड़ा। 15-16 वर्ष की आयु से 40 वर्ष तक की आयु तक प्राय: स्त्री के बच्चे होते थे। परिवार नियोजन का साधन तो दूर, सोच तक नहीं थी।

आज भी भारत के अनेक स्थानों पर बाल-विवाह का प्रचलन है। सन् 1956 में हिन्दू विवाह अधिनियम आया तो लड़की के विवाह की आयु 18 वर्ष कानून द्वारा मान्य की गई व इसके पूर्व विवाह को शून्य विवाह घोषित किया जा सकता है।

सती-प्रथा–यह कुप्रथा भी मुगल-शासन की देन है। बदनामी न हो इसलिए लड़की का विवाह शीघ्र किसी भी आयु के पुरुष से कर दिया जाता था। बंगाल में 'कुलीन' शब्द की उत्पत्ति हुई। बहु-विवाह का प्रचलन तो था ही। वर का कुलीन होना आवश्यक था, चाहे वह किसी भी आयु का हो। उस समय के लोकगीतों में इसका उल्लेख है–

"पाँच बरिस के मोरी रंगरेलिया, असिया बरस के दामाद।"

बंगाली में तो फिल्म भी बनी थी। कुलीन बूढ़े वर को मृत्यु की प्रतीक्षा में गंगा तट पर छाया बनाकर लिटा दिया जाता है और यौवना पत्नी अपना पत्नी धर्म का पालन करते हुये बूढ़े पति की सेवा करती है।

बूढ़े पति की शीघ्र मृत्यु होती है और जवान विधवा को घर में रखकर बदनामी कौन सहेगा, अत: उसे जबरन सती करवा दिया जाता था। यह कहावत भी उसी समय शायद प्रसूत हुई कि "कन्या की डोली मायके से उठती है और अरथी उसकी ससुराल से।"

इस प्रकार मुगल शासनकाल में भारत में महिलाओं के प्रति घरेलू हिंसायें बहुत बढ़ीं।

अंग्रेजों का शासनकाल–1857 की क्रान्ति के पश्चात् भारत में 1947 तक अंग्रेजों का राज्य रहा है। अब भारत में हिन्दू के अतिरिक्त मुसलमान भी भारतवासी थे। अंग्रेजों के आगमन पर ईसाई मिशनरी का भी प्रवेश हुआ। इन्होंने भी अपनी जनसंख्या बढ़ाने के लिए हिन्दुओं को ईसाई बनाना आरंभ कर दिया, अत: भारत में तीसरी जाति के रूप में ईसाइयों की संख्या बढ़ने लगी। अंग्रेज

शासकों को हिन्दू व मुस्लिम लोगों के विवाद निपटाने में कठिनाई होती थी, ईसाइयों के लिये तो ब्रिटेन के कानून का सहारा लिया जाता था। किंतु हिन्दू और मुसलमानों के प्रकरण निपटाने हेतु वे पंडितों व मौलवियों की मदद लेते थे। कालांतर में यही कानून बन गये। पंडितों ने क्या समझाया और अंग्रेजों ने क्या समझा परंतु उनके शासनकाल से ही हिन्दू विधि के अन्तर्गत हिन्दुओं के प्रकरणों का 1955 तक निपटारा होता आया। इस विधि के पारित होने के बाद भी महिलाओं की कानूनी स्थिति में सुधार न होने के कारण समस्याओं के निराकरण हेतु 4 अधिनियम आये–

1. हिन्दू विवाह अधिनियम 1955
2. हिन्दू उत्तराधिकार अधिनियम 1956
3. हिन्दू अवयस्क एवं प्रतिपाल्य अधिनियम 1956
4. हिन्दू दत्तक ग्रहण व भरण–पोषण अधिनियम 1956

ये अधिनियम भारत में स्वतंत्रता प्राप्ति के पश्चात् पारित हुये। अंग्रेजों ने महिलाओं की स्थिति में सुधार लाने हेतु बाल–विवाह और सती–प्रथा को बंद कराने का कार्य आरंभ किया। अर्थात् यह कहा जाये कि अंग्रेजों के शासनकाल में महिलाओं की स्थिति में सुधार लाने की सोच आरंभ हुई तो उचित होगा। किंतु महिलाओं के प्रति घरेलू हिंसा पर न तो चर्चा हुई और न कानून ही बने। कुल मिलाकर महिलाओं का उत्पीड़न मुगल शासनकाल से आज तक निरंतर जारी है।

स्वतंत्रता प्राप्ति के पश्चात्–यद्यपि ब्रिटिश शासनकाल में ही महामना मालवीय जी, गांधीजी आदि नेताओं ने महिलाओं की स्थिति सुधारने हेतु पहल प्रारंभ कर दी थी जो कानून के रूप में 1955 के हिन्दू कोड बिल 1 के रूप में लागू हुआ। हिन्दू विवाह अधिनियम में निम्नलिखित सुधार आये–

हिन्दू विवाह अधिनियम 1955

...महिलाओं को विवाह–विच्छेद का अधिकार प्राप्त हुआ। अर्थात् यदि पति शराबी है, मारता–पीटता है मानसिक व शारीरिक असाध्य बीमारियों से ग्रसित है, साधु हो गया है अकारण पत्नी से 2 वर्ष से अधिक समय से अलग रहता हो तो पत्नी यदि चाहे तो विवाह–विच्छेद का दावा कर सकती है।

...विवाह की आयु का निर्धारण हुआ। अर्थात् यदि 18 वर्ष की आयु से कम आयु में लड़की का विवाह होता है तो यदि चाहे तो इस विवाह को शून्य घोषित

---

1. हिन्दू विधि (संशोधन) अधिनियम 1973 द्वारा प्रतिस्थापित।

करवा सकती है। धारा 11 व 12 हिन्दू विवाह अधिनियम में इसका प्रावधान है। विवाह की आयु के निर्धारण के पीछे कारण है कि लड़की विवाह हेतु अपनी सहमति प्रदान कर सके।

...यदि पति ने अकारण पत्नी को छोड़ दिया है तो वह दाम्पत्य सुखों की पुनर्स्थापना का आवेदन प्रस्तुत कर सकती है। यह अधिकार पति व पत्नी दोनों को प्राप्त है।

...यदि पति ने अकारण पत्नी को छोड़ दिया है तो वह दाम्पत्य सुखों की पुर्नस्थापना का आवेदन प्रस्तुत कर सकती है। यह अधिकार पति व पत्नी दोनों को प्राप्त है।

...धारा 24 हिन्दू विवाह अधिनियम में वाद-व्यय व वादकालीन भरण-पोषण का प्रावधान है। अर्थात् यदि पत्नी को न्यायालय की शरण लेनी पड़ी तो वह मुकदमे के दौरान भरण-पोषण व मुकदमे के खर्च हेतु आवेदन प्रस्तुत कर सकती है। यदि उसके साथ संतान भी हो तो धारा 26 में हिन्दू विवाह अधिनियम में इसका भी प्रावधान है। यदि तलाक भी हो गया है और पत्नी के पास स्वतः भरण-पोषण का साधन न हो तो भी पत्नी धारा 25 हिन्दू विवाह अधिनियम के अन्तर्गत पति से भरण-पोषण व्यय ले सकती है।

हिन्दू अप्राप्यवयता व संरक्षण अधिनियम 1956–[1]इस अधिनियम के पारित होने से पूर्व महिलाओं को अवयस्क संतान के अभिभावक का अधिकार नहीं था। इस अधिनियम के पारित होने के पश्चात् महिलाओं को निम्नलिखित अधिकार प्राप्त हुये–

...माता को भी अवयस्क संतान का नैसर्गिक अभिभावक माना गया है। यहाँ यह स्पष्ट कर देना आवश्यक है कि अभिभावक अवयस्क के कल्याण हेतु कार्य करने का तो अधिकारी है ही वह अवयस्क की संपत्ति की भी देखरेख व अवयस्क के कल्याण के लिए उसका उपयोग करने का भी अधिकारी होता है।

...माता-पिता की यदि अकाल मृत्यु हो जाती है तो अवयस्क के अभिभावक की नियुक्ति हेतु कोई रिश्तेदार महिला भी आवेदन कर सकती है।

घरेलू हिंसा में इस प्रकार के अभिभावक भी प्रायः दोषी होते हैं। इस अधिनियम में "व्यक्ति" शब्द का उपयोग हुआ है, स्त्री या पुरुष जैसी भी स्थिति हो इस अधिनियम के अन्तर्गत अनुतोष ले सकता है।

---

1. 1956 का अधिनियम संख्या 32।

हिन्दू उत्तराधिकार अधिनियम 1956[1]

....इस अधिनियम के अन्तर्गत पुत्री चाहे विवाहित हो या अविवाहित तथा विधवा पत्नी भी व्यक्ति की संपत्ति की उत्तराधिकारिणी है।

यहाँ यह स्पष्ट करना आवश्यक है कि हिन्दुओं में अंग्रेजों के समय की हिन्दू विधि में पुत्र को गर्भ से ही पिता की संपत्ति में सहदायिक अधिकार था, हिन्दू उत्तराधिकार अधिनियम 1956 में भी यह अधिकार पुत्र को उपलब्ध है। अर्थात् पुत्र पिता के जीवनकाल से ही पिता की संपत्ति में बराबरी का अधिकारी है। अर्थात् यदि पिता के 3 पुत्र व 2 पुत्रियां हैं तो पिता के जीवनकाल में ही प्रत्येक पुत्र चौथाई भाग का अधिकारी होगा। पिता की मृत्यु के उपरांत उसकी चौथाई संपत्ति में भी पुत्रों सहित पुत्रियां पाँचवे भाग की मात्र अधिकारिणी होगी। अभी 2002 में हिन्दू उत्तराधिकार में संशोधन आया है कि अविवाहित पुत्री को भी पुत्र के साथ सहदायिक अधिकार होगा।

जहाँ अधिकार की बात आती है घरेलू हिंसा का कारण बन जाता है। जब पुत्री को पुत्र के बराबर अधिकार मिलता है तो पुत्र व उसकी पत्नी के मन में दरार आ जाती है और वे बहन के प्रति कटु हो जाते हैं।

हिन्दू दत्तक तथा भरण-पोषण अधिनियम 1956[2]

इस अधिनियम के पारित होने के पूर्व स्त्री को दत्तक ग्रहण करने का अधिकार नहीं था। पर इस अधिनियम के पारित होने के पश्चात् अविवाहित अथवा विधवा स्त्री को दत्तक ग्रहण का अधिकार प्राप्त हो गया है। विवाहिता को अपने पति के साथ दत्तक ग्रहण का अधिकार है।

इसके अतिरिक्त पुत्री या पत्नी अपने पिता या पति के कारण उपस्थित होने पर भरण–पोषण व्यय ले सकती है।

इस प्रकार स्वतंत्रता प्राप्ति के पश्चात् महिलाओं को अनेक अधिकार प्राप्त हुये हैं, इस कारण घरेलू हिंसा में भी वृद्धि हुई है पर अब उसके उपचार हेतु अधिनियम आ गया है।

कानून में महिला की परिभाषा

महिला कौन है एवं कानून में उसकी स्थिति कैसी है यह आवश्यक विषय है। स्त्री पुरुष से तो भी सभी परिचित हैं, किंतु परिवार में उनकी क्या स्थिति है और उनके अनुरूप उसे क्या अधिकार हैं जिनसे वंचित रहने के कारण "घरेलू हिंसा" का कारण बनता है।

---

1. 1956 का अधिनियम संख्या 30।

2. 1956 का अधिनियम संख्या 78।

महिलाओं का वर्गीकरण

कानून में आयु के अनुसार एवं स्थिति के अनुसार महिलाओं का वर्गीकरण किया जा सकता है, जो इस प्रकार है–

1. **अवयस्क महिलायें**–इसके अन्तर्गत 18 वर्ष से कम आयु की महिलायें ली जा सकती हैं जिन्हें लड़की या बाला कहा जाता है। इन्हें मात्र पुत्री एवं बहन के अधिकार प्राप्त हैं।

2. **वयस्क महिलायें**–इसके अन्तर्गत अविवाहित 18 वर्ष से अधिक आयु की महिलायें आती हैं। इन्हें भी पुत्री एवं बहन के अधिकार प्राप्त हैं।

3. **विवाहित महिलायें**–समाज में प्रचलित रीति के अनुसार विवाहित महिलायें इस श्रेणी में आती हैं। इन्हें पत्नी, वधू और माता के अधिकार प्राप्त हैं।

4. **विधवा**–पति की मृत्यु के पश्चात् महिलाओं को विधवा माना जाता है। विधवाओं के लिए भी अधिकारों का प्रावधान है।

1. अवयस्क महिलायें

विवाह संबंधों के अन्तर्गत 18 वर्ष की आयु से कम आयु वाली महिलाओं को लड़की या बाला कहते हैं। इस आयु से कम आयु की लड़की का विवाह हिन्दू विधि, विशेष विवाह विधि एवं भारतीय विवाह-विच्छेद अधिनियम में वर्णित है। इतना ही नहीं यह दंडनीय अपराध भी है। किंतु 18 वर्ष के पश्चात् वयस्क मताधिकार किसी बाला को प्राप्त होता है। यदि ऐसी बाला जो 18 वर्ष से कम है, का विवाह हो भी जाता है तो वह विवाह विधि में शून्य माना जाता है। किंतु इन्हें उत्तराधिकार के अधिकार प्राप्त हैं। हिन्दू विधि में पूर्ण रक्त एवं अर्थ रक्त संबंधों का वर्णन है। यदि बाला किसी पूर्ण-रक्त या अर्थ-रक्त के संबंध के कारण संबंधी है तो उसे इस आधार पर संपत्ति का अधिकार प्राप्त हैं। पिता की मृत्यु के बाद वह अपनी माता तथा अन्य भाई-बहिनों के साथ एक भाग की अधिकारिणी हो जाती है। वह अवयस्कता के आधार पर अपने पिता से भरण-पोषण व्यय धारा 125 दंड प्रक्रिया संहिता के अन्तर्गत पाने की भी अधिकारिणी है। इस धारा में अवयस्क संतान के भरण-पोषण का स्पष्ट प्रावधान है। स्त्री तथा लड़की अनैतिक व्यापार दमन अधिनियम 1956[1] के अन्तर्गत 21 वर्ष की आयु वयस्कता की मानी गई है। अर्थात् 21 वर्ष या उससे अधिक आयु की महिला वयस्क है तथा 21 वर्ष से कम की महिला

1. अधिनियम संख्या 104।

अवयस्क मानी जाती है। ऐसी बालाओं से अनैतिक शारीरिक व्यापार कराने के लिये दंड का प्रावधान है। इस प्रकार महिलाओं की अवयस्कता की आयु भिन्न-भिन्न स्थितियों में भिन्न-भिन्न है।

2. वयस्क महिलायें

इसके अन्तर्गत अविवाहित वयस्क महिलायें आती हैं। इन्हें पिता की संपत्ति में अधिकार प्राप्त हैं। हिन्दू विधि के अन्तर्गत पूर्ण रक्त एवं अर्थ संबंधों के कारण प्राप्त अधिकारों की भी ये अधिकारिणी हैं। विवाह विधि में चाहे वह विशेष विवाह विधि हो या हिन्दू विवाह विधि, वे अपनी स्वेच्छा से विवाह करने की अधिकारिणी हो जाती हैं। विवाह हेतु वयस्कता की आयु 18 वर्ष की आयु के उपरांत वयस्क महिला स्वेच्छा से विवाह कर सकती है अथवा विवाह हेतु सहमति प्रदान करने में सक्षम हो जाती हैं। किंतु वयस्क मताधिकार हेतु उसे लोक प्रतिनिधित्व अधिनियम के अन्तर्गत ही वयस्कता का निर्धारण होगा। बलात्कार के प्रकरण में यदि वयस्क महिला की स्वेच्छा या सहमति पाई जाती है तो अपराधी पर अपराध नहीं बनता। इसी प्रकार धारा 366 भारतीय दंड संहिता के अन्तर्गत यदि किसी वयस्क महिला के साथ उसकी इच्छा के विरुद्ध विवाह अथवा संभोग किया जाता है तो अपराध बन जाता है। किंतु यदि इस कार्य में उसकी सहमति होती है तो अपराध निरुपित नहीं होता।

3. विवाह एवं विवाहित महिलायें

हिन्दुओं में हिन्दू सप्तपदी, आदिवासियों की परंपरागत विवाह विधि, मुस्लिमों में मुस्लिम विधि, पारसी विधि, ईसाई विधि, आनंद विवाह, आर्य समाज विवाह आदि विवाह पद्धतियाँ भारत में प्रचलित हैं। विवाह एक सामाजिक संस्कार है, जिसमें समाज की स्वीकृति, उपस्थिति एवं परंपरागत रीति आवश्यक है। इसके अंतर्गत विवाह को विधि के अनुसार मान्यता प्राप्त है। आदिवासियों में तथा अन्य पिछड़ी जातियों में परंपरागत विवाह पद्धति प्रचलित है। ऐसे विवाह को भी विधि में मान्यता प्राप्त है। विवाह का अर्थ संतति उत्पन्न करके वंश आगे चलाने हेतु पुरुष एवं स्त्री के दैहिक संबंधों की सामाजिक मान्यता से है। विवाह के बिना उत्पन्न संतान को अवैध संतान माना जाता है। ऐसी अवैध संतान को धारा 125 दंड प्रक्रिया संहिता के अन्तर्गत अपने पिता से भरण-पोषण व्यय पाने का अधिकार है। विवाह से उत्पन्न संतान को वैध या धर्मज संतान कहा जाता है, इन्हें अपने पिता की संपत्ति में तथा समस्त वंशानुगत अधिकार प्राप्त हैं। इन विवाहों के अन्तर्गत जिस महिला का विवाह होता है उसे "पत्नी" की संज्ञा

मिलती है एवं पतिकुल के वे सभी अधिकार जो एक पत्नी को प्राप्त हैं उसे प्राप्त हो जाते हैं।

उपरोक्त विधि से विवाहित स्त्री को विवाहित महिला कहा जाता है। इसका वर्णन धारा 497 भारतीय दंड संहिता के अन्तर्गत आता है।

4. विधवा

पति की मृत्यु के पश्चात् उसकी पत्नी को विधवा कहा जाता है। सन् 1955 में हिन्दू कोड बिल के पास होने के पश्चात् विधवाओं को भी पति की संपत्ति में अधिकार प्राप्त हुये हैं तथा इसमें प्रावधान है कि हिन्दू विधवा पुनर्विवाह भी कर सकती है।

महिलाओं के उपरोक्त वर्गीकरण की मीमांसा अगले अध्यायों में होगी क्योंकि अलग-अलग वर्ग की महिलाओं के प्रति अलग-अलग अधिकारों का वर्णन है।

हिन्दू कौन हैं

वैदिककाल से मुगलों के आगमन तक भारत में मात्र हिन्दू थे। हिन्दू धर्म नहीं एक संस्कृति है। हिन्दू शब्द की उत्पत्ति सिंधु घाटी की सभ्यता के साथ हुई है। सिंधु का अपभ्रंश "हिन्दू" है जो कि एक संस्कृति है-

हिन्दू शब्द के अर्थ के अतिरिक्त उसका शास्त्रीय एवं ऐतिहासिक महत्त्व भी अध्ययनोपयोगी है। इस संदर्भ में आधारभूत धर्मशास्त्रीय ग्रन्थों के सूक्ष्म अध्ययन से यह स्पष्ट हो जाता है कि उनमें अखिल मानव जाति, जो वर्णाश्रमों में विभक्त है, के निमित्त जीवन की विभिन्न अवस्थाओं का विधान किया गया है। इन ग्रन्थों में यह स्पष्ट उल्लेख मिलता है कि परम लक्ष्य मोक्ष, अर्थात् भौतिक बन्धनों से जीव की परम मुक्ति एवं परमानंद की स्थिति, सभी मनुष्य प्राप्त कर सकते हैं। किन्तु, वैदिक दर्शन के अनुसार उपर्युक्त लक्ष्य की प्राप्ति हेतु सभी मनुष्यों द्वारा इस संसार में पूर्णरूपेण न्यायपूर्ण शांति, सहयोग एवं सौहार्द तथा विश्वबंधुत्व की स्थापना के लिए अनवरत प्रयास किया जाना आवश्यक है। एतद्विषयक वैदिक हिन्दू विचारों में हमें ऐसी मान्यता प्राप्त होती है जो परिज्ञात अर्वाचीन वैधानिक, सामाजिक एवं राजनैतिक सिद्धांतों से, जिनके अनुसार सभ्य समाजों में रहने वाले सामान्यजन की शांति, न्याय अथवा बंधुता की केवल सापेक्ष्य उपलब्धि होती है, से सर्वथा भिन्न है। वैदिक हिन्दू विचारधारा के अनुसार परम लक्ष्य मोक्ष की प्राप्ति हेतु मानव के सम्पूर्ण जीवन

को विभिन्न अवस्थाओं में विभाजित किया गया है, जिन्हें मोटे तौर पर चातुराश्रमों की संज्ञा दी गई है। पुनश्च इन आश्रमों के अंतर्गत सुनियोजित ढंग से रहते हुए लक्ष्य की प्राप्ति के लिए सही ढंग से प्रयास करने के लिए कर्म के सिद्धांत पर आधारित "पुरुषार्थ" की परिकल्पना की गई है। इनकी संख्या भी मोटे तौर पर चार ही बताई गई है और परम लक्ष्य मोक्ष इनमें "अंतिम" पुरुषार्थ के रूप में शामिल है। फिर भी यह आवश्यक नहीं कि मनुष्य अपने जीवन की अल्पावधि में परम लक्ष्य की प्राप्ति कर ही ले, अतः एतदर्थ पुनर्जन्म की परिकल्पना की गई है। मनुष्य की आनुवंशिकता, वातावरण एवं प्रकृति के अनुसार कार्य करने की क्षमता तथा प्रयास करने की गति में भी भिन्नता होती है। इसलिए विभिन्न वर्णों तथा जातियों के लिए अंतिम लक्ष्य की प्राप्ति हेतु अपेक्षित कालावधि, पुनर्जन्मों तथा प्रयासों की न्यूनता-अधिकता की भी इस विचारधारा में अभीष्ट मान्यता है। संक्षेप में हिन्दू विचारधारा के अंतर्गत वर्ण, आश्रम और पुरुषार्थ की मान्यता का आधार यही है।

यहाँ पर यह स्पष्ट कर देना असंगत न होगा कि "हिन्दू" केवल एक धर्म का ही नहीं, प्रत्युत एक भौगोलिक इकाई का भी द्योतक है। हिन्दू ज्ञान के प्रकाशक प्राचीनतम ग्रन्थों में भी भारतवर्ष के प्रदेशों का एवं शेष संसार का विभाजन मिलता है। यहाँ पर भारतवर्ष के नाम से प्रसिद्ध देश को "यज्ञिय-देश" अर्थात् वैदिक यज्ञों के अनुष्ठान के योग्य देश, "कर्मभूमि" अथवा "पुण्यभूमि" कहा गया है और इसके विपरीत आचरण वाले देशों को चिरकाल से म्लेच्छ, यवन एवं शकादि वेद विरोधी जनों द्वारा शासित होते रहने के कारण "म्लेच्छभूमि" अथवा "भोगभूमि" के रूप में व्यक्त किया गया है। हिन्दू धर्मशास्त्रों की स्पष्ट मान्यता है कि कर्मभूमि अथवा यज्ञीय देश ही त्रैवर्णिकों के लिए उपयुक्त निवास स्थल बन सकता है। धर्मशास्त्रकारों ने म्लेच्छ भूमि को यज्ञीय भूमि बनाने के उपाय सुझाये हैं। मनु-स्मृति के अध्याय 2, श्लोक 23 की मेधातिथि की टीका के अनुसार ऐसे प्रदेशों को यदि कोई विशुद्ध वैदिक धर्मानुयायी क्षत्रिय राजा जीतकर स्वहस्तगत कर ले और वहाँ दशविध भूमि संस्कार करने के उपरांत स्थायी रूप से द्विजातीय त्रैवर्णिकों को बसा दे तो उन प्रदेशों को भी "यज्ञियदेश" बनाया जा सकता है।

"हिन्दू" शब्द की प्राचीनता का निर्धारण आज भी एक जटिल समस्या बनी हुई है। यद्यपि किसी भी संस्कृत ग्रन्थ में भारतीयों के लिए "हिन्दू" अथवा भारतीयों द्वारा अंगीकृत दर्शन एवं जीवन व्यवस्था के लिए "हिन्दुत्व" शब्द का

प्रयोग नहीं मिलता, तथापि विदेशियों द्वारा अति प्राचीनकाल से ही विशिष्ट प्रकार के दर्शन एवं जीवन व्यवस्था का पालन करने वाले भारतवासियों को अपने से पृथक रूप में व्यक्त करने के लिए "हिन्दू" शब्द से अभिग्रहित किया गया है। ऐतिहासिक तथ्यों के विवेचन से स्पष्ट है कि हिन्दू सदैव से वेदमूलक वर्णाश्रम धर्मानुयायियों के लिए प्रयुक्त होता रहा है। पारसियों के पवित्र ग्रंथ 'अवेस्ता' में सिंधु नदी के निकटवर्ती प्रदेशों को "हप्त हिन्दू" (सप्तसिन्धु) तथा उनके निवासियों को "हेन्दु" कहा गया है। ज्ञातव्य है कि जरतुस्त सम्प्रदाय के लोगों का दर्शन एवं उनकी जीवन व्यवस्था वैदिक मतानुयायियों से सर्वथा भिन्न है और वैदिक मतानुयायियों में वंश-परम्परागत रूप से प्रचलित वर्णाश्रम व्यवस्था ही दोनों का विशिष्ट विभेदक गुण है। 'अवेस्ता' में इसी विभेदक गुण के प्रसंग में मूल रूप से सिंधु नदी से व्युत्पन्न "हेन्दु" शब्द का प्रयोग भारतीयों के लिए किया गया है। इसी प्रकार डेरियस नामक प्रसिद्ध पारसी राजा ने अपने 486 ई. पू. के एक लेख (पर्सपोलिस के निकट ऐतिहासिक स्मारक के रूप में उपलब्ध) में किंचित गर्व के साथ उल्लेख किया है कि मैंने पर्शिया के अतिरिक्त "हिन्दूइश देश" अर्थात् हिन्दुओं की निवास भूमि पर अधिकार कर लिया है। सुप्रसिद्ध यूनानी इतिहासकार हीरोडोटस, जिसे इतिहास का "जनक" कहा जाता है, ने भी भारतीयों के लिए ही "हिन्दू" शब्द का प्रयोग किया है। प्राचीन एवं मध्यकालीन अरबी तथा फारसी साहित्य में भी इसी प्रकार के कुछ प्रसंग आये हैं, जहाँ पर "हिन्दू" शब्द का प्रयोग भारत के निवासियों के लिए किया गया है। हिन्दुओं का उल्लेख करते हुए इन विदेशी लेखकों ने संयुक्त परिवार एवं जाति व्यवस्था जैसी उनकी जीवन-संस्थाओं और मूर्तिपूजन एवं गोपूजन प्रभृत्त उनके विशिष्ट आचारों की भी चर्चा की है। कालांतर में, राजपूतों, मुसलमानों तथा मराठों के शासनकालीन क्रमशः पूर्वमध्यकालीन, मध्यकालीन एवं अर्वाचीन साहित्यिक तथा अभिलेखीय साक्ष्यों में भी "हिन्दू" शब्द के प्रयोग के प्रचुर उदाहरण मिलते हैं, किन्तु इन स्थलों पर 'हिन्दू' शब्द का प्रयोग निभ्रांत रूप से जातिय ईकाइयों वाली सामूहिक जीवन व्यवस्था के आधार पर संगठित जनों के अर्थ में हुआ है, जिनमें जैन, बौद्ध एवं सिख आदि भी सम्मिलित हैं।

जहाँ तक संस्कृत ग्रन्थों, विशेषतः धर्मशास्त्रीय ग्रन्थों का संबंध है, उनमें सम्पूर्ण देश में विवादित मान्यता प्राप्त कोई भी ऐसा ग्रन्थ नहीं है जिनमें इसके निवासियों को हिन्दू शब्द से अभिग्रहित किया गया हो। उन ग्रन्थों में इनका उल्लेख प्रायः अन्योन्याश्रित "वर्णाश्रम-धर्म" का अनुसरण करने वाले मनुष्यों के

रूप में किया गया है। उदाहरणार्थ, याज्ञवल्क्य स्मृति में "वर्णाश्रमेतर" शब्द का उल्लेख हुआ है। केवल तंत्र विषयक दो लघु ग्रन्थों "मेरुतंत्र" एवं "पुरश्चर्यार्णव तंत्र" में यह शब्द मिलता है। प्रथम में हिन्दू शब्द की व्याख्या "हीन दूषयते यस्तु सर्व हिन्दुरिति स्मृत:" अर्थात् हीन पुरुष या हीन कर्म को दोषमुक्त मानने वाला "हिन्दू" होता है, इस रूप में की गई है, जिसका आशय यह है कि अन्य लोगों की अपेक्षा श्रेष्ठ संस्कृति या जीवन पद्धति अपनाने वाले लोग हिन्दू होते हैं। इसके विपरीत पुरश्चर्यावर्णव में प्राप्त उल्लेख के द्वारा हिन्दुओं एवं उनके धर्म के प्रति मुसलमान-म्लेच्छों की घोर शत्रुता का आभास मिलता है। यहाँ पर एक प्रकार से भविष्य वर्णन के रूप में यह कहा गया है कि अनेक मुसलमान नरेश देश पर शासन करेंगे और वे हिन्दू धर्म को विनष्ट करने का प्रयत्न करेंगे–"हिन्दू धर्म प्रलोप्तार: जायन्ते"। उपर्युक्त दोनों तन्त्रग्रन्थों के अतिरिक्त कुछ पुराणों में भी इस शब्द का उल्लेख मिलता है। यहाँ पर हिन्दुओं को भारत देश का निवासी कहा गया है।

3

महिला–कुछ परिभाषायें

महिला को परिभाषित करने की बात पर शायद लोगों को आश्चर्य हो कि यह तो बच्चा-बच्चा जानता है कि कौन स्त्री है और कौन पुरुष। प्रकृतिदत्त शारीरिक रचना से स्त्री–पुरुष को पहचानना अलग बात है किन्तु समाज में महिला की क्या स्थिति है, यह इस भाग का विषय है।

सभ्यता के अंकुर के साथ जो अवधारणायें आईं उनके अनुसार आखेट युग में जबकि शिकार मिलना कठिन हो गया एवं शिकार हेतु दूर–दूर तक लोग जाने लगे तो सामाजिक व्यवस्था का प्रादुर्भाव हुआ। जिसके अन्तर्गत यह व्यवस्था की गयी कि बूढ़े और बच्चे एक स्थान पर रुकें और स्त्रियाँ उनकी देखभाल करें तथा युवा व प्रौढ़ पुरुष शिकार की खोज में जायें। इस प्रकार स्त्री को घर का दायरा मिला व पुरुष को बाहर का, इस सामाजिक व्यवस्था का प्रथम चरण कहा जा सकता है। फिर जब शिकार की खोज में पुरुष कई–कई दिन नहीं आते तो अपने आश्रित बूढ़े व बच्चों की उदरपूर्ति हेतु स्त्रियाँ कंदमूल लातीं। तभी उन्हें कुछ बीज मिले उन्होंने कुछ खाये कुछ बिखर गये। उन्हें अंकुरित देख स्त्रियों ने उन्हें बोया यहाँ से कृषि का आरम्भ हुआ। कृषि जिसके सहारे आज समस्त विश्व जीवित है, की जननी भी स्त्री ही थी। क्रमशः यह व्यवस्था कि स्त्री घर में रहकर बालक वृद्ध की देखभाल करेगी और पुरुष बाहर जाकर शिकार करेगा, कालांतर में कमाई करने बाहर जायेगा, में परिवर्तित हो गई। लोकगीतों में इसका वर्णन है–

"बारा वरसी खटन गया सी।"

पूर्वांचल में भी इसी भाव के गीत हैं--

रामा बाहर वरिस क उमिरिया त
हरि मोरा विदेसे गइले हो राम।
रामा बारह वरिस पर अइलेनि
बगिया मां गोनी डालिनि हो राम॥

सभ्यता की गाथा के साथ–साथ सामाजिक स्थितियों के नियम कायदे बनने लगे। विभिन्न जलवायु एवं प्राकृतिक विभिन्नताओं के अनुरूप समाजों की

मान्यतायें बनने लगीं। चूंकि पुरुष वर्ग कमाई करके लाता था, अतः समाज की स्त्रियों पर अपना प्रभुत्व जमाता था और शायद तभी दुर्गा, लक्ष्मी, सरस्वती को व्यावहारिक धरातल पर "अबला" की संज्ञा मिली।

समाज के विकास के साथ महिलाओं की सामाजिक पृष्ठभूमि को निम्नलिखित भागों में विभक्त किया जा सकता है–

(क) पौराणिक पृष्ठभूमि,

(ख) ऐतिहासिक पृष्ठभूमि,

(ग) गांधीजी और नारी,

(घ) वैधानिक पृष्ठभूमि।

(क) पौराणिक पृष्ठभूमि

भारतीय संस्कृति अति प्राचीन है जिसमें महिलाओं का स्थान सर्वोपरि है। उन्हें देवी माना जाता है। धन की देवी लक्ष्मी, ललितकला विद्या की देवी सरस्वती एवं शक्ति की देवी दुर्गा को माना जाता है। मातृशक्ति सर्वोपरि है। दुर्गा सप्तसती में देवी की स्तुति है "या देवी सर्वभूतेषू मातृरुपेण संस्थिता नमस्तस्ये नमस्तस्ये नमस्तस्ये नमो नमः" ऋग्वेद में भी पृथ्वी को माता के रूप में माना गया है। शायद पृथ्त्री देवी के रूप में मान्य हुई–

स्येना पृथिवी भ़वनिक्षरा निवेशिनी यच्छा न शृर्मसमयः।

(ऋग्वेद 22(6)(15))

आज भी जब कोई पूजा या अनुष्ठान होता है तो सर्वप्रथम पृथ्वी की पूजा होती है। धर्मशास्त्र का बीजमंत्र है "धृ" इसी "ध्" से धर्म बनता है और "धरणी" भी बनती है, अर्थात् जो धारण करती है। पृथ्वी समस्त संसार को धारण करती है इसलिये वह "धरणी" है और हिन्दू धर्म में माता के समान पूज्या है।

पृथ्वी के पश्चात् ऋग्वेद में "अदिति" का नाम आता है। इसे 12 सूर्यों की माता माना गया है। अदिति को देवमाता का गौरव प्राप्त था–

पिपर्तुनो अदिति राजपुत्रा ति द्वे पांस्यर्यमा सुत्रेभिः।
ब्रहम्निमित्रस्य वरुणस्य शर्मेपि स्याम पुरुवीरा अरिष्ठा।।

अर्थात् माता अदिति हमारी शत्रुओं से रक्षा करती है। आर्य माँ सरल राह दिखाती है। हमारे पास अहिंसा का मार्ग दिखलाने वाले अनेक मित्र एवं मार्गदर्शक हैं।

अदिति के बारे में ऋग्वेद में अनेक विरोधाभास हैं। माता अदिति का आशीर्वाद बालकों एवं पशुओं को प्राप्त है। इन्हें वरुण की माता माना गया है। अदिति को स्वर्ग की देवी भी कहा गया है। इस प्रकार विश्व की सभ्यता में भारत ही एक ऐसा देश है जहाँ महिला को समाज में प्राचीनकाल से ही गौरवमय स्थान प्राप्त हुआ है। माता परिवार की वह धुरी है जिससे पति बँधा है और बच्चे बँधे हैं।

अदिति के पश्चात् ऋग्वेद में उषा का नाम आता है।

"उषा अथेह गोमत्य श्वादति विभावरी।"

"उषा" से सभी परिचित हैं। सूर्यदेव के रथ पर आगे-आगे रात्रि की कालिमा को मिटाते हुए लालिमा बिखेरते हुए प्रातःकाल उषा का प्रादुर्भाव होता है। ऋग्वेद में उषा को सौंदर्य की मूर्ति कहा गया है। ऋग्वेद के काव्य में लगभग 20 ऋचायें उषा के स्तुति में कही गयी हैं तथा ऋग्वेद में लगभग 300 स्थानों पर उषा का नाम आया है। हिंदी काव्य में भी उषा का नाम आता है। उषा उज्ज्वलता का प्रतीक है जो जीवनदायी है। यदि यह कहा जाये कि माता के स्वरूप के पश्चात् ऋग्वेद में नारी के मोहक स्वरूप का वर्णन है तो अतिश्योक्ति न होगी। नारी वासना के कीचड़ से निकलकर ही माता के गौरव को प्राप्त करती है। यह एक नैसर्गिक एवं ध्रुव सत्य है। सभ्यता के अंकुर के समय मनुष्य ने अपने आसपास फैली हुई प्रकृति पर अपना काव्य आधारित किया। यह कहा जा सकता है कि पौराणिक गाथा में पहले माता के रूप में सम्मानित किया गया और फिर पत्नी/प्रेयसी के रूप में उसकी मान्यता निरुपित हुई।

उषा के पश्चात् निशा का नाम ऋग्वेद में आता है प्रातः के पश्चात् रात्रि का तिमिर निशा नाम की सार्थकता है। इन दोनों का नाम वेदों में प्रायः साथ-साथ आता है। इन्हें स्वर्ग की पुत्री भी कहा गया है। उषा निशा के नाम के साथ "घर" और "गृहणी" शब्द का प्रादुर्भाव हुआ।

प्रकृति का यह नियम है सर्दी है तो गर्मी आयेगी, सूखा है तो बरसात भी होगी, अंधेरा है तो उजाला भी होगा, जीवन है तो मृत्यु भी है। इसी प्रकार यदि ऋग्वेद में देवियाँ हैं तो दानवी के रूप में दिति का नाम आता है। दिति समस्त बुराइयों की प्रतीक है। ग्रीक पौराणिक गाथाओं में भी इसका वर्णन इस प्रकार है, एक भयंकर स्त्री है जिसके मुंह से आग निकलती है। बालों के स्थान पर जहरीले नाग फुफकारते हैं आदि। इसी प्रकार यदि ऋग्वेद में "अदिति" है तो

"दिति" भी है। यदि ऋग्वेद में 300 स्थानों पर अदिति का नाम है तो "दिति" को मात्र 3 स्थानों पर ही अभिव्यक्त किया है। स्पष्ट है कि ऋग्वेद रचयिता विध्वंश से अधिक सृजन में विश्वास करते थे।

रामायण और महाभारत दोनों महाकाव्यों में विभिन्न रूप में नारी पात्र है जिन्हें अदिति-दिति की तरह अच्छाई और बुराई की प्रतीकात्मकता दी गई है। सीता, सुनयना, त्रिजटा, मन्दोदरी आदि अच्छाई की प्रतीक हैं तो मंथरा, शूर्पनखा आदि बुराई की प्रतीक हैं।

(ख) ऐतिहासिक पृष्ठभूमि

पता नहीं कब और किसने नारी को "अबला" की संज्ञा दी। पौराणिक नारियों की तरह दुर्गावती, झांसी की रानी, हाड़ा रानी आदि अनेक नामों से भारत का इतिहास भरा पड़ा है। स्वतंत्रता संग्राम में भी महिलाओं का बड़ा योगदान रहा है। मुगलशासन में स्त्रियों को असुरक्षा के कारण उसे जौहर, परदा, सती आदि की कुप्रथाओं का शिकार होना पड़ा शायद तभी शक्ति स्वरूपा दुर्गा की प्रतीक नारी को अबला की संज्ञा मिली होगी। महिला उत्पीड़न की बात यहीं पल्लवित हुई। कुछ पौराणिक संन्दर्भ भी इसके प्रतीक हैं जिनका वर्णन वैधानिक पृष्ठभूमि है। लोग भाषणों में मैत्रेयी-गार्गी की बात कहते हैं, आम औरत के दर्द की बात नहीं कहते। स्त्रियों की सुधारात्मक स्थिति का प्रारम्भ महामना मालवीय, श्री बालगंगाधर तिलक आदि ने किया एवं उसे आयाम दिया गांधीजी ने। अतः गांधीजी और नारी पर विचार अभिव्यक्त करना आवश्यक है।

गांधीजी स्त्री और पुरुष में कोई भेद नहीं मानते थे। वे स्त्रियों को पुरुष की सहगामिनी कहा करते थे। उनका कहना था कि कोई राष्ट्र तब तक प्रगतिशील नहीं माना जा सकता जब तक कि उस राष्ट्र की महिलायें अशिक्षित, रूढ़ियों से जकड़ी हुई और दुखी हों। अतः भारत के उत्थान के लिए उन्होंने महिलाओं के हित के लिये ही कार्य किये हैं व मार्ग बतलाया है। स्वयं उन्होंने घुटनों तक का परिधान इसलिए अपनाया कि भारत माँ के पास बदलने के लिये भी वस्त्र नहीं था। घटना इस प्रकार है—

एक बार गांधीजी बंगाल में दौरा कर रहे थे। एक महिला को उन्होंने देखा जिसके वस्त्र बहुत ही मैले हो गये थे। गांधीजी ने पूछा कि माँ तुम्हारे वस्त्र फट हैं सो गरीबी झलक रही है, किंतु इतने मैले क्यों हैं। इस पर उस गरीबनी ने संकोच से कहा कि उसके पास बदलने के लिए वस्त्र नहीं हैं जिन्हें बदलकर

दूसरे वस्त्र स्वच्छ कर सके। इस पर गांधीजी ने जीवनभर के लिये घुटने तक धोती धारण करने का प्रण कर लिया और जीवनभर तक निभाया। गांधीजी स्त्रियों की दुर्दशा देखकर बहुत दुखी हुआ करते थे। वे नारी जाति का सम्मान परिवार तथा समाज दोनों में चाहते थे। वे यह भी नहीं चाहते थे कि महिलायें संवैधानिक अधिकारों से वंचित रखी जायें।

(ग) गांधीजी और नारी

स्त्री और पुरुष में समानता के विषय में गांधीजी के विचार–

गांधीजी का कथन है कि "मेरी तीव्र इच्छा है कि हमारी स्त्रियों को पूरी-पूरी आजादी मिलनी चाहिये।"

गांधीजी का विचार था कि मनु-स्मृति में जो लिखा है "स्त्री स्वातंत्र्य की पात्र नहीं है। कोई ब्रह्म वाक्य नहीं है। देश, काल परस्थिति के अनुसार परिवर्तन अवश्यम्भावी है। इन परिवर्तनों से स्त्री को अलग रखना समाज का एकांगी विकास करना है। बम्बई भगिनी समाज के वार्षिकोत्सव के अवसर पर (20-2-1918) गांधी जी ने कहा था कि–

> "स्त्री-पुरुष की समानता का यह अर्थ नहीं है कि उनके धंधे भी एक हैं। कोई स्त्री शिकार खेले या भाला चलाये तो कानून उसे मना नहीं कर सकता। लेकिन जो काम पुरुष का है उससे वह सहज ही झिझकती है। प्रकृति ने स्त्री-पुरुष को एक-दूसरे का पूरक बनाया है किन्तु उनके काम भी अलग-अलग हैं।"

उपरोक्त कथन से यह स्पष्ट हो जाता है कि गांधीजी नारी को समानाधिकार के संवैधानिक अधिकार के पक्ष में तो थे ही किन्तु साथ ही उनका ध्येय भी था कि स्त्री और पुरुष के कार्य अलग हों। प्रकृति ने पुरुष को शक्तिशाली बनाया है। अत: उसे कठोर कार्य करना चाहिए व स्त्री को उसकी शक्ति के अनुरूप कार्य करना चाहिए। इसका यह अर्थ नहीं है कि स्त्री और पुरुष के कार्यों की अलग-अलग व्यवस्था हो। वास्तव में पुरुषों को स्त्रियों से और स्त्रियों को पुरुषों से सलाह लेकर कार्य करना चाहिए। गांधीजी स्त्री और पुरुष दोनों को अपूर्ण मानते थे। स्त्री और पुरुष एक-दूसरे के पूरक हैं, दो अलग-अलग हस्तियाँ नहीं हैं।

स्त्री और पुरुष का दर्जा समान है पर वे एक नहीं हैं। ये ऐसी अनुपम जोड़ी है जिसमें प्रत्येक दूसरे का पूरक है।

सदियों से दासता के बंधन में जकड़ी नारी के प्रति गांधीजी ने आवाज उठाई। उन्होंने नारी के आदर्श को सम्मुख रखा। उन्हें यह कदापि सहन नहीं होता था कि नारी पर पुरुष अत्याचार करे। आपने देखा कि कानून के द्वारा भी अपनी स्वयं की तथा अपनी संपत्ति की रक्षा करने में असमर्थ है। पिता की मृत्यु के बाद पुत्री को पैतृक संपत्ति में कोई अधिकार नहीं, पति के मृत्यु के पूर्व पत्नी को पति की संपत्ति पर कोई अधिकार नहीं है और उसकी मृत्यु के उपरांत भी संपत्ति के होते हुए विधवा दर–दर की ठोकरें खाती फिरती है तथा दूसरे व्यक्ति उस पर मनमाना अत्याचार करते जाते हैं। इसलिए गांधीजी स्त्रियों को संवैधानिक समानाधिकार दिलवाने के पक्ष में थे। इस संबंध में उन्होंने कहा था–

> "मैं स्त्रियों के अधिकारों के मामले में कोई समझौता स्वीकार नहीं कर सकता। मेरी राय में कानून की तरफ से ऐसी कोई रुकावट नहीं होनी चाहिये जो पुरुष के लिए नहीं है।"

गांधीजी के ही प्रयत्नों का फल है कि आज महिलायें सभी क्षेत्रों में कार्यरत हैं। श्रीमती इंदिरा गांधी को प्रधानमंत्री चुनकर हमने सिद्ध कर दिया कि इस दिशा में हमने गांधीजी के विचारों का अक्षरशः पालन किया है। इसके साथ ही हमारे संविधान में महिलाओं के अधिकारों को पर्याप्त बल मिला है। यह एक ऐतिहासिक सत्य है कि केवल भारत ही एक ऐसा देश है जहाँ पर महिलाओं को बिना किसी संघर्ष के समानाधिकार प्राप्त हैं। दूसरे अन्य देशों में महिलाओं ने इन अधिकारों के लिए बहुत संघर्ष किया तब जाकर उन्हें पुरुषों के समान अधिकार मिले हैं।

गांधीजी स्त्री के समानाधिकार के लिए सतत प्रयत्नशील रहे और इसी कारण आज भारत की महिलाओं को बिना मांगे सभी संवैधानिक अधिकार प्राप्त हैं।

हमारे संविधान में महिलाओं को न केवल समानाधिकार प्राप्त हैं वरन् स्त्रियोचित कोमलता को संरक्षण कानून द्वारा प्राप्त है।

गांधीजी पुत्र अथवा पुत्री में कोई भेद नहीं मानते थे। वे कहा करते थे–

> "स्त्री जाति के प्रति अन्यायपूर्ण भेदभाव युगधर्म के खिलाफ है। लड़के के जन्म पर खुशियाँ मनाने और लड़की के जन्म पर शोक करने का मुझे कोई कारण नहीं दिखता। दोनों ही भगवान की देन हैं। दोनों को जीवन का समान अधिकार है और संसार का प्रवाह जारी रखने के लिए दोनों की एक–सी जरूरत है।"

गांधीजी रचनात्मक कार्य में विश्वास रखते थे। उन्होंने महिलाओं की उन्नति के लिये न केवल भाषण दिये वरन् उन्हें मानवाधिकार के अधिकार भी दिलवाये।

4

महिलाओं के उत्तरदायित्व

(क) परिवार के प्रति

परिवार राष्ट्र की इकाई है और परिवार का केन्द्र नारी है। परिवार का प्रत्येक सदस्य कहीं न कहीं नारी से बँधा है। नारी विहीन परिवार कोई अस्तित्व नहीं रखता। अतः परिवार में सुख, समृद्धि और संतुलन स्थापित करने का कार्य महिलाओं का ही है।

बाल-मन एक गीली मिट्टी के गोले के समान होता है, उसे माता का प्रेम और कोमल भावना जैसा चाहे वैसा बना सकते हैं। शिवाजी, राजा मानसिंह, महाराणा प्रताप आदि को बनानेवाली उनकी मातायें ही हैं। गांधीजी कहते थे–

"हिन्दुस्तान का भविष्य तुम्हारी गोद में है क्योंकि तुम्हीं तो अगली पीढ़ी को पालोगी।"

माता के अतिरिक्त परिवार में पत्नी, बहिन और पुत्री का भी महत्व है। माता के संरक्षण में लालन-पालन, पत्नी के साहचर्य में समस्याओं का समाधान, बहिन के सहयोग से जीवन का शिक्षण एवं पुत्री के साथ स्नेह से भरा जीवन ही पुरुष को पूर्ण पुरुष बनाता है। एक संस्कृत का श्लोक है–

मात्रा समं नास्ति शरीर पोष्णम्।
भार्या समं नास्ति शरीर तोषणम्॥

अर्थात् माता के समान शरीर का पालन करने वाला कोई नहीं है और पत्नी के समान सेवा करने वाला कोई नहीं है।

गांधीजी ने भी अपना राजनैतिक जीवन परिवार से ही प्रारंभ किया। उन्होंने प्रत्येक क्षेत्र में बा को अपने साथ रखा। माता को दी हुई प्रतिज्ञा कि "मैं मांस-मदिरा का सेवन नहीं करूंगा" विदेश में भी उनकी रक्षा करती रही। भारत लौटने पर उनकी एकमात्र इच्छा थी कि वे अपनी माँ से मिलकर, उनसे कहते

कि उनके बेटे ने विदेश में अनेक कठिनाइयों के होते हुए भी अपनी माँ को दिया हुआ वचन निभाया है। इसका गांधीजी को जीवन-पर्यन्त दुख रहा कि वे अन्तिम समय में माँ के दर्शन नहीं कर सके।

छोटी उम्र में ही बापू का विवाह हो गया था। बापू ने अपनी आत्मकथा में लिखा है कि "प्रारंभ में मैं बा पर अत्याचार करता था, मुझे यह कदापि सहन नहीं था कि बा बिना मेरी अनुमति के मंदिर आदि जाये किंतु बा सदैव ही अपने को कुछ मामले में स्वतंत्र मानती आई उन्हीं से मुझे प्रेरणा मिली कि स्त्रियों के भी कुछ अधिकार हों"।

बा, बापू का कितना ध्यान रखती थी। उनके लिये भोजन बनाना, वस्त्र धोना, उनकी पूरी टहल वे करती थीं। यहाँ पर यह कह देना अतिश्योक्ति न होगा कि गांधीजी को बनाने का कुछ श्रेय उनकी माताजी एवं "बा" को है। इसका उल्लेख गांधीजी ने सभी स्थलों पर किया है।

आज का परिवार अपना आदर्श खोकर पाश्चात्य के अंधानुकरण के पीछे पड़ा है। हम यह भूल रहे हैं कि परिवार ही राष्ट्र की इकाई है और जिस देश के परिवार में सुख, समृद्धि और संतुलन न होगा वह देश भी दुखी, गरीब और असंतुलित होगा।

(ख) समाज के प्रति उत्तरदायित्व

गांधीजी का विचार था कि महिलायें सामाजिक कार्यों के लिए आगे आयें। वे उसी प्रकार सामाजिक कार्यों में भाग लें जिस प्रकार वे परिवार का कार्य करती हैं।

"विथ गांधीजी इन सीलोन" पृष्ठ 145-149

प्रश्न–अगर स्त्री सार्वजनिक कार्य में पड़ जाये तो उसे अपने बच्चों या घर के कामकाज की उपेक्षा करनी पड़ सकती है। यह समस्या कैसे हल होगी?

उत्तर–ज्यादातर स्त्री का जो समय घर के जरूरी कामकाज के करने में नहीं लगता, बल्कि अपने पति के अहंकारमूलक सुख की ओर अपने मिथ्याभिमान की पूर्ति में खर्च होता है। मेरे ख्याल में स्त्रियों की यह घरेलू गुलामी हमारे जंगलीपन की निशानी है। अब समय आ गया है कि हमारी स्त्रियाँ इस जुल्म से मुक्त कर दी जायें। घर के काम में औरतों का सारा वक्त खर्च

नहीं होना चाहिये। ऐसे थे बापू के विचार महिलाओं के सामाजिक कार्य के प्रति। बापू ने अपने प्रत्येक कार्य में बा को अपना सहयोगी बनाया। बा ने अनपढ़ होते हुए भी अनेक आंदोलनों में भाग लिया किंतु इस कारण से उन्होंने कभी गृहकार्य की उपेक्षा नहीं की। एक बार बम्बई में किसी अधिवेशन में भाग लेने बा बम्बई पहुंची। बा के ठहरने का प्रबंध एक गृहस्थ के घर किया गया था उन्होंने बा के लिए एक चारपाई बिछा दी। उन्होंने सोचा था कि बा आयेंगी और बैठेंगी फिर अधिवेशन का समय हो जाने पर अधिवेशन में जायेंगी। किंतु इसके विपरीत बा आई और आते ही गृहस्वामिनी से कहा कि आओ सब मिलकर घर का काम निबटा डालें, फिर सब अधिवेशन में चलेंगी। "सौ हाथ सुहानी बात" इस एक ही वाक्य में "बा" ने परिवार, समाज और राष्ट्र की सभी महत्वपूर्ण समस्याओं का हल रख दिया। इसी एक वाक्य में सहकारिता के महत्व को प्रतिपादित कर दिया। परिवार, समाज और राष्ट्र को एकसूत्र में पिरो दिया। सचमुच बा और बापू इस युग के राम और सीता थे। उन्होंने हमारे सामने ऐसा आदर्श रखा है कि यदि उन पर हम अमल करें तो रामराज्य का स्वप्न साकार हो सकता है।

(ग) राष्ट्र के प्रति उत्तरदायित्व

गांधीजी ने यह स्वीकार किया कि भारत के स्वतंत्रता संग्राम में महिलाओं ने पूर्ण सहयोग दिया है। गांधीजी ने कहा कि–

> "हिन्दुस्तान की औरतों ने देश के लिए गजब का कार्य किया है। तुमने चुपचाप दया की देवियों का कार्य किया है। तुमने अपना नकद रुपया और बढ़िया जेवर दिया है। तुमने घर-घर घूमकर चंदा किया है। तुममें से कुछ ने धरना देने में मदद दी है। यह सब कुछ तुमने हिन्दुस्तान की खातिर खिलाफत की खातिर और पंजाब की खातिर किया है। तुम्हारा त्याग सर्वथा शुद्ध है। उसमें क्रोध घृणा की छाया भी नहीं होती।"

उपरोक्त कथन से यह स्पष्ट है कि गांधीजी राष्ट्र निर्माण में स्त्रियों के सहयोग की अपेक्षा करते थे। वे जानते थे कि स्त्री और पुरुष समाजरूपी पक्षी के दो पंख हैं। जब तक दोनों पंख समान रूप से सबल और क्रियाशील नहीं होंगे तब तक पक्षी मुक्त-गगन में उड़ान भरने में असमर्थ रहेगा। आज देश के सामने समस्या है संतुलन की, विश्वास की और स्थिरता लिये हुये विकास की। आज चारों ओर अराजकता, उच्छृंखलता असामाजिक तत्वों का बोलबाला है। चारों ओर समस्यायें मुंह बाँये खड़ी हैं। ऐसे समय में शांति और रामराज्य की

कल्पना तभी साकार हो सकती है जब इस समस्या के समाधान के लिए महिलायें कार्यों का प्रारंभ अपने परिवार से करें। मुझे श्री वी.वी. गिरी के शब्द याद आ रहे हैं जो उन्होंने 3-5-1969 को भोपाल में गांधी शताब्दी शिविर के उद्घाटन के समय कहे थे कि–

"हमें आगे नहीं बढ़ना है वरन् हमें बीस वर्ष पीछे गांधीजी के युग की ओर लौटना है वही हमारी प्रगति का राज है।"

सचमुच में आज का मानव अपने स्वार्थों के प्रति केन्द्रित होता जा रहा है। आज महिलाओं को जिनके मानस में विश्व की करुणा सिमटी हुई है, आगे आकर राष्ट्र की एकता को स्थिर रखते हुए आज की समस्याओं का समाधान खोजना है।

राष्ट्र का विकास बड़ी-बड़ी योजनाओं से नहीं होता है। वे तो एक साधन मात्र हैं, हमें आज अपने हृदय में बंधुत्व के भाव का साम्राज्य स्थापित करना है। जब तक हमारा हृदय विस्तृत नहीं होता हम न तो समस्यायें समझ सकते हैं, और न उनका समाधान कर सकते हैं। इसके लिए हमें अपने हृदय पर से स्वार्थरूपी परदा उठाना ही होगा। हमारा कार्यक्षेत्र न केवल बाहर है वरन् हमें हृदय परिवर्तन करना है, यही ठोस कार्य है। गांधीजी ने लिखा है कि–

"कठोर से कठोर हृदय और गहरा से गहरा अज्ञान, बलिदान के उस उगते हुए सूर्य के सामने नष्ट हो जाना चाहिये, जिसके पीछे न क्रोध की भावना हो और न ही बुराई की।"

किसी भी समस्या को जड़ से समाप्त करने के लिए हमें गांधीजी द्वारा निर्देशित अहिंसक मार्ग को ही अपनाना है। हृदय का अज्ञान ही समस्यायें उत्पन्न करता है। इस अज्ञान को ज्ञान का प्रकाश देना ही सच्चे अर्थों में समस्या सुलझाना है जो कि हृदय परिवर्तन से ही संभव है। हृदय परिवर्तन के लिए नारी के कोमल भाव की आवश्यकता है। कारण, हृदय परिवर्तन एक बहुत ही कोमल कार्य है जिसे नारी ही सरलता से कर सकती है। अतः आज शिक्षित महिलाओं का कर्त्तव्य हो जाता है कि वे गांधीजी के आदर्शों को अपने अ ाचरण में उतारें। आज हमें सभी प्रकार के नैतिक, संवैधानिक और सामाजिक अधिकार प्राप्त हैं। हमें राष्ट्र की एकरूपता स्थापित करने एवं सर्वोदय की कल्पना को साकार करने के लिए ठोस रचनात्मक कार्य करना है।

5
रूढ़ियाँ और महिलायें

देश, काल और परिस्थितियाँ रूढ़ियों को जन्म देती हैं। प्राय: देखा गया है कि इन रूढ़ियों का कुप्रभाव स्त्रियों पर ही पड़ता है वे इस ढोल को पीढ़ी दर पीढ़ी तक पीटती रहती हैं। पुरुष अपनी स्वच्छंद प्रकृति के कारण इनसे कुछ मुक्त हो जाता है किन्तु अज्ञानवश अथवा शिक्षा के अभाव में नारी रूढ़ियों से चिपकी रहती है। गांधीजी न केवल भारतमाता को गुलामी की जंजीर से मुक्त कराना चाहते थे वरन् वे समस्त नारी जाति को रूढ़ियों से मुक्त कराना चाहते थे। नीचे कुछ विशिष्ट रूढ़ियों का उल्लेख है–

परदा प्रथा : (यंग इण्डिया, 24-3-27)

"इसमें कोई शक नहीं कि अगर हम अपने आधे अंग को निर्जीव बना रहने देंगे, तो न हम अपनी रक्षा कर सकेंगे और न दूसरे राष्ट्रों के संग होड़ कर सकेंगे। इसीलिये मैं बिहार के नेताओं को बधाई देता हूँ कि उन्होंने परदे के खिलाफ गंभीरता के साथ लड़ाई छेड़ दी है।"

गांधीजी का स्पष्ट कहना था कि भारत में सनातन से परदा नहीं था किन्तु यह मुगलकाल में आया। इतना ही नहीं इस कुरीति ने पंजाब, महाराष्ट्र और दक्षिण भारत को बिल्कुल नहीं छुआ। जैसा भी हो हमारे समाज के लिए परदा प्रथा घातक है। आज स्वतंत्रता के 56 वर्ष बाद भी, अनेक जिलों में इतना परदा है कि अनेक महिलाओं के लिए बाहर की दुनिया सपनों की दुनिया है। राजस्थान में हाथभर का घूंघट डाले वधू कई बार बदल गई हैं। अनेक रूढ़ियों में परदा प्रथा भारत का एक कलंक है जिसके विरुद्ध संस्थात्मक आन्दोलन छेड़ना पड़ेगा व लोगों को इसकी बुराई से अवगत कराना पड़ेगा। गांधीजी कहा करते थे कि यदि मेरे सामने देश की अन्य समस्यायें न होतीं तो मैं हाथ धोकर इसी के पीछे पड़ जाता। बाबू गोविन्ददास जी अक्सर अपने भाषण में कहा करते थे कि राजनैतिक कार्यों में मिली सफलता से मैं उतना प्रसन्न नहीं हुआ जितना अपनी पत्नी का परदा छुड़ाने से हुआ था।

गांधीजी से लोग कहा करते थे कि यदि स्त्रियों को परदे में न रखा जाये तो वे चरित्रहीन हो सकती हैं। इस पर गांधीजी के विचार हैं कि–

"चरित्र की पवित्रता बंद कमरे की उपज नहीं है। यह ऊपर से नहीं लादी जा सकती। परदे की दीवार खींच देने से इसकी रक्षा नहीं हो सकती। इसका विकास भीतर से होना चाहिये और यह काम तब ही हो सकता है जब इसमें हर अनखोजे प्रलोभन का मुकाबला करने की शक्ति होगी। इसमें वही वीरता और विरोध शक्ति होनी चाहिये जो सीता के चरित्र में थी। अगर यह पुरुषों की नजरों का सामना न कर सके तो बड़ी घटिया चीज होगी। स्त्रियों को मजबूरन पुरुषों का भरोसा करना पड़ता है, पुरुषों को भी अपनी स्त्रियों का वैसा ही विश्वास करना चाहिये जैसा कि स्त्रियों को उनका करना पड़ता है। तभी वे पुरुष की पदवी के योग्य होंगी। हमें एक अंग को पूरी तरह अथवा अंशतः निर्जीव बनाकर नहीं रखना चाहिये।"

गहनों के प्रति लगाव

सदियों से भारतीय नारी पुरुषों की भोग की सामग्री बनी हुई है। जिस प्रकार उपभोग की वस्तु सजाई जाती है उसी प्रकार नारी पुरुष को प्रसन्न करने के लिए श्रृंगार करती है। आज भी यह भावना समस्त भारत में पायी जाती है। अपने आप को बनाव श्रृंगार से विभूषित करके पुरुष के आगे समर्पण ही नारी की सबसे कमजोर कड़ी है। इस श्रृंगार का प्रलोभन भारतीय महिलाओं के रक्त में मिल गया है। इसी प्रलोभन के कारण अनेक बार महिलायें छली जाकर अपना शील खो बैठी हैं। गांधीजी का कथन है कि–

"स्त्रियों को यह समझना छोड़ देना चाहिये कि वे पुरुष के भोग की चीज हैं। अगर वे पुरुष के बराबर की साझीदार बनना चाहती हैं तो उन्हें पुरुषों के लिए, पति के लिए अपने को सजाने से इंकार कर देना चाहिए। मैं यह कल्पना भी नहीं कर सकता कि सीता अपने शरीर की सुन्दरता को बढ़ाकर राम को प्रसन्न करने के लिए एक क्षण भी कभी व्यर्थ खोती होंगी।"

नारी की दासता की कहानी गहनों से ही प्रारंभ होती है। पुरुष को अपनी संपत्ति का लोभ तो था ही, साथ ही उसे नारी जाति को गुलाम बनाना था, अतएव "एक पंथ दो काज" उसने सोने-चाँदी की हथकड़ी बेड़ी अपनी अधीनस्थ स्त्रियों के हाथ-पैर में डाल दी। संपत्ति भी चोरी होने से बच गई व इस जीती-जागती तिजोरी को घर की चारदीवारी में बंद कर दिया।

यह कुप्रथा छुतहे रोग के समान समस्त भारत में फैल गई। नारी की कमजोरी का सबसे बड़ा फायदा यही उठाया गया है कि उसे गहनों का प्रलोभन देकर बाह्य संसार से वंचित कर दिया गया। यह रोग इतना घातक हो गया है कि इससे छुटकारा पाना अंसभव नहीं तो असाध्य आवश्यक है।

"जो कैदी अपनी जंजीरों को आभूषण मानकर प्यार करते हैं–जैसा कि कई लड़कियाँ और सयानी स्त्रियाँ तक अपने सोने-चाँदी की जंजीरों से और अँगूठियों से करती हैं-उनके बंधन काटना मुश्किल है।"

गांधीजी का कहना था कि कीमती आभूषण पहनने से देश की स्पष्टतः हानि होती है। तो देश की अधिकांश पूंजी रुक जाती है तथा दूसरी ओर इससे कोई लाभ न होकर घिसावट आदि से हानि प्रायः होती है। देश की प्रगति एवं आत्मशुद्धि के लिए गहनों का त्याग प्रत्येक दृष्टि से लाभप्रद है।

स्वतंत्रता प्राप्ति से हमने बाहरी गुलामी से तो छुटकारा पा लिया, किंतु इस आंतरिक गुलामी के प्रति आज भी हमारा मोह है। जो एक भ्रम है, गुलामी हर हालत में गुलामी ही है।

बाल विवाह

बीसवीं सदी में मानव जब चाँद पर पहुँच चुका है हम अपने में ऐसी कुप्रथायें और रूढ़ियाँ समेटे बैठे हैं जो कि 18वीं शताब्दी की हैं। परदा प्रथा, गहनों के प्रति लगाव के अतिरिक्त आज भी गाँव-देहातों में बाल विवाह प्रथा चालू है। गांधीजी सदैव सामाजिक बुराइयों के विरुद्ध अपनी आवाज उठाते रहे हैं। इस संबंध में उन्होंने कहा है–

"जो लड़की गोद में बैठने लायक ही हो, उसे पत्नी बना लेना धर्म तो नहीं है, लेकिन अधर्म की पराकाष्ठा जरूर है। मैं हिन्दुस्तान के हर युवक से यह आशा रखता हूँ कि वह 16 बरस से नीचे की लड़की से ब्याह न करने का निश्चय कर ले।"

आज देश की बढ़ती हुई जनसंख्या का एक कारण बाल विवाह भी है। यद्यपि 'शारदा एक्ट' के द्वारा बाल विवाह पर रोक लगा दी गई है तथापि आज भी देहातों में

"सप्त वर्षात् भयेत गौरी"

अर्थात् सात वर्ष में विवाह हो ही जाना चाहिये। जिस लड़की का विवाह 7-8 वर्ष में हो जाता है उसकी प्रथम संतान लगभग 14-15 वर्ष में हो जाती है। फिर

यह प्रजोत्पत्ति का सिलसिला 40 वर्ष तक चलता है। 10-12 बच्चे तो मामूली बात है। इससे न केवल देश की जनसंख्या बढ़ती है वरन् देश को सुयोग्य नागरिक नहीं मिल पाते। साथ महिलायें बच्चे उत्पन्न करने के सिवाय और किसी भी सामाजिक कार्य के लिए अपने को कमजोर महसूस करती हैं। बाल विवाह भारत का कुष्ठ रोग है इसे दूर करने के लिये सामाजिक आन्दोलन छेड़ना पड़ेगा, यह एक सामाजिक रूढ़ि है, जिसे केवल कानून बनाकर नहीं तोड़ा जा सकता। इसके लिए राष्ट्रव्यापी आन्दोलन की आवश्यकता है। जन-जन में जाग्रति के लिये हमें गांधीजी के मार्ग का अनुसरण करना है। गांव-देहात में काम करने के लिये कार्यकर्त्ता तैयार कर तथा गांव की महिलाओं से संपर्क स्थापित कर उन्हें इस रूढ़ि से मुक्त कराना है। गांधीजी जनसंपर्क को अत्यधिक महत्त्व देते थे। आज भी शिक्षित महिलाओं को देश की इस दासता से मुक्त कराने के लिए कृतसंकल्प होना चाहिये।

मैंने बहुतेरी बालमाताओं की तंदुरुस्ती अपनी आँखों से बर्बाद होते देखी है और जब छोटी उम्र की शादी के साथ बाल-विधवापन मिल जाता है तब तो मानव दुख की हद ही हो जाती है। सम्मति-वय बढ़ाने वाले किसी भी अच्छे कानून के साथ मेरी सहमति जरूर होगी। लेकिन मुझे यह भी मालूम है और उससे मुझे दुख होता है कि लोकमत की तरफ से समर्थन न मिलने के कारण मौजूदा कानून भी बेकार साबित हुआ है, इस मामले में ही नहीं और बातों में भी सुधारकों का काम बड़ा कठिन है। अगर हिन्दुओं के मन पर सचमुच कोई असर डालना हो तो सदा और लगातार आन्दोलन होते रहना जरूरी है। जो व्यक्ति हिन्दुस्तानी लड़कियों को समय से पहले बूढ़ी होने और छोटी उम्र में मर जाने से और हिन्दू धर्म को कमजोर बच्चों की संख्या बढ़ाने से बचाने के पवित्र काम में लगे हैं, मैं उनकी हर तरह सफलता चाहता हूँ।

अस्पृश्यता

गांधीजी छुआछूत को हिन्दू धर्म पर एक कलंक समझते थे। उनके विचार थे कि और किसी भी धर्म में मानव का मानव के प्रति यह व्यवहार नहीं पाया जाता इसका उल्लेख हमारे शास्त्रों में कहीं नहीं है। रामायण में मर्यादा पुरुषोत्तम राम ने सबरी के बेर खाकर और निषाधराज को गले लगाकर दलितों के प्रति अपनी मर्यादा बताई है। गांधीजी ने भी अपने जीवन में इन्हीं लक्ष्यों को अपनाया। वे सर्वोदय के जन्मदाता थे। उन्हें यह कदापि सहन नहीं था कि मनुष्य, मनुष्यों

को छूने में आपत्ति करे। छुआछूत की रूढ़ि का जन्म कब और कैसे हुआ, इसके कुछ ठोस प्रमाण नहीं मिलते फिर भी एक छुतहे रोग की तरह यह घिनौनी बीमारी समस्त हिन्दू धर्म में फैल गई है। इसके पीछे भी वही पशुबल को प्रधानता देने और गुलाम बनाकर रखने की भावना निहित है। आज भी देश के सभी भागों में हरिजन के छू जाने से लोग स्नान करके शुद्ध होते हैं। महिलाओं के लिए संदेश प्रसारित करते समय बिलासपुर में गांधीजी ने सन् 1933 में कहा कि–

> "मैंने स्त्री को सेवाभाव और त्याग की भावना का अवतार मानकर उसकी पूजा की है। स्त्री के हृदय में इतनी दया भरी है कि वह दुख देखते ही पिघल जाती है। इसलिये हरिजनों के कष्टों से तुम्हारा जी पिघल जाये और तुम अछूतपन और उसके साथ ही ऊँच-नीच का भेदभाव छोड़ दो, तो हिन्दू धर्म शुद्ध हो जायेगा और हिन्दू समाज उन्नति के तरफ तेजी से बढ़ेगा। यह आत्मशुद्धि का आंदोलन आजकल हो रहे आन्दोलनों में सबसे बड़ा आन्दोलन है। मैं चाहता हूँ कि तुम इसमें पूरी तरह हाथ बढ़ाओ।

महिलायें और अशिक्षा

विकास की महत्त्वपूर्ण कड़ी शिक्षा है। अशिक्षित अथवा अल्पशिक्षित राष्ट्र में कोई भी सामुदायिक विकास योजना सफल नहीं हो सकती। महात्मा गांधीजी ने अपने जीवन और शिक्षण के द्वारा प्रजा को अपने देश की राजनैतिक स्वतंत्रता प्राप्त करने के लिए जाग्रत किया था। उन्होंने इस सत्य को स्वीकार किया है कि जब तक समाज को महिलाओं का सहयोग प्राप्त नहीं होता तब तक समाज की सर्वांगीण उन्नति असंभव है।

भारत में लगभग 80 प्रतिशत महिलायें अशिक्षित हैं। उन्हें अपनी दैनिक आवश्यकता की पूर्ति एवं अपने आसपास के समाज के अतिरिक्त राष्ट्रीयता का कोई भी ज्ञान नहीं है। मतदान के अवसर को एक पांच साला त्यौहार मानकर जिस ओर समस्त गांव मत देता है उसी ओर अपना मत भी दे देती हैं। आज देश की महिलाओं को अपनी उन्नति के लिये सभी संवैधानिक अधिकार प्राप्त हैं किन्तु वे उनका सदुपयोग अशिक्षा के कारण नहीं कर सकती हैं। आज देश को ऐसे कार्यकर्ताओं की आवश्यकता है जो देश को इस निरक्षरता के अभिशाप से मुक्त कर सके।

शिक्षा का अभिप्राय

क न शिक्षित है और कौन अशिक्षित। शिक्षा क्या है और उसका अभिप्राय क्या है? यह एक महत्त्वपूर्ण प्रश्न है। एक विचारधारा ऐसी भी है जो निरे अक्षर ज्ञान को शिक्षा मानती है। हमारे पूर्वजों ने धर्मपरायण स्वस्थ जीवन पर जोर दिया है। यह धर्मपरायणता उन्होंने सामाजिक और सांस्कृतिक शिक्षा से पैदा की थी, पुस्तकों से अथवा निरे अक्षर ज्ञान से नहीं। आजकल शिक्षा से अभिप्राय साक्षरता से प्रारंभ करके उच्च-स्तर के विश्वविद्यालय शिक्षण से लिया जाता है। प्राचीनकाल में हमारे शिक्षा के केन्द्र थे मंदिर, मठ और उत्सव त्यौहार। उदाहरण-स्वरूप रामायण और दूसरे लोकगीत, लोककथाओं को लें। इन्हें सारा देश जैसे आज भी जानता है उसी प्रकार सदियों से जानता आया है। उस समय तो वेतनधारी शिक्षक, बहुमूल्य पुस्तकें एवं लिखित साहित्य का प्रायः अभाव ही था तब इन सभी ललित कलाओं का शिक्षण एवं प्रचार कैसे हुआ?

इसका उत्तर हमें भारत की आध्यात्मिक और सामाजिक संस्कृति में मिलेगा। देहातों में जिस ज्ञान का प्रचार हुआ है वह मंदिरों के माध्यम से हुआ है। साथ ही एक महत्त्वपूर्ण विषय यह है कि प्राचीनकाल में किसी भी धर्म का प्रसाद एवं प्रचार इकाई को लक्ष्य करके किया जाता रहा है न कि समग्र को। आज देश में जो योजनाएं बनती हैं–जो विचारधारा जन्म लेती है, वह केन्द्र से प्रारंभ होती है और जनसाधारण तक आते-आते विलीन हो जाती है। अतः योजना का प्रारंभ जन-साधारण से आंरभ होना चाहिये।

शिक्षा से अभिप्राय वह सम्पूर्ण शिक्षा है जिसका उपयोग जीवनकाल में हो। जो हमारे जीवन पथ की कठिनाइयों से हमारी मार्ग-दर्शक बने, शिक्षा केवल नौकरी प्राप्त करने का साधन न हो।

गांधीजी और स्त्री शिक्षा

गांधीजी कहा करते थे कि "एक स्त्री को शिक्षित करने का अर्थ है एक परिवार को शिक्षित करना।" गांधीजी से किसी ने प्रश्न किया–

> "देहात की स्त्रियाँ अनपढ़ होती हैं और अपने काम में व्यस्त रहती हैं, उन्हें कैसे शिक्षा दी जाये?"

बापू का उत्तर– वह शिक्षा घर-घर जाकर देनी होगी। मेरी तालीम मौखिक होगी। घर-घर जाकर उनका दुःख समझना और दूर करना होगा। उन्हें समय का सदुपयोग करना सिखाना है। वे कुछ नहीं जानतीं। झाड़ू कैसे लगाना, घर कैसे साफ करना, बच्चों

की देखभाल कैसे करना, घर के आमद खर्च का हिसाब कैसे रखना, सब कुछ सिखाना होगा। स्त्री पुरुष की शिक्षिका है। उस पर अपने पति और घर की जिम्मेदारी नहीं, गांव की भी जिम्मेदारी है। यह बात हमें घर-घर में, देहात-देहात में फैलानी है। स्त्रियाँ स्वार्थ की बातें करेंगी, हमें उनसे बचना होगा। जो भूखी मरती हैं उन्हें कमाई का धन्धा सिखाना होगा। आर्थिक मदद में हम कम पड़ें। शिक्षा में शारीरिक व्याधियों से हम कैसे बचें, आरोग्य कैसे सम्भालें, यह पहले बताया जाये, बाद में आर्थिक, नैतिक, राजकरण आदि बातें आयेंगी। मेरी निगाह में तो राजकरण आखिर में आयेगा, जब स्त्री स्वतंत्रता का प्रश्न उठेगा। वह स्वतंत्रता पुरुष नहीं देंगे स्वयं ही लेनी है, यह हमें स्त्रियों को बतला देना है। हमारी यह शिक्षा स्त्री और पुरुष दोनों को मिलनी चाहिए। रसोई बनाना तो प्रत्येक स्त्री को आना ही चाहिए। रसोई तो जीवन से संबंध रखने वाली चीज है। साथ ही उद्योग में कुछ हाथ की तालीम भी होनी चाहिए। हाथ का काम यानी जिसमें हाथ की चतुराई हो, कला हो। उसमें रस पैदा होना चाहिए, हमारी बुद्धि स्थिर होनी चाहिये। नई तालीम में जितना काम हो, सही हो, शुद्ध हो। मेरा तो यह हठ है।

प्रौढ़ शिक्षा आज की आवश्यकता

दिन पर दिन बढ़ती हुई निरक्षरता हमारे लिये अभिशाप है। प्रौढ़ शिक्षा से यह तात्पर्य भी निकलता है कि माता-पिता की शिक्षा। बालक की शिक्षा पर जो भी शोध होंगे, व्यय होगा वह निरर्थक होगा, जबकि हम उनके माता-पिता को भी शिक्षित न करें। कारण, बालक 8 घंटे में शिक्षित वातावरण में रहता है और शेष 16 घंटे अशिक्षित वातावरण में। इससे उसमें शिक्षा और अशिक्षा का एक ऐसा गलत सामंजस्य हो सकता है जोकि देश के लिए घातक हो सकता है। अतएव देश को यदि सर्वांगीण रूप से शिक्षित करना है तो आज की शिक्षण प्रणाली में प्रौढ़ शिक्षा को भी वही स्थान प्राप्त होना चाहिये जो बालकों की शिक्षा को प्राप्त है।

आज देश की लगभग 80 प्रतिशत महिला अशिक्षित है। जब तक इन्हें शिक्षा का प्रकाश न दिया जाये देश की उन्नति संभव नहीं है। आज शिक्षा का माध्यम बदल गया है। विज्ञान की उन्नति ने अनेक क्षेत्रों में उथल-पुथल मचा दी है। एक ओर हमें भारतीय संस्कृति का आदर्श कायम रखना है दूसरी ओर समय के साथ आगे बढ़ना है। ऐसे समय में साक्षरता शिक्षा का प्रथम चरण है। जब तक महिलाओं को अक्षर ज्ञान नहीं होगा, उन्हें लोगों के विचार, सामाजिक परिवर्तन आदि का ज्ञान न होगा। अतः प्रौढ़ शिक्षा का प्रारंभ साक्षरता से होना अनिवार्य है। महामना पंडित मदनमोहन मालवीयजी ने इस सत्य को समझा था और

साक्षरता के प्रति अभिरुचि उत्पन्न करने के लिए उन्होंने "राम" लिखने की पद्धति निकाली थी। वे प्रौढ़ों से कहते कि एक छोटी और एक बड़ी 4 लकीरें खींचो। इसके बाद वे दूसरा पाठ देते थे–पहली छोटी लकीर के नीचे कुछ तिरछी एक और छोटी लकीर खींचो तथा तीसरी लकीर को बीच से चौथी लकीर से मिला दो। इस प्रकार "राम" बन जाता है।

किन्तु स्वतंत्रता प्राप्ति के उपरांत आंदोलनों द्वारा केवल जोश पैदा करके प्रौढ़ शिक्षा जैसे रचनात्मक कार्यों को केवल आंदोलनबाजी तक सीमित रखना असंगत है। इस कार्य के लिए शोध आवश्यक है। जिस प्रकार बालक के शिक्षण के प्रति जनसाधारण एवं सरकार जागरूक है और नित्य नये प्रयोग कर रही है उसी प्रकार प्रौढ़ शिक्षण के क्षेत्र में भी शोध, प्रयोग, साहित्य-सृजन आदि कार्य अत्यंत आवश्यक है।

प्रौढ़ शिक्षा पर गांधीजी के विचार

(1945 में पूना में प्रौढ़ शिक्षा समिति की बैठक हुई थी, उसमें प्रौढ़ शिक्षा के संबंध में बापू के विचार)–

> "मैं प्रौढ़ शिक्षा के बारे में विचार करता रहता हूँ। मुझे करना ही चाहिए। आज सी.जी में हैजा फैल रहा है। मेरे लिये वह दिलचस्प चीज है। मैंने उसे रोकने का प्रयत्न करने के लिये सुशीला को सेवाग्राम भेजा है। मैंने यह भी इच्छा प्रकट की थी कि सेवाग्राम में जो विभिन्न संस्थाएं हैं उनके विद्यार्थी और कार्यकर्ता अगर इस हैजे के प्रकोप को रोकने के काम में हिस्सा लें तो वह मुझे प्रिय लगेगा। मैं जब इस काम को इस दृष्टि से देखता हूँ तो पाता हूँ कि इसके साथ प्रौढ़ शिक्षा का सीधा संबंध है। यही तो प्रौढ़ शिक्षण है। मैंने अंग्रेजी में प्रौढ़ शिक्षण की व्याख्या बनायी है। एडल्ट एजुकेशन इज एजुकेशन फार लाइफ, यानी प्रौढ़ शिक्षा जीवनभर के लिये नहीं जीवन के लिये है और दूसरे वह केवल अक्षर ज्ञान देने के लिए नहीं है। जब हम इस दृष्टि से प्रौढ़ शिक्षा पर विचार करते हैं तब वह सब चीजों को घेर लेती हैं अगर मैं खाली होता तो इसी को लेकर बैठ जाता।"

ऐसे थे बापू के विचार प्रौढ़ शिक्षा के बारे में। जबकि आज प्रौढ़ शिक्षा कार्यक्रम सिमट कर केवल "साक्षरता" तक ही सीमित रह गया है।

यूनेस्को ने साक्षरता के ऊपर, अनुकरणीय कार्यक्रम (फालोअप प्रोग्राम्स) और जीवन-पर्यन्त शिक्षा (कन्टीन्यूयिंग लर्निंग) बताया है। किन्तु भारत की

समस्या भारतीयों से ही सुलझ सकती है। गांधीजी ने जीवन-पर्यन्त शिक्षा को जीवन के लिए शिक्षण में निरूपित किया है। अतः प्रौढ़ शिक्षा की योजना ऐसी हो जो व्यावहारिक शिक्षण की आज आवश्यकता है।

मुझे बार-बार श्री वी.वी. गिरी के शब्द याद आते हैं कि हमें आगे बढ़ने की बजाय 20 वर्ष पीछे देखना है। गांधीजी इतने बड़े विचारक थे कि कोई क्षेत्र चाहे वह राजनैतिक हो, सामाजिक हो, धार्मिक हो अथवा आर्थिक हो, उनके विचारों को अछूता नहीं बचा। गांधीजी ने देखा कि जब तक समाज की महिलायें भी उतनी ही जाग्रत नहीं हैं जितनी की पुरुष, तब तक देश का उद्धार होना असंभव ही है।

गांधीजी ने अपने जीवन का एक महती लक्ष्य चुना था "स्वतंत्रता प्राप्ति", उसके साथ ही उन्होंने जीवन के हर पहलू पर अपने विचार प्रकट किए थे। उन विचारों को कार्यरूप में परिणित करने के लिये बापू ने रचनात्मक कार्य की पद्धति बतलायी थी।

वैधानिक पृष्ठभूमि

प्रकृति ने सृष्टि के संचालन के लिए नर एवं नारी को उत्पन्न किया है। ये दोनों एक-दूसरे के पूरक हैं। पुरुष के बिना भी स्त्री अधूरी है और स्त्री के बिना पुरुष। विकासपथ पर समाजरूपी पक्षी के ये दोनों पंख हैं किन्तु कुछ भिन्नता दोनों में प्रकृतिदत्त है। स्त्री कुछ कोमल है, तथा पुरुष कुछ कठोर। इसी कोमलता के कारण उसे सुरक्षा की आवश्यकता होती है, भारतीय संस्कृति में यही सामाजिक व्यवस्था थी कि स्त्री का बाल्यकाल में पिता या भाई संरक्षक होता है। विवाहोपरांत पति एवं वृद्धावस्था में वह पुत्र के संरक्षण में रहती है। अर्थात् उसे जीवनभर संरक्षण की आवश्यकता होती है। इसी भूतलक्षी भाव के कारण भारतीय दंड संहिता में महिलाओं के प्रति अपराध के लिए कुछ विशेष धाराओं का वर्णन है। यह पुरुषों के लिये नहीं है। भारत के संविधान में अनुच्छेद 15 में समानता का विवरण है। इसी को यूसुफ अब्दुल अजीज के प्रकरण में चुनौती दी गई थी कि यदि धारा 497 दंड प्रक्रिया संहिता में जारकर्म के लिये मात्र पुरुष ही क्यों दोषी माने जाते हैं। यह अपराध महिलाओं पर भी क्यों लागू नहीं होता। इसी प्रकार का प्रश्न रघुवंश विरुद्ध पंजाब एवं हरियाणा राज्य के प्रकरण में भी उपस्थित हुआ था कि जेल में पुरुष कैदियों के कक्ष में महिला वार्डन की नियुक्ति उचित है अथवा अनुचित।

उपरोक्त प्रकरणों में उच्चतम न्यायालय ने स्पष्ट रूप से यह धारणा दी है कि सुरक्षा एवं सुविधा के कुछ प्रश्न हैं जहाँ संविधान के समानता की भावना को निषेधात्मक रूप से स्वीकार किया जाता है।

भारत में पुरुष प्रधान सामाजिक व्यवस्था है। कतिपय स्थानों में स्त्री प्रधान समाज भी है। इन पुरुष प्रधान समाज में पुरुष की इच्छा सर्वोपरि मानी जाती है। विवाह के पश्चात् कन्या पति के घर रहती है। उसका पितृकुल से संबंध समाप्त हो जाता है। यही से महिलाओं के प्रति अपराध का बाहुल्य हो जाता है। दहेज, अधिकार एवं अनेक कुरीतियों के मध्य विवाहित महिला का जीवन व्यतीत होता है।

इसके अतिरिक्त महिलाओं के शील का प्रश्न भी एक प्रमुख प्रश्न है। इसके लिये भारतीय दंड संहिता में 354, 366, 366क, 366ख, 376 एवं 509 धारायें हैं जिनमें महिलाओं के शील संबंधी अपराधों का वर्णन एवं उनके दंड का वर्णन है। यहाँ भी पुरुषों पर ही ये अपराध लागू होते हैं और स्त्रियों पर नहीं, क्योंकि शील का प्रश्न मात्र महिलाओं के साथ ही जुड़ा है।

इसके साथ ही महिलाओं के व्यापार की भी एक समस्या है जिसके लिये "स्त्री तथा लड़की अनैतिक व्यापार दमन अधिनियम 1956 है जिसके अन्तर्गत वेश्यालयों पर प्रतिबंध है।"

6

इस विषय पर अध्ययन की आवश्यकता

स्त्री और पुरुष परिवाररूपी पक्षी के दो पंख हैं। दोनों पंखों का सबल होना आवश्यक है। यदि एक पंख भी कमजोर पड़ा तो पक्षी विकासगगन में उड़ान भरने में असमर्थ है। नारी परिवार की धुरी है। उससे पति बँधा है व बच्चे बँधे हैं। यदि नारी सबल है तो परिवार भी सबल होगा। उसे अबला कहने से परिवार भी क्षीण हो जाता है और परिवार राष्ट्र की इकाई है। परिवार से समाज बनता है और समाज से राष्ट्र का निर्माण होता है। अतः नारी को अबला से हटकर सबला बनाना है। नारी सशक्तिकरण के नारेबाजी से कुछ नहीं होने वाला। इस विषय पर योजनाबद्ध तरीके से अध्ययन आवश्यक है।

यह सच है कि प्रकृति ने नारी को कोमल बनाया है। क्योंकि उस पर सृजन का भार है। इसका यह अर्थ नहीं कि वह जीवन-भर पुरुष की दासी बनकर उसके संरक्षण में रहे। अंग्रेजी में यह कहावत है कि "पुत्र उसके विवाह तक ही पुत्र रहता है, परन्तु पुत्रियाँ जीवन-भर पुत्रियाँ रहती हैं। यह कहावत सारे विश्व के लिये कटु सत्य है। फिर ऐसे पुत्र के संरक्षण में माता का बुढ़ापा कैसे कटता होगा। यह अध्ययन आज की आवश्यकता है। सुप्रीम कोर्ट ने भी अपने निर्णयों में महिला को पुरुष से कमजोर बतलाया है। किंतु इसका यह अर्थ कदापि नहीं है कि महिला के साथ अन्याय किया जाये और उसे सामाजिक प्रतिष्ठा न प्रदान की जाये। जब भारत स्वतंत्र हुआ तो कितने ही परिवारों ने अपने परिवार की महिला सदस्यों का नाम वोटर लिस्ट में नहीं लिखवाया। किंतु जैसी कि कहावत है "आवश्यकता अविष्कार की जननी है" राजनैतिक दलों में अपनी वोट राजनीति के लिए ढूंढ़-ढूंढकर महिला मतदाताओं का नाम लिस्ट में दर्ज किया। चूंकि महिलाओं को राजनैतिक दलों ने मात्र मतदाता ही माना अतः उनके विकास की सोच आगे नहीं बढ़ी। अतः इस सोच को आगे बढ़ाने का दायित्व शिक्षित समाज पर आ गया है। जिसकी पहल गांधीजी आदि नेताओं ने की थी। गांधीजी ने शिक्षा के विषय में कहा था—

"एक पुरुष को शिक्षित करने का अर्थ एक व्यक्ति को शिक्षित करना है, परन्तु एक महिला को शिक्षित करने का अर्थ एक परिवार को शिक्षित करना है।"

गांधीजी की नारी उत्थान की भावना के कारण ही संविधान में 'समानता' की बात कही गई है। दिग्गजों ने इसका समाधान सोचा और कानूनों की बाढ़ लगा दी। संविधान के अनुच्छेद 15(4) में राज्य सरकारों को महिलाओं और बच्चों के लिये कानून बनाने हेतु अधिकृत किया है। भारत में कानून बनाने की क्रिया ही अव्यवहारिक है। कुछ प्रतिष्ठित व्यक्तियों ने कुछ सोच लिया और सोच पर अधिनियम पारित हो गया। वास्तव में शिक्षा के अभाव में महिलायें स्वयं पर हो रहे अत्याचारों के प्रकारों को आयाम नहीं दे पाती हैं। इसीलिये उनके हित के लिये पारित अधिनियम अव्यवहारिक होते हैं। अधिनियम पारित करने के पूर्व उस पर सभी स्तर पर चर्चा होना चाहिए व इसकी रिपोर्ट पर अधिनियम आधारित होना चाहिये। दहेज निषेध अधिनियम 1966 में पारित हुआ व बीस वर्षों तक व्यवहारिक रहा क्योंकि इसमें प्रक्रिया-जन्य अनेक त्रुटियाँ थीं, अतः पुनः संशोधित अधिनियम 1986 में आया और अब उसका पर्याप्त प्रसार हो गया है। कानून को व्यवहारिक बनाने के लिये उसके अध्ययन की आवश्यकता है। महिला के हित के लिये अधिनियम पारित करने मात्र से उन पर अत्याचार बंद नहीं हो जाते। उस पर विधिवत् चर्चा/अध्ययन आवश्यक है। प्रचार प्रसार के साधनों में आज विज्ञापनों की भरमार रहती है, अतः महिला उत्पीड़न शिक्षा पाठ्यक्रमों में अध्ययन हेतु समावेश आवश्यक है। धारा 125 भारतीय दंड संहिता में भरण-पोषण का प्रावधान है। सन् 1973 से संशोधित दंड प्रक्रिया में प्रकरण बरसों से लटकते थे तो भरण-पोषण शब्द ही प्रभावहीन हो जाता था अतः 1981[1] में उच्चतम न्यायालय के आदेश द्वारा अन्तरिम भरण-पोषण का प्रावधान आया। पुत्रियों को 1956 के हिन्दू विधि में सहदायिक अधिकार नहीं थे। इससे पुत्रियों को मात्र उत्तराधिकार के ही अधिकारों पर ही संतोष करना पड़ता था। अर्थात् पुत्र को गर्भ के अन्दर से ही पिता ही नहीं दादा की संपत्ति में सहदायिक अधिकार था, अर्थात् वह पिता व दादा के साथ संपत्ति के समान भाग का अधिकारी होता था। पुत्री को पिता की मृत्यु के पश्चात् भाई के साथ उत्तराधिकार का भाग मिलता था, अर्थात् पुत्र को सहदायिक उत्तराधिकार दोनों अधिकार प्राप्त थे। जब 29 बरस तक पुत्रियाँ अपने अधिकारों से वंचित रहीं तो अब 2002 में हिन्दू उत्तराधिकार अधिनियम में संशोधन आया है जिसमें अविवाहित पुत्रियों

---

1. भारत के राजपत्र (असाधारण) भाग 2 खण्ड 3 पृष्ठ 1006 दिनांक 1 जुलाई 1981।

को भाई के साथ सहदायिक अधिकारों का प्रावधान है। कहने का तात्पर्य यह है कि महिलायें परिवार और समाज द्वारा ही नहीं कानून के द्वारा भी उत्पीड़न सह रही हैं। न्यायिक प्रक्रिया के चक्रव्यूह में बरसों लग जाते हैं–क्योंकि दूसरा पक्ष अधिकार देना नहीं चाहता अत: वह विलंब का सहारा लेता है। संपत्ति के विवाद में बरसों ही नहीं पीढ़ियाँ गुजर जाती हैं। इसका मूल कारण महिला उत्पीड़न पर अध्ययन का अभाव ही है।

यदि कोई पीड़ित महिला पुलिस में शिकायत करने जाती है तो उसका शील सुरक्षित नहीं रहता। मथुरा वि. महाराष्ट्र राज्य के प्रकरण में थाने में ही महिला के साथ बलात्कार पुलिस वालों ने किया था, किंतु प्रक्रिया की भूल के कारण मथुरा सजामुक्त हो गया था। बरसों महिलायें इसी भय से पुलिस में शिकायत करने नहीं जाती थीं, तब महिला थानों का जिला–मुख्यालयों में गठन हुआ। समानता के आधार पर पुलिस में महिलाओं की नियुक्ति तो संविधान के पारित होने के पश्चात् ही हो गई थी। ऊपर संशोधित दहेज कानून का उल्लेख आया है जिसके अंतर्गत दंड विधान में निम्नलिखित संशोधन आये–

भारतीय दंड संहिता में धारा 498क के तहत महिलाओं को दहेज के कारण प्रताड़ित करने पर दंड का प्रावधान संशोधित किया गया। जिसके अनुसार 3 वर्ष तक के कारावास व जुर्माने का प्रावधान है और इसी आधार पर दंड प्रक्रिया संहिता में भी धारा 176 में दहेज अपराध का समावेश हुआ। अत: पुलिस को दहेज–प्रताड़ना के अपराधी को शिकायत प्राप्त होने के पश्चात् गिरफ्तार कर न्यायालय में प्रकरण प्रस्तुत करने के लिए अधिकृत किया गया।[1]

अभी 2005 में घरेलू हिंसा से महिलाओं को संरक्षण अधिनियम 2005 आया है[2]। अत: यह अध्ययन आवश्यक है कि घरेलू हिंसा के अन्तर्गत कौन–कौन से अपराध दंडनीय हैं।

अधिनियम को क्रियान्वित करने हेतु नियम बनाये जाते हैं। 2006 में घरेलू हिंसा से महिलाओं का संरक्षण नियम 2006 पारित हुआ। यह अधिनियम एवं नियम केन्द्रीय अधिनियम है, अत: जम्मू–कश्मीर को छोड़ शेष संपूर्ण भारत में लागू है। इस नियम के अन्तर्गत घरेलू हिंसा के अन्तर्गत निम्नलिखित बातें आती हैं–

1. ए.आई.आर. 1998 सु.को. 988।

2. राष्ट्रपति की स्वीकृति दिनांक 13 सितंबर 2005 को प्राप्त हुई। भारत का राज्यपत्र भाग 2 खंड 1 दिनांक 14-9-05 को प्रकाशित।

1. यदि किसी व्यक्ति द्वारा अपने घर में जिसके साथ उसी घर में आप रहती हैं, आपको पीटा जाता है, धमकी दी जाती है या उत्पीड़ित किया जाता है तो आप घरेलू हिंसा की शिकार हैं। महिला संरक्षण अधिनियम, 2005 आपको घरेलू हिंसा के विरुद्ध संरक्षण और सहायता का अधिकार देता है।

2. आप अधिनियम के अधीन संरक्षण और सहायता प्राप्त कर सकती हैं। यदि आप जिस व्यक्ति (व्यक्तियों) के साथ उसी घर में निवास कर रहीं **हैं/थीं,** आपके विरुद्ध या आपकी देखरेख और अभिरक्षा में किसी बालक के हिंसा के निम्नलिखित कृत्य करता है–

1. शारीरिक हिंसा

उदाहरणार्थ–

1. मार–पीट करना, 2. थप्पड़ करना, 3. ठोकर मारना, 4. दाँत से काटना, 5. लात मारना, 6. मुक्का मारना, 7. धक्का देना, 8. धकेलना, 9. किसी अन्य रीति से शारीरिक पीड़ा या क्षति पहुँचाना।

2. यौन हिंसा

उदाहरणार्थ–

1. बलात्कार, 2. आपको अश्लील साहित्य या कोई अन्य अश्लील तस्वीरों या सामग्री को देखने के लिए मजबूर करता है, 3. आपसे दुर्व्यवहार करने, अपमानित करने या नीचा दिखाने की लैंगिक प्रकृति का कोई अन्य कार्य अन्यथा जो आपकी प्रतिष्ठा का उल्लंघन करता हो या कोई अस्वीकार्य लैंगिक प्रकृति का हो; 4. बालकों के साथ लैंगिक दुर्व्यवहार।

3. मौखिक और भावनात्मक हिंसा

उदाहरणार्थ:

1. अपमान, 2. गालियाँ देना, 3. आपके चरित्र और आचरण इत्यादि पर दोषारोपण, 4. पुरुष सन्तान न होने के लिए अपमान करना, 5. दहेज इत्यादि ना लाने पर अपमान करना, 6. आपको या आपकी अभिरक्षा में किसी बालक को विद्यालय, महाविद्यालय या किसी अन्य शैक्षिणिक संस्था में जाने से रोकना, 7. आपको नौकरी करने से निवारित करना, 8. आपको नौकरी छोड़ने के लिए मजबूर करना, 9. आपको या आपकी अभिरक्षा में किसी बालक को घर से चले

जाने से रोकना, 10. घटनाओं के समान्यक्रम में आपको किसी व्यक्ति से मिलने से निवारित करना, 11. जब आप विवाह नहीं करना चाहती हों तो विवाह करने के लिए आप को मजबूर करना, 12. आपकी अपनी पसन्द के व्यक्ति से विवाह करने से आपको रोकना, 13. अपनी पसन्द के किसी विशेष व्यक्ति से विवाह करने के लिए मजबूर करना, 14. आत्महत्या करने की धमकी देना, 15. कोई अन्य मौखिक या भावानात्मक दुर्व्यवहार।

4. आर्थिक हिंसा

उदाहरणार्थ–

1. आपके या बच्चों के अनुरक्षण के लिए धन उपलब्ध न कराना, 2. आपके या बच्चों के लिए खाना, कपड़े और दवाइयाँ इत्यादि उपलब्ध न कराना, 3. आपको आपका रोजगार चलाने से रोकना, या 4. आपको आपका रोजगार करने में विघ्न डालना, 5. आपको किसी रोजगार को करने को अनुज्ञात न करना, 6. आपकी वेतन, पारिश्रमिक इत्यादि से आय को ले लेना, या 7. आपको अपना वेतन पारिश्रमिक उपभोग करने को अनुज्ञात न करना, 8. जिस घर में आप रह रहे हों उससे बाहर निकलने को मजबूर करना, 9. घर के किसी भाग में जाने या उपभोग करने से आपको रोकना, 10. साधारण घरेलू उपयोग के कपड़ों, वस्तुओं या चीजों के इस्तेमाल से अनुज्ञात न करना, 11. यदि किराये के आवास में रह रहे हों तो किराए इत्यादि का संदाय नहीं करना।

उपरोक्त घरेलू हिंसा के अन्तर्गत आने वाली क्रियाओं पर विस्तृत अध्ययन आवश्यक है। परिचर्चाओं के माध्यम से पंचायत स्तर पर भाषणमालाओं के माध्यम से व शिक्षा जगत में शोध आदि के माध्यम से घरेलू हिंसा से महिलाओं को संरक्षण दिलवाना आज की आवश्यकता व अध्ययन का विषय है।

महिला उत्पीड़न की शिकार भारत की महिलायें ही नहीं हैं वरन् कमजोर होने के कारण विश्व-भर में नारी पर अत्याचार होते आये हैं।

तेहरान विश्वविद्यालय की डॉ. हेमा दरेजी ईरान में स्त्रियों पर लादे गये ड्रेस कोड का विरोध करती हैं, तो उन्हें नौकरी से बर्खास्त कर दिया जाता है। इसके बावजूद वे अपना विरोध जारी रखती हैं। लेकिन तन्त्र उन्हें इतना ज्यादा परेशान करने लगता है कि उन्हें आत्मदाह का रास्ता अपनाना पड़ता है। तिब्बत की आजादी के लिए काम करने वाली दावा लैंगजोम को 1989 में पुलिस पकड़

कर ले जाती है और व्यवस्था का विरोध करने की सजा के रूप में बड़ी बर्बरता से उनके स्तन काट दिये जाते हैं। ऐसी ही एक और आन्दोलनधर्मी सोनम डोलकर को नंगा करके पीटा जाता है और उनके गुप्तांगों में बिजली की छड़ें डाल कर उन्हें क्रूर यातनायें दी जाती हैं।

"मानवाधिकार स्त्री का अधिकार है"—इस नाम से जारी एमनेस्टी इंटरनेशनल की 1995 की रपट में ऐसी बेशुमार घटनाओं का दस्तावेज पेश किया गया है। ये सभी घटनायें और इनके साथ ही भारतीय समाज में लौट-लौट कर आती शिवपति देवी, उषा धीमान और भंवरी देवी की कहानियाँ उस अनाचारी व्यवस्था का चेहरा दिखाती हैं, जो स्त्री को मनुष्य मानने से इन्कार करती हैं।

संयुक्त राष्ट्र संघ द्वारा दुनिया से गैर-बराबरी का खात्मा और एक-समतापरक समाज की स्थापना के लिए लगातार प्रयास किये जा रहे है। इसके लिए मनुष्य के विचार और अभिव्यक्ति की स्वतंत्रता, नाइंसाफी से सुरक्षा और इच्छानुसार विकास के अधिकार को सुनिश्चित किये जाने का आदर्श निर्धारित किया गया है। अगर बराबरी और समता को दुनिया की औरतों के सन्दर्भ में जाँचा जाये, तो यह जानकर निराशा ही होगी कि इस दिशा में चार कदम का सफर ही तय किया जा सकता है। अन्तर्राष्ट्रीय सहमति के एक बड़े हिस्से में आज भी स्त्रियों के प्रति किसी सुलझे दृष्टिकोण का चिन्ताजनक अभाव बना हुआ है। भौतिक और वैज्ञानिक विकास की चमत्कारी ऊँचाईयाँ तय कर रहे विश्व में ज्यादातर स्त्रियाँ अब भी स्वविकास के मूल मानवीय अधिकार से कोसों दूर हैं। मानवाधिकार के मायने प्रायः पुरुषों तक ही सीमित हैं और विडम्बना यह है कि इसे स्वाभाविक भी मान लिया गया है। मानवाधिकारों से जुड़ी दूसरी विडम्बना यह है कि मानवाधिकार कि जिस अवधारणा का जन्म मनुष्य की गरिमा, अस्मिता और स्वाधीनता की रक्षा के लिए और उसकी बुनियादी आजादी बचाने के लिए हुआ था, वह आज ज्यादातर राजनैतिक अधिकारों या आत्म-निर्णय की माँगों पर तक ही सीमित होकर रह गयी है। यही वजह है कि कश्मीर की आजादी के नाम पर जहाँ अन्तर्राष्ट्रीय मंचों पर शोर और दबाव बनाया जाता है, वहाँ दूसरी ओर उत्तराखण्ड की महिलाओं पर बरपाये गये राज्य-प्रायोजित आतंक के लिए सरकार को किसी राष्ट्रीय-अन्तर्राष्ट्रीय मंच पर कोई जवाबदेही महसूस नहीं होती। यह महज एक उदाहरण है। क्योंकि जवाबदेही नहीं है, इसलिए आज दुनिया के सभी देशों में स्त्रियों के मानवाधिकारों की बेशर्म और बर्बर तरीके से अवहेलना ही नहीं की जाती है बल्कि उन्हें मानवाधिकारों के दायरे से ही बाहर रखा जाता है।

संयुक्त राष्ट्र विकास कार्यक्रम 'यू.एन.डी.पी.' की मानव विकास रिपोर्ट–1995 में पहली बार मानव विकास सूचकांक में महिला विकास के मानक भी जोड़े गये हैं। मानव विकास के तीन सूचकों–जीवन प्रत्याक्षा, साक्षरता और आय के स्तर में स्त्री की प्रगति के अलावा संसद और विधानमण्डलों तथा फैसला लेने की प्रक्रिया में है। स्त्रियों के प्रतिनिधित्व का 116 देशों में आंकलन किया गया है। इस रिपोर्ट से यह बात मजबूती से उभरकर आयी कि आर्थिक विकास और स्त्री–पुरुष समानता में वैसा सापेक्ष सम्बन्ध नहीं है, जैसा आमतौर पर समझा जाता है। क्यूबा और चीन जैसे देशों में जहाँ स्त्रियों को शिक्षा और स्वास्थ्य के क्षेत्रों में समान अवसर सुलभ हुए, प्रतिव्यक्ति आय कम होने के बावजूद स्त्रियों के समग्र विकास की गति संतोषजनक रही है। वास्तव में किसी समाज में स्त्रियों की दशा शक्ति–संरचना और प्रभु वर्गों की मनोवृत्ति पर निर्भर करती है। जब तक सामंती प्रवृत्तियों को तोड़कर सामाजिक ढांचे को लोकतान्त्रिक नहीं बनाया जायेगा, स्त्री के लिए एक खुला जीवन सुनिश्चित नहीं किया जा सकता।

यह एक जानी–मानी बात है कि अत्याचार वे चाहे राज्य की ओर से हों या सम्पन्न प्रभुत्वशाली वर्गों की ओर से या फिर सामाजिक शक्तियों की टकराहट की वजह से, सबसे ज्यादा और प्रत्यक्ष रूप में स्त्रियों के जीवन में ही दिखाई देते हैं। विश्व स्तर पर मानवाधिकारों के उल्लंघन के सबसे ज्यादा मामले यौन भेद और यौन हिंसा से जुड़े हैं। यूनिसेफ की एक रिपोर्ट बताती है कि हर साल 10 लाख से ज्यादा बालिकाएँ सिर्फ इसलिए मर जाती हैं या मारी जाती हैं कि उस वर्ग में जन्म ले रही हैं जिसे मनुष्य से एक दरजा नीचे का माना जाता है। एमनेस्टी की रिपोर्ट के मुताबिक ही अफ्रीका के लगभग 20 देशों, मध्य–पूर्व एशिया और यूरोप के निकटवर्ती इलाकों में सुन्नत की तर्ज पर लड़की के गुप्तांगों को विकृत कर देने की प्रथा आज भी जारी है। स्त्री के शरीर के साथ किये जाने वाले इस क्रूर बरताव के पीछे तर्क यह दिया जाता है कि इस्लाम में धार्मिक कारणों से इसे जरूरी माना गया है। स्त्रियों को यौन सुख से वंचित करने के लिए अथवा उनका कौमार्य बनाये रखने के लिए इन देशों में हर साल लगभग 20 लाख बच्चियों या स्त्रियों को इस यातना से गुजरना होता है। चिंताजनक बात तो यह है कि आज के डॉक्टर और नर्स भी इसमें शामिल हैं, जबकि स्वयं विश्व स्वास्थ्य संगठन एक लम्बे अरसे से इसके खिलाफ मुहिम चला रहा है। औरत के साथ किये जाने वाले भेदभाव को गम्भीरता से देखने के लिए विश्व–परिदृश्य पर एक उड़ती नजर डालें तो पता चलता है कि समानता

और स्वतंत्रता की सुनहरी शब्दावलियाँ गढ़ने में माहिर संयुक्त राष्ट्रसंघ के प्रशासनतंत्र में भी स्त्रियों की भागीदारी सिर्फ 15 फीसदी ठहरती है। साथ ही दुनिया के अब्बल माने जाने वाले 96 देशों के विधानमण्डलों में उन्हें अभी तक सिर्फ 10 फीसदी जगह ही मिल पायी है।

इन सभी घटनाओं का सम्बन्ध मानवाधिकारों के उस पक्ष से है, जो बेशुमार आंकड़ों में नजर आता है। शोषण और भेदभाव का भीतरी और खतरनाक रूप समाज की शक्ति-संरचना से उपजता है, जो कदम-कदम पर औरत के आत्मविश्वास को हिलाने की कोशिश करता है। उसे हीन बनाने पर तुला रहता है। घरेलू मोर्चे पर देखें तो भारत और बांग्लादेश से लेकर दुनिया के सबसे अग्रणी माने जाने वाले अमेरिका जैसे देश में भी औरतें हमेशा घरेलू पिटाई का शिकार होती हैं या उसकी आशंका से आतंकित रहती हैं। पारिवारिक और सामाजिक सत्ता हर छोटे-बड़े मसले में औरत के सोच की उपेक्षा करती है। इसके साथ ही राज्य के अधिकारी वर्ग, पुलिस और कानून द्वारा भी स्त्री के साथ जो भेदभाव और दुर्व्यवहार किया जाता है, वह औरत को सभी प्रकार के अपमान और अनाचार को चुपचाप सहने के लिए विवश करता है। सवाल पूछने और गलत चीजों का विरोध करने के सहज मानवीय हक पर पाबंदी लगाकर स्त्री की सामान्य बुद्धि को इतना कुंठित कर दिया जाता है कि जरा-सा भी साहस कर सकने वाली स्त्री को अन्य स्त्रियाँ ही हिकारत की नजर से देखने लगती हैं और इन सबके बीच बालिका भ्रूण हत्या, सती प्रथा, दहेज, बाल-विवाह, विधवाओं से दुर्व्यवहार, लड़कियों की शिक्षा, स्वास्थ्य और पोषण की उपेक्षा, बलात वेश्यावृत्ति और यौन शोषण के अन्य रूप स्त्री के जीवन को अभिशप्त बनाये रहते हैं।

सन्तुलित मानवीय जीवन के लिए जरूरी पोषण, स्वास्थ्य और शिक्षा के सन्दर्भ में स्त्रियों के प्रति उपेक्षा और दोयम दरजे का व्यवहार किया जाता है। इन सब मामलों में बेटा, पति और पिता की अधिकतम जरूरतों को पूरा करने के बाद जो कुछ बचता है, वह स्त्री के हिस्सें में आता है। हालांकि पिछले 30-40 साल में स्त्रियों को शिक्षित करने के लिहाज से समाज थोड़ा आगे बढ़ा है, लेकिन दृष्टिकोण यह रहता है कि स्त्री की शिक्षा स्वयं उसके लिए नहीं, पुरुष के लिए जरूरी है। अगर स्त्री उच्च शिक्षा प्राप्त कर अपने पैरों पर खड़ी हो जाती है, तब भी ठीक है, वरना उसे उतना ही पढ़ाना चाहिए जितना कि पुरुष सदस्य जरूरी समझें। शिक्षा और स्त्री की नौकरी-पेशा बनने की स्वीकृति भी

शायद नहीं मिलती, अगर आधुनिक जीवन के आर्थिक और अन्य दबावों ने अकेले पुरुष के लिए घर चलाना मुश्किल न कर दिया होता।

यह एक-साथ वैज्ञानिक विकास और सांस्कृतिक दरिद्रता का युग है। मनपसंद संतान, जो कि अनिवार्यतः लड़का चाहने की लालसा होती है, को सम्भव बनाने वाले उत्तर-आधुनिक तरीकों की जानकारी घर-घर पहुँच चुकी है। इसने भारत, पाकिस्तान और बांग्लादेश जैसे विकासशील देशों में बालिका भ्रूण की हत्या जैसे अमानवीय कृत्य को बेहतहाशा बढ़ा दिया है। पाकिस्तान नाभकीय अस्त्र बना लेने का दावा करता है। इस तरह वह उच्च तकनीक सम्पन्न होने का दंभ कर सकता है। लेकिन उसी समाज में शरीयत के कबावली कानून भी सरकारी संरक्षण में जिंदा हैं। वहाँ आज भी दो महिलाओं की गवाही एक पुरुष के बराबर मानी जाती है। पाकिस्तानी जेलों में 70 फीसदी महिला कैदी ऐसे अपराधों के लिए सजा काट रही हैं, जिन्हें पुरुषों के सन्दर्भ में अपराध नहीं माना जाता। विज्ञान और तकनीकी के अपरिमित विकास और उसके सापेक्ष सामाजिक ढाँचे के बीच की इस खाई का स्त्री के जीवन अधिकारों से सीधा सम्बन्ध है। गर्भ की पूर्व जाँच की जिस तकनीक का उद्देश्य चिकित्सकीय पूर्वोपाय था, भारतीय समाज उसका दुरुपयोग अपने सामंती मूल्यों को मजबूत करने के लिए कर रहा है। पुत्र पाने की आतुरता में बालिका भ्रूण की बेधड़क हत्या की जा रही है और परिणाम यह है कि भारत में स्त्री-पुरुष अनुपात बड़ी तेजी से घट रहा है। आज प्रति हजार पुरुषों पर भारत में सिर्फ 928 स्त्रियाँ हैं।

सूचना परिदृश्य में भी यही प्रवृत्ति देखी जा सकती है। सूचना का फैलाव तो बढ़ा है, लेकिन उसके रूप और गुण पर सामंती प्रवृत्तियों की ही जकड़ है। हमारे टेलीविजन पर व्यवस्था से सवाल करने वाली गार्गी और मैत्रेयी नहीं, बल्कि चुपचाप रहकर समर्पण करने वाली सीता का महिमामंडित रूप आता है। टी.वी. विज्ञापन उपभोक्तावादी समाज को जिंदा रखने का सफल टॉनिक हैं। इन विज्ञापनों में स्त्रियों को अत्यन्त सक्रिय और सुन्दर-सुगढ़ तरीके के साथ पेश किया जाता है। सफल पत्नियाँ, गृहणियाँ, केरियारिस्ट, सुंदर-सेक्सी आदि-आदि कुल मिलाकर उन्हें किसी न किसी कंपनी की एजेंट की भूमिका में ही पेश किया जाता है। इससे आम स्त्रियों पर एक किस्म का सामाजिक दबाव बनता है कि वे अपनी पहचान विज्ञापन में दिखायी जाने वाली उसी वस्तु रूपी स्त्री से करें। बंबइया फिल्में भी स्त्री की जो छवि पेश करती हैं, वह अलोकतान्त्रिक और पितृसत्तावादी मूल्यों पर आधारित होती है या फिर उसकी सार्थकता उसके

मिटने में ही दिखाई जाती है भले–ही वह शारीरिक–स्तर पर हो या मानसिक स्तर पर हो। इस तरह स्त्री के प्रति वर्तमान समय और समाज की जीवन दृष्टि में कोई बुनियादी फर्क नहीं आया है। एक ओर तो उससे अपेक्षाएं बदली नहीं हैं और दूसरी ओर आर्थिक जीवन पर पड़ने वाले निरंतर दबावों और बढ़ती हुई भौतिकता की माँग यह है कि स्त्री भी अनिवार्यत: उत्पादक व्यवस्था का अंग बने ही। इन अंतर्विरोधों और दोहरे पैमानों के दबाव में स्त्री आत्महत्या का रास्ता भी चुनती है। भारत में ही हर 20वीं औरत जीवन की किसी न किसी अवस्था में आत्महत्या करने की कोशिश करती है।

कहा जा रहा है कि भूमण्डलीकरण की प्रक्रिया जिस तरह की समृद्धि को जन्म देगी, उससे अन्य कमजोर हिस्सों के साथ–साथ औरत की दशा में भी फर्क आयेगा। लेकिन भूमण्डलीकरण के नारे के तहत तीसरी दुनिया के देशों में ढ़ाँचागत समायोजन से जो आर्थिक मंदी और बेकारी बढ़ी है, उससे तो यही लगता है कि इसने इन देशों में कमजोर उपेक्षित समाज को और हाशिये पर धकेल दिया है। स्त्रियाँ भी इसी वर्ग में आती हैं। ढांचागत समायोजन के तहत बहुराष्ट्रीय और निजी कंपनियों को मिली खुली छूट से मजदूरों की भारी छंटनी हुई है और कृषि, पशुपालन और मछली मारने जैसे प्राथमिक व्यवसायों पर आधुनिक तकनीकी और उपकरण हावी हो गये हैं। स्त्रियों पर इसका दोहरा असर पड़ा है। एक तो घर–परिवार के पुरुषों के बीच बेकारी बढ़ी है और दूसरे, अर्थव्यवस्था के जिस अंसगठित क्षेत्र में स्त्रियों की अधिकतम भागीदारी थी, वहाँ अकुशल श्रम के लिए जगह लगातार कम होती गयी है।

आय और मुनाफे को अधिकतम करने की विश्वव्यापी जिद में प्राकृतिक संसाधनों के दोहन ने स्त्री और प्रकृति के पारस्परिक रिश्ते को बिगाड़ा है। विकास की भूलों को सुधारने के लिए क्या हमें एक ऐसा वैकल्पिक ढाँचा नहीं बनाना चाहिए, जो स्त्रीपरक हो, उनके साथ न्याय करता हो? एक ऐसा ढाँचा, जिसमें बजट की प्राथमिकताएं सेना और हथियार न होकर स्वास्थ्य, शिक्षा और मानव विकास हो। बड़े–बड़े उद्यमों और नकदी खेती को बढ़ावा देने वाले पूंजी–प्रधान नियोजन की जगह श्रम–प्रधान नियोजन हो। लघु और कुटीर उद्योगों और ऐसे सहकारी निकायों की स्थापना की जाये जिनके प्रबंधन में महिलाओं का बहुमत हो। सामाजिक सुरक्षा कार्यक्रमों, गरीबी, बेकारी–उन्मूलन, आवास साफ–सफाई और बीमा जैसे मदों में ज्यादा निवेश किया जाये। इस तरह से

छोटे-छोटे स्तरों, स्थानीय, आवश्यकताओं के अनुरूप योजना बनाकर, उत्पादन के साधनों के सन्तुलित उपयोग द्वारा ही विकास को एक सर्वस्वीकृत और टिकाऊ आधार प्रदान किया जा सकता है। इसमें शायद स्त्री अपने अधिकतम मानवाधिकारों के साथ उपस्थित दिखाई दे।

इस बात का समर्थन नृजातीय अध्ययन भी करते हैं कि जहाँ-जहाँ स्त्री के हाथ में संसाधन-प्रबंधन है और विकास के साधनों पर उसका अधिकार है, वहाँ की विकास-संरचना पर्यावरण के साथ साहचर्य बनाये हुये है। अफ्रीका के जिन कबायली समाजों में कृषि और खाद्य संग्रहण महिलाओं की जिम्मेदारी है, वहाँ की जैव विविधता बनी हुई है और पर्यावरण को अधिक नुकसान नहीं पहुंचा है। हमारे देश का चिपको आन्दोलन का यही सबक देता है। गढ़वाल की स्त्रियों ने पेड़ों को बचाने और साधनों के स्थानीय उपयोग के लिए लड़ाई लड़ी। वहाँ न तो नारी मुक्ति और न ही अन्तर्राष्ट्रीय बनाये का नारा पहुंचा था, फिर भी अगर एक स्त्रीपरक आन्दोलन सफल हो सका, तो इस वजह से कि वह स्थानीय मसलों को लेकर चला।

यह तर्क दिया जा सकता है कि समग्रता और अन्तर्राष्ट्रीय मनुष्य बिरादरी के सन्दर्भ में स्थानीयता की बात करना और स्त्रियों के अधिकारों के सवाल को एक पृथक मानवीय मुद्दा मानना मानवाधिकार संघर्ष को कमजोर करना होगा। लेकिन देशज सन्दर्भों की अवहेलना कैसे की जा सकती है? उदाहरण के लिए, अमेरिका में पुरुषवादी वर्चस्व को तोड़ने के लिए साक्षरता कोई चुनौती नहीं होगी।, जबकि भारत के पितृसत्तावादी ढाँचे को तोड़ने के लिये शिक्षा का प्रसार पहली शर्त है। इसी तरह जाति प्रथा और ब्राह्मणवाद के मुद्दे भी हैं। नारी मुक्ति आन्दोलन के सीमित रूप में प्रभावशाली रहने की बुनियादी वजह यही रही कि वह स्थानीय सन्दर्भों में नहीं जुड़ सका। भारत जैसे देश के गांव-देहातों और आदिवासी समाज की औरतों के लिए दाम्पत्य संबंधों में समानता का कथित संघर्ष, उतना जरूरी नहीं था, जितना कि शिक्षा, स्वास्थ्य, पोषण, उत्पादक साधनों तक पहुंच और वित्तीय अधिकार से सम्बन्धित रोजमर्रा के मसले। इसके लिए जातिवाद और परिवारवाद के दुराग्रहों का दूर करना जरूरी था। नारी मुक्ति आन्दोलन की पकड़ में ये बुनियादी मुद्दे नहीं आये।

अमेरिका में कुछ समय से "जड़ों की ओर लौटने" का आग्रह जारी है। 60-70 के दशक का उग्र और पुरुष विरोधी नारीवाद घर-वापसी का पक्षधर है। उनका कहना है कि घर से बाहर निकलकर काम करने की जोखिम

उठाने के बावजूद उन्हें मुक्ति नहीं मिली और दूसरी ओर उन्हें मातृत्व जैसे सहज स्त्री सुखों के वंचित होना पड़ा है। औरत की स्थिति की बेहतरी के लिए शुरू हुई यह लड़ाई उसे एक प्रति-पुरुष बनाने की राह पर ले गयी। घर के बाहर भी पुरुषों का वर्चस्ववादी ढाँचा इतना कठोर था कि उसने औरत को बराबर नहीं माना। इससे सबक लेते हुये यह जरूरी है कि स्त्री के विकास की लड़ाई को सामाजिक सरोकारों से जोड़ा जाये।

समाज में फैल रहा सभी प्रकार का आंतक, दहशत, भय, दंगे और जातीय संघर्ष स्त्रियों को और बेबस तथा असहाय बना देता है। किसी भी किस्म का संघर्ष हो, आक्रमणकारी सदैव प्रतिरोधी समाज की स्त्री पर हमले करता है, जिससे कि उसके मूल को ही नष्ट किया जा सके। हर्जेगोबिना और रवांडा से आ रही खबरें स्त्रियों के यौन शोषण के चौकाने वाले आंकड़े दे रही हैं। न केवल आततायी, बल्कि सुरक्षा सैनिक भी उन्हें अपनी हवस का शिकार बना रहे हैं। इन देशों की स्त्रियों ने अन्य जिन देशों में शरण ली है, वहाँ भी उनका उतना ही खुला यौन शोषण हो रहा है। यह बेबसी सिर्फ रवांडा और हर्जेगोबिना की स्त्रियों की नहीं है, बल्कि उन सभी स्त्रियों की है, जो शरणार्थी हैं। समस्या की गम्भीरता इस बात से भी समझी जा सकती है कि युद्ध से होने वाले विस्थापन के शिकार दुनियाभर के शरणार्थियों में 80 फीसदी औरतें और बच्चे हैं। बलात्कार स्त्री के खिलाफ इस्तेमाल किया जाने वाला सबसे क्रूर हथियार है। अवांछित गर्भाधान, शारीरिक पीड़ा के साथ इसका परिणाम मृत्यु तक हो सकता है। यह स्त्री को आजीवन हीनता और कुंठा का पात्र बनाकर उसके आत्मविश्वास को पूरी तरह तोड़ देता है।

स्त्री अधिकारों को लेकर सुलझे हुये चिंतन और ठोस काम किये जाने की जरूरत है। असंगत भूमण्डलीकरण की कोशिशों के मद्देनजर स्थानीय अस्मिता के सवाल को और मजबूती से उठाया जाना चाहिए। स्त्री अधिकार का सीधा सम्बन्ध जीने के अधिकार से है, इसलिए इसे खेत-जमीन, पर्यावरण संरक्षण तथा मजदूर आन्दोलनों से जोड़े जाने की जरूरत है। साथ ही नाइंसाफी से सुरक्षा के लिए स्त्री को एक अलग वर्ग के रूप में माना जाये तथा नीति निर्माण तथा नियोजन में इसका ध्यान रखा जाय। अन्तर्राष्ट्रीय और स्थानीय स्तरों पर एक गैर-सरकारी स्त्री आयोग बने, जो निगरानी और दबाव-समूह का काम करे। प्रशासन और पुलिस जहाँ न्याय दिलाने में अक्षम साबित हों, वहाँ वह आयोग न्याय प्रक्रिया में सीधा हस्तक्षेप कर सके। इसके साथ ही राजनीतिक और

आर्थिक फैसलों की प्रक्रिया में औरत की भागीदारी को सुनिश्चित करना बहुत जरूरी है। पुरुष की सत्तावादी मनोवृत्ति के खिलाफ स्त्री को मनुष्य का दरजा दिलाने की इस लड़ाई में अनेक जटिलताएँ होंगी, क्योंकि यह समाज और व्यवस्था से बाहर आकर नहीं लड़ी जा सकती, बल्कि इसके व्यवस्था के भीतर रहकर भी लड़ा जाना है। स्त्री के मानवाधिकारों की लड़ाई का लक्ष्य स्त्रियों को प्रति-पुरुष में तब्दील करना नहीं, बल्कि स्त्री और पुरूष के बीच अधिकतम समानता पर टिके ऐसे समाज की रचना करना है, जहाँ स्त्री पुरुष से एक दरजा नीचे रहने के दर्द से स्थायी रूप से मुक्त हो सके।

दहेज-जन्य अपराध आजकल बहुत हो रहे हैं। अतः इस विषय पर कुछ विस्तृत चर्चा आवश्यक है। महिला उत्पीड़न की समस्या पर दहेज-जन्य अपराध और कानूनी संरक्षण के अध्ययन हेतु विस्तार से चर्चा आवश्यक है।

7

पूर्वकाल में दहेज

पुराने समय में हिन्दू सम्प्रदाय में आज की भाँति दहेज समस्या जैसी कोई समस्या न थी। आज की जो धारणा दहेज के प्रति है वह पहले वर्तमान समस्या की भांति न थी। आधुनिक धारणा उस समय पूर्णत: अज्ञात थी। स्त्री और पुरुष समाज में समान प्रस्थिति कर उपयोग करते थे और समाज महिलाओं को जीवन्त देवियों के रूप में देखता था। जहाँ पर स्त्रियाँ खुशी और प्रसन्नतापूर्वक रहती थीं वहाँ देवताओं का वास होता था। जब दुल्हन घर लायी जाती थी इसको अत्यन्त पवित्र घटना माना जाता था तथा इसे सौभाग्यशाली क्षण के रूप में महत्त्व दिया जाता था।

दहेज प्रथा एक बुराई के रूप में स्थान ग्रहण कर चुकी है। यह एक ऐसी बुराई है जिसकी जड़ें काफी गहराई तक पहुँच चुकी हैं। दहेज प्रथा वस्तुत: पारम्परिक उपहार के रूप में शुरू हुई थी। इसमें प्रेम और स्नेह शामिल था। पुराने दिनों में यह वर और वधू को उपहार के तौर पर भेंट किया जाता था। इसका स्वरूप उस समय अत्यंत पवित्र था। वधू के पिता पर दहेज जैसी चीज देने की कोई बाध्यता न थी। पारम्परिक रूप में दहेज दिया जाना अनुचित बात न थी। इस सम्बन्ध में परिवार की आय आदि को महत्व दिया जाता था। पारम्परिक रूप में दिये जाने वाले दहेज के सन्दर्भ में एक कारण यह भी था कि पुत्री उस दशा में सम्पत्ति में हिस्सा पाने के लिए अधिकृत न थी जब उसे कोई भाई हो अर्थात् पिता की संयुक्त सम्पदा में वह भाग पाने के लिए अधिकृत न थी, यदि उसके कोई भाई था। ऐसी स्थिति में पिता स्नेहवश उसे नकद अथवा अन्य वस्तुयें उपहार स्वरूप प्रदान करता था, पिता द्वारा पारिवारिक सम्पदा का एक छोटा भाग कन्या को दिया जाना मान्य था।[1,2]

---

1. स्टेट बनाम लक्ष्मण कुमार 1988 II डी. एम.सी. 392।
2. सोमार मधुलकर रेड्डी (1987)24 ए.सी.सी. 564।

दहेज क्या है–दहेज प्रतिषेध अधिनियम की धारा 2 में दहेज शब्द को भली प्रकार परिभाषित किया गया है। दहेज से कोई सम्पत्ति या मूल्यवान् प्रतिभूति अभिप्रेत है जो विवाह के समय या उसके पूर्व या पश्चात्–

(1) विवाह के एक पक्षकार को दिया जाता है, अथवा

(2) विवाह के किसी भी पक्षकार के माता-पिता द्वारा या किसी अन्य व्यक्ति द्वारा विवाह के किसी पक्षकार को दिया जाता है।

यह या तो प्रत्यक्ष रूप में दी जाती है अथवा अप्रत्यक्ष रूप में। मेहर इसमें शामिल नहीं है।

यदि रीति-रिवाज के रूप में कोई वस्तु प्रदान की जाती थी तो इसे दहेज के रूप में नहीं माना जाता था। विवाह के समय रीति-रिवाज, रस्म अदायगी आदि रूपों में प्रदान की गयी वस्तुएं दहेज की परिभाषा में नहीं आतीं क्योंकि एक परम्परा के रूप में इन्हें दिया जाता है। जो वस्तुऐं स्वेच्छा से दी जाती हैं उन्हें दहेज की कोटि में नहीं माना जाता है।

किन्तु विवाह तय हो जाने के पश्चात् निम्न बातें दहेज की परिभाषा में आती हैं–

(1) गहनों की सूची देना,

(2) वस्तुओं की सूची देना,

(3) निश्चित धनराशि की माँग किया जाना।

विवाहोपरान्त यदि लड़के के सुखमय जीवन के लिये कोई धन दिया जाता है तो ऐसा धन दहेज की परिभाषा में नहीं आएगा, एक निश्चित धनराशि की माँग किया जाना अनुचित बात है।

दहेज की माँग वस्तुतः एक निर्दयता है। यह समाज के लिये एक धब्बा है। विधि के अन्तर्गत दहेज की माँग को प्रतिषेधित किया जाना ही उचित है। यह व्यवहार किसी भी रूप में सभ्य समाज में उचित नहीं हो सकता। जहाँ सास द्वारा कोई ऐसी माँग नहीं की गयी थी जिसको दहेज की माँग कहा जाये वहाँ उसे दहेज की माँग कहा जाना न्यायोचित नहीं माना जाएगा और यदि सास का अभियोजन किया जाता है तो यह न्यायोचित न होगा।

दहेज प्रतिषेध अधिनियम के अन्तर्गत दहेज की माँग ऐसी सामाजिक बुराई को रोकने हेतु सरकार द्वारा प्रयास किया गया है। यह कानून दहेज की माँग को प्रतिषिद्ध करता है।

दहेज की माँग किया जाना विवाह-विच्छेद हेतु आज्ञप्ति पारित किया जाने हेतु एक आधार हो सकता है।

दहेज को प्रतिषिद्ध करने के लिये सन् 1961 में दहेज प्रतिषेध अधिनियम प्रकाश में आया। यह संविधि निम्न दोनों प्रकार की है–

(1) उपचारात्मक,

(2) दण्डात्मक।

एक प्रकरण में न्यायालय ने यह विचार व्यक्त किया जो सम्पत्ति कन्या के लिये दी गयी है, वह स्नेहवश दिया गया धन होना चाहिये। इसके अन्तर्गत विवाहोपरान्त दी गयी सम्पत्ति भी शामिल है। विवाहोपरान्त दी गयी वह सम्पत्ति दहेजगत सम्पत्ति की श्रेणी में नहीं आएगी जो-

(क) वैवाहिक बन्धन को टूटने से बचाने हेतु दी गयी हो,

(ख) कन्या को अच्छी स्थिति में बनाये रखने हेतु दी गयी हो,

(ग) वैवाहिक जीवन को सुखमय करने हेतु दी गयी हो,

(घ) पुत्री को व्यंग्य तथा प्रताड़ना आदि से बचाने हेतु दी गयी हो।

यदि विवाह के प्रतिफल से सुभिन्न प्रयोजन हेतु कन्या पक्ष में कुछ माँग धन के रूप में की गयी हो तो इसे दहेज नहीं माना जायेगा।

स्टेट ऑफ हिमाचल प्रदेश *बनाम* निक्कूराम के मामले में न्यायालय ने यह विचार व्यक्त किया कि दहेज वस्तुतः एक सामाजिक बुराई है। हमारे पवित्र देश में लड़की के पिता द्वारा दहेज दिया जाता है जो प्रायः कम होता है। हमारे यहाँ प्राचीनकाल में यह अवधारणा विकसित थी कि–

यत्र नार्यस्तु पूज्यन्ते रमन्ते तत्र देवता।

अर्थात् जहाँ नारियों की पूजा होती है वहाँ देवताओं का वास होता है। किन्तु आज स्त्रियों के प्रति अत्याचार बढ़ रहा है, जिसका परिणाम आत्महत्या अथवा कतिपय मामलों में हत्या होता है।

स्त्रियों के सम्मान में दहेज की समस्या के कारण गिरावट आ रही है। दहेज समाज पर अत्यन्त हानिकारक प्रभाव छोड़ रहा है। दहेज की कुरीतियाँ दूर करने के लिये दहेज प्रतिषेध अधिनियम, 1961 अस्तित्व में आया जिसमें कुछ दांडिक प्रभाव भी निहित थे, किन्तु कुछ कुरीतियाँ ऐसी थीं कि इस अधिनियम द्वारा

भी नहीं दूर हो सकीं। सम्भवतः भारतीय दण्ड संहिता को संशोधित करके धारा 498-क अस्तित्व में लाया गया, सम्भवतः साक्ष्य अधिनियम में दो नयी धारायें अन्तः स्थापित हुईं जिन्हें 113-क एवं 113-ख के नाम से जाना जाता है। धारा 113-क यह कहता है कि जब प्रश्न यह है कि क्या किसी स्त्री द्वारा आत्महत्या करना उसके पति या उसके पति के किसी नातेदार द्वारा दुष्प्रेरित किया गया है और यह दर्शित किया गया है कि उसने अपने विवाह की तारीख से 7 वर्ष की अवधि के भीतर आत्महत्या की थी और यह कि उसके पति या उसके पति के ऐसे नातेदार ने उसके प्रति क्रूरता की थी तो न्यायालय मामले की सभी अन्य परिस्थितियों को ध्यान में रखते हुए उपधारणा कर सकेगा कि ऐसी आत्महत्या उसके पति या उसके पति के नातेदार द्वारा दुष्प्रेरित की गयी थी।

धारा 113-ख में यह उपबन्ध है कि जब प्रश्न यह है कि किसी व्यक्ति ने किसी स्त्री की दहेज के पीछे मृत्यु की है और यह दर्शित किया जाता है कि मृत्यु से कुछ दिन पूर्व ऐसे व्यक्ति ने दहेज की माँग के लिये या उसके सम्बन्ध में उस स्त्री के साथ क्रूरता की थी या उसको तंग किया गया था तो न्यायालय यह उपधारणा करेगा कि ऐसे व्यक्ति ने दहेज के पीछे मृत्यु की थी। इस सन्दर्भ में दहेज के पीछे मृत्यु का वही अर्थ होगा जो भा.द.सं. की धारा 304-ख में निर्दिष्ट है।

दहेज प्रतिषेध अधिनियम, 1961 का प्रयोजन दहेजरूपी लेन-देन को हतोत्साहित करना है। दहेज की बुराई समाज के लिये एक धब्बा है। वर्तमान समय में इस ओर व्यापकता के साथ कार्य किये जा रहे हैं। इस सन्दर्भ में शिक्षित युवा वर्ग को आगे आना होगा।

पार्लियामेन्ट की संयुक्त समिति रिपोर्ट के सन्दर्भ में पंडित जवाहरलाल नेहरु ने दहेजगत बुराई पर प्रकाश डाला था। इसमें यह कहा गया था कि–

> "केवल विधायन ही इस बुराई को जिसकी जड़ें काफी गहरी हैं सामान्य तौर पर इस समस्या को हल नहीं कर सकता, इसे अन्य रूपों में हल करना होगा किन्तु विधायन आवश्यक एवं अपरिहार्य है ताकि इसको बल मिले और इसके पीछे विधिक अनुशासित सहित शिक्षा सम्बन्धी कारक विद्यमान हों जो लोकमत को कतिपय रूपों में सहायता पहुँचायेगी।"

सौहार्द्रपूर्ण वातावरण में यदि नैसर्गिक प्रेम और स्नेहवश वस्तुयें वधू को प्रदान की जाती हैं तो यह दहेज की कोटि में नहीं आयेगा।

यदि कोई वस्तु स्नहेवश दी जाती है तो इसे हतोत्साहित नहीं किया जाना

चाहिये, किन्तु ऐसी माँग को हतोत्साहित किया जाना चाहिये–

(1) जो क्रूरतापूर्ण हो,

(2) जिसका विधिक प्रतिहेतु न हो, एवं

(3) अन्यायपूर्ण हो।

जहाँ पक्षकारों के मध्य विवाह हो जाने के पश्चात् वर की ओर से वधू के माता-पिता से रुपये 50,000 के दहेज की माँग की गयी थी। दहेज की माँग पूरी न होने पर पति ने पत्नी के साथ क्रूरता का व्यवहार किया था, वहाँ कथित धनराशि की माँग को वस्तुतः दहेज की माँग मानी गई।

धारा 2 में मेहर शब्द भी प्रयुक्त हुआ है। अतः मेहर शब्द पर भी प्रकाश डाला जाना न्यायोचित प्रतीत होता है। अरब देशों में इस नाम के अभ्युदय के पहले संरक्षक को कुछ धन देकर उसकी लड़की को खरीद लिया जाता था, जो सम्पत्ति दी जाती थी वह क्षतिपूर्ति के रूप में होती थी। जब इस्लाम धर्म अस्तित्व में आया तो नैतिक दृष्टिकोण पर बल दिया गया और जो धन मेहर के रूप में दिया जाता था उसके पीछे नैतिक बल होता था। यह धन संरक्षक को नहीं प्राप्त होता था। अर्थात् यह धन सिर्फ पत्नी को दिया जाने लगा। अब यह क्षतिपूर्ति स्वरूप नहीं रहा। यह धन पत्नी के सम्मान स्वरूप माना गया।

न्यायमूर्ति महमूद ने अब्दुल कादिर *बनाम* सलीमा में यह विचार व्यक्त किया कि[1]–

"मुस्लिम विधि के अन्तर्गत मेहर एक धनराशि के रूप में है अथवा एक सम्पत्ति है जिसे पति विवाह के प्रतिफल में पत्नी को देता है। जहाँ यह निश्चित नहीं किया गया है वहाँ भी कानूनी मेहर के लिये पत्नी अधिकृत होगी।"

अब्दुर्रहीम ने मोहम्डन जूरिस्प्रूडेन्स में निम्न प्रेक्षण प्रस्तुत किया है–

"मेहर वह धनराशि है अथवा कोई सम्पदा है जिसे पत्नी विवाह द्वारा प्राप्त करने की अधिकारिणी होती है। यह विवाह संविदा में पति की ओर से दिया जाने वाला कोई प्रतिफल नहीं है अपितु पत्नी के प्रति सम्मान का प्रतीक है।"

हिदाया में भी यह उल्लेख किया गया है कि–

"मेहर स्त्री के सम्मान में दी जाने वाली धनराशि है।"

---

1. (1986) 8 इलाहाबाद 449।

इस सम्बन्ध में प्रीवी कौंसिल ने हमीरा बीबी *बनाम* जुबैदा बीबी[1], के मामले में भली प्रकार विचार किया और निम्न विचार प्रस्तुत किया–

1. विशिष्ट मेहर,
2. अविशिष्ट मेहर,

विशिष्ट मेहर दो प्रकार को होता है–

1. मेहर–ए–मुअज्जल, एवं
2. मेहर–ए–मुवज्जल

अविशिष्ट मेहर को मेहर–ए–मिस्ल भी कहा जाता है। इस प्रकार का मेहर पक्षकारों के मध्य पहले से ही सुनिश्चित नहीं रहता है अर्थात् यह किसी कारणवश निर्धारित नहीं रहता, इस प्रकार के मेहर को निम्न के अनुसार सुनिश्चित किया जाता है–

1. पत्नी की शिक्षा,
2. उसकी प्रस्थिति,
3. माता–पिता की हैसियत,
4. अन्य बातें।

शिया विधि में मेहर की रकम 500 दिरहम से ज्यादा नहीं हो सकती। ऐसा कहा जाता है कि पैगम्बर मोहम्मद ने अपनी पुत्री फातिमा के विवाह में 500 दिरहम मेहर सुनिश्चित किया था।

नासरा बेगम *बनाम* रिजवान अली[2] के मामले में न्यायालय ने यह विचार व्यक्त किया कि शिया विधि में 500 दिरहम से अधिक मेहर देने का नियम नहीं है।

विशिष्ट मेहर सामान्यतः विवाह के समय ही सुनिश्चित कर दिया जाता है। इस प्रकार विनिर्दिष्ट मेहर को मेहर–ए–मुसम्मात कहा जाता है। इस प्रकार की मेहर लिखित या मौखिक किसी भी रूप में हो सकता है। यदि यह लिखित रूप में प्रस्तुत है तो इसे मेहरनामा कहा जाता है।

मेहर का सुनिश्चितीकरण सामान्यतः पति द्वारा किया जाता है। पक्षकारों के अल्पवयस्क होने की दशा में यह संरक्षकों द्वारा भी विनिर्दिष्ट किया जा सकता है।

---

1. (1996) 43 आई.ए. 294।
2. ए.आई.आर. 1927 इलाहाबाद 118।

मेहर स्वरूप कोई भी सम्पत्ति प्रदान की जा सकती है। इस सम्बन्ध में कोई प्रतिबन्ध नहीं है। सम्पत्ति निम्न प्रकार की हो सकती है–

चल एवं अचल।

विनिर्दिष्ट मेहर जिसे मेहर मुसम्मा के नाम से जाना जाता है, पुनः दो भागों में बाँटा जा सकता है–

1. मुअज्जल
2. मुवज्जल।

मुअज्जल मेहर वह मेहर है जो विवाहोपरान्त त्वरित रूप में देय हो जाता है। मुवज्जल मेहर तत्काल देय नहीं होता।

जहाँ विवाहोपरान्त पति-पत्नी के मध्य सम्भोग हुआ है तो पत्नी सम्पूर्ण विनिर्दिष्ट मेहर प्राप्त करने की अधिकारिणी होगी।

पत्नी मेहर के कुछ भाग को माफ कर सकती है। किन्तु इसके लिये यह आवश्यक है कि वह–

1. स्वस्थ चित्त हो, एवं
2. वयस्क हो।

दहेज प्रतिषेध अधिनियम की धारा 2 में दहेज की जो परिभाषा दी गयी थी उसका अत्यंत व्यापक अर्थ है। इसके दायरे में ऐसी हर कोई संपत्ति या मूल्यवान् प्रतिभूति आती है जो प्रत्यक्ष या परोक्ष रूप से दहेज से सम्बन्धित है एवं जो दुल्हन के घर वालों द्वारा विवाह के समय या पूर्व दी जाती है।

वेब्स्टर्स की न्यू डिक्शनरी में दहेज की निम्न परिभाषा दी गयी है–

1. कोई धन, वस्तु या सम्पदा जो स्त्री अपने मायके से लाती है।
2. नैसर्गिक बौद्धिक उपहार, जैसे–काव्य।
3. स्त्री के लिये दिया हुआ कोई धन।

कैम्ब्रिज शब्दकोष के अनुसार–"दहेज एक सम्पत्ति है जिसे कोई स्त्री अपने विवाह के समय अपने साथ लाती है।"

दहेज व्यापक अर्थों से युक्त अवधारणा है। इसमें भूसम्पदा भी शामिल है जो वधू की ओर से दी जाती है। इसमें निम्न सभी बातें शामिल हैं–

1. परिसम्पत्तियाँ
2. मूल्यवान् प्रतिभूतियाँ

3. विवाह के समय अन्य सम्पत्तियाँ जो दी गयी हैं।

वहाँ 20,000, रु. की धनराशि और $1\frac{1}{2}$ एकड़ जमीन विवाह के समय दिया जाना करारित था वहाँ उसे दहेज माना गया।

किन्तु जहाँ पक्षकार मुस्लिम थे और विवाह के समय उनके मध्य मेहर का दिया जाना सुनिश्चित हुआ था। मेहर को किस रूप में दिया जाना अपेक्षित था। यह ज्ञात न था, वहाँ विवाह को सम्पन्न कराये जाने के संदर्भ में कतिपय उपहार सहित मेहर की राशि के विषय में दहेज प्रतिषेध अधिनियम की धारा 3/4 आकर्षित नहीं होता।

यदि स्त्री के पिता द्वारा नैसर्गिक प्रेम और स्नेह में कतिपय धनराशि एवं उपहार वर एवं वधु को दिया जाता है तो यह दहेज की कोटि में नहीं आयेगा।

यहाँ स्त्री के पिता के पास पर्याप्त सम्पत्ति न थी किन्तु उसने लड़की के विवाह के लिये कतिपय धनराशि जुटाया और विवाह सम्पन्न कराये जाने के सम्बन्ध में स्वाभाविक रूप में खर्च भी किया वहाँ मामले की परिस्थितियों के अनुसार यह विचार व्यक्त किया कि विवाह समारोह में कन्या पक्ष के सामान्य रूप में किया गया खर्च दहेज की परिभाषा में नहीं आयेगा। कन्या पक्ष के द्वारा विवाह संस्कार सम्पन्न कराये जाने के समय धनराशि का खर्च किया जाना स्वाभाविक है, दहेज शब्द और दहेज से की गयी वस्तुओं के सम्बन्ध में भली प्रकार विचार किया जाना चाहिये। यदि कन्या पक्ष द्वारा इसका यह अभिवाक् प्रस्तुत किया जाता है कि विवाह संस्कार होने के समक्ष सम्पूर्ण खर्च का वहन उसे करना पड़ा तो भी इस सम्बन्ध में भली प्रकार विचार किया जाना चाहिये अर्थात् यह नहीं कहा जा सकता कि कथित खर्च आवश्यक रूप से दहेज है।

8

विधायी मानकों की आवश्यकता

दहेज प्रतिषेध अधिनियम, 1961 जो मौलिक रूप में अधिनियमित हुआ था, अपर्याप्त पाया गया क्योंकि यह अधिनियम दहेज की माँग को रोकने में पूर्णत: सफल नहीं रहा। अनुभव यह दर्शाते हैं कि यह अधिनियम दहेज की माँग के सम्बन्ध में प्रभावशाली भूमिका नहीं निभा सकता। दहेज जैसी इस बुराई को समाप्त करने हेतु अन्य विधायी मापदण्डों की अपेक्षा है।

वर्तमान समय में दहेज दानव का आकार बढ़ता ही जा रहा है। दहेज प्रतिषेध 1961 के आगमन के पश्चात् भी समस्या में कोई कमी नहीं आ रही है। इस जटिल समस्या के कारण नवयुवतियाँ काल के गाल में जा रही हैं। दहेज की माँग पूरी न हो पाने की दशा में वधू को शारीरिक और मानसिक प्रताड़नायें दी जाती हैं। ये प्रताड़नायें उन्हें आत्महत्या करने के लिये विवश करती हैं।

सरकार द्वारा इस विषय पर गम्भीरता के साथ विचार किया गया। फलस्वरूप भारतीय दण्ड संहिता में धारा 498-क के अलावा 304-ख भी जोड़ी गयी। धारा 304-ख के अनुसार–जहाँ किसी स्त्री की मृत्यु किसी दाह या शारीरिक क्षति के फलस्वरूप होती है तथा ऐसी मृत्यु विवाह के 7 वर्ष के भीतर होती है और यह दर्शित किया जाता है कि उसकी मृत्यु के कुछ पहले उसके पति ने या उसके पति के किसी नातेदार ने दहेज की किसी माँग के लिए या उसके सम्बन्ध में उसने क्रूरता का व्यवहार किया था अथवा उसे तंग किया गया था, वहाँ ऐसी मृत्यु को दहेज-मृत्यु कहा जाएगा और ऐसा पति या नातेदार उसकी मृत्यु कारित करने वाला समझा जायेगा। इस धारा के स्पष्टीकरण में यह कहा गया है कि दहेज का वही अर्थ होगा जो दहेज प्रतिषेध अधिनियम की धारा 2 में निर्दिष्ट है।

इस धारा में यह बात स्पष्टत: प्रावधानित है कि ऐसा पति या नातेदार ने ही ऐसी हत्या कारित की है। अत: उन्हें मामले की परिस्थितियों के अनुसार दंडित किया जाना न्यायोचित होगा।

कैलाशवती *बनाम* अयोध्या प्रकाश[1] के प्रकरण में न्यायालय की पूर्ण पीठ ने वैवाहिक बन्धन का विचार किया और कहा कि सभी सभ्य समाजों में वैवाहिक जीवन की इस धारणा को स्वीकार किया गया है। यह अधिकारों एवं कर्त्तव्यों से समाविष्ट है। इसके अंतर्गत पति-पत्नी पवित्रता के साथ एक-दूसरे से बँधे हैं। उन्हें वैवाहिक गृह में शांतिपूर्वक जीवन-यापन हेतु अपने कर्त्तव्यों को भली-भाँति समझना चाहिये। उन्हें वैवाहिक जीवन में वैवाहिक उपस्थिति के अनुसार कार्य करना चाहिये। न्यायालय ने प्रस्तुत वाद में आंग्ल-अमेरिकन न्यायशास्त्र को संदर्भित करते हुए कहा कि पति एवं पत्नी को वैवाहिक जीवन में एक-दूसरे को सहयोग देना चाहिये। सभी सम्य समाज में विवाह के आदर्श के केन्द्र बिन्दु के रूप में स्वीकार किया है।

वैवाहिक जीवन में पारस्परिक कर्त्तव्यों का भली प्रकार विचार करना चाहिये। दोनों के मध्य पवित्र संबंध होता है, ऐसे बहुसंख्यक दायित्व हैं जो उभयपक्षों के सम्बन्धों पर निर्भर करते हैं।

पति-पत्नी को वैवाहिक गृह चुनने का पूर्ण अधिकार है, किन्तु इस सम्बन्ध में दोनों को समान वरीयता प्राप्त होनी चाहिये। इस संबंध में उनके द्वारा किया जाने वाला कोई कृत्य सम्यक तर्क द्वारा शासित होना चाहिये। उन्हें किसी दुर्भाग्यपूर्ण कृत्य को महत्व नहीं देना चाहिये।

9

कानून के अंतर्गत क्रूरता

अब यह पूर्णतः स्थापित हो चुका है कि वैवाहिक जीवन में क्रूरता आम बात हो चुकी है। कभी-कभी तो ऐसी स्थिति आ जाती है कि पति-पत्नी के मध्य बढ़ते हुए तनाव के कारण पत्नी आत्महत्या कर लेती है, पति एवं पत्नी के मध्य यदि कोई विवाद है तो उसे बुद्धिमत्तापूर्ण तरीके से हल कर दिया जाना चाहिये। इस सम्बन्ध में परिस्थितियों पर भली प्रकार विचार किया जाना चाहिये। किसी निष्कर्ष पर पहुँचने के पहले मामले में संबंध में सम्यक विचार किया जाना आवश्यक है। यदि कोई परिवाद मामले के सम्बन्ध में दाखिल किया जाता है तो परिवाद और संबंधित परिस्थितियों पर भली प्रकार विचार किया जाना आवश्यक है कि क्या सचमुच परिवादी के विरुद्ध कोई ज्यादिती हुई है।

जहाँ पति अथवा पत्नी द्वारा एक-दूसरे के प्रति अनुत्तरदायी व्यवहार किया जाता है अनुचित अभियोग लगाया जाता है और अपशब्द कहा जाता है तो इसे वैवाहिक जीवन में क्रूरता के समतुल्य माना जायेगा, किन्तु इसे साक्ष्य द्वारा अभिपुष्ट होना चाहिये।

क्रूरता एक निन्दनीय कृत्य है। वैवाहिक जीवन में क्रूरता के कारण कटुता आ जाती है। क्रूरता मानव के अनुचित व्यवहार को प्रकट करती है। क्रूरता की विभिन्न श्रेणियाँ हो सकती हैं, जैसे–

1. शारीरिक क्रूरता,
2. मानसिक क्रूरता,
3. वैचारिक क्रूरता, एवं
4. सामान्य व्यवहार के अनुक्रम में क्रूरता।

मामले से संबंधित परिस्थितियाँ भिन्न-भिन्न प्रकार की हो सकती हैं। मानव स्वाभाविक रूप से परिवर्तनशील है। मानव आचरण क्रूरता को जन्म दे सकता है। मानवजाति में उसके कृत्यों की कोई सीमा नहीं है। वह नवीन प्रकार के कृत्य

करके क्रूरता को जन्म दे सकता है। क्रूरता मानव व्यवहार का विषय है। इसका सम्बन्ध निम्नलिखित से हो सकता है–

1. मानव सामार्थ्य,
2. असामर्थ्य,
3. असहिष्णुता,
4. अन्य संव्यवहार।

वैवाहिक मामले में सुनवाई करने वाले न्यायालयों की क्रूरता के उपरोक्त तत्वों पर भली प्रकार विचार करना चाहिये। वैवाहिक जीवन में उपरोक्त आरंभिक प्रेक्षण का महत्वपूर्ण स्थान है। न्यायालय को सम्बद्ध पक्षकार के कृत्य की प्रकृति पर विचार करना पड़ता है।

लार्ड रीड महोदय ने गोलिंस *बनाम* गोलिंस के मामले में यह विचार व्यक्त किया कि–"वैवाहिक मामलों में हम वस्तुनिष्ठ मानकों से संव्यवहार नहीं करते, स्तर अथवा मानक जो युक्तियुक्त व्यक्ति के लिये निर्दिष्ट है, के नीचे गिरना वैवाहिक अपराध नहीं है।"

न्यायाधिपति चंद्रचूड़ ने नारायण गणेश दास्ताने *बनाम* आई. सचदेवा[1] नारायण दास्ताने के मामले में यह विचार व्यक्त किया, कि–

"न्यायालय को न केवल आदर्श पति एवं आदर्श पत्नी के मध्य विवाद पर विचार करना पड़ता है अपितु उसे उन हर अधिसंभाव्यताओं पर विचार करना पड़ता है जो विशेष पुरूष और स्त्री से संबधित हैं। जब आदर्श दंपति न्यायालय में जाते हैं तो उनके आदर्श दृष्टिकोण पर विचार करना पड़ता है और उनके द्वारा कारित पारस्परिक त्रुटियों को भी ध्यान में रखना पड़ता है।"

क्रूरता विविध प्रकार की हो सकती है। इसका अनुमान मामले से संबंधित परिस्थितियों के अनुसार लगाया जाना चाहिये। यह विवाह के पक्षकारों के कृत्य से संबंधित होते हैं। इस कृत्य का पता मामले के तथ्य एवं परिस्थितियों के अनुसार लगाया जाना चाहिये। वह आचरण जिसे परिवादित किया गया है उसके विषय में सूक्ष्मतापूर्वक अध्ययन किया जाना चाहिये।

क्रूरता वस्तुत: पक्षकारों के आचरण का विषय है। शेल्डन *बनाम* शेल्डन[2] के मामले में लार्ड डेनिंग ने यह विचार व्यक्त किया कि क्रूरता की विविध श्रेणियाँ मामले की परिस्थितियों के अनुसार इसके भिन्न रूप हो सकते हैं। यह मानव आचरण का विषय है।

---

1. 1975(3) एस.सी.आर. 967।
2. ए.आई.आर. 1966(2) 257।

क्रूरता निम्न रूप में हो सकती है–

1. साशय, एवं

2. अनाशयित

साशय की गयी क्रूरता निश्चित रूप से अनुचित कृत्य है जो संबंधित पक्षकार को क्षति पहुंचाता है। अनाशयित क्रूरता, क्रूरता के उस रूप में हो सकता है जबकि क्रूरता का आशय न रहा हो किन्तु पक्षकार को हानि हुई है। यह अक्षम्य आचरण के रूप में हो सकता है। पक्षकारों के सांस्कृतिक निरोध के कारण भी पक्षकारों के मध्य क्रूरता का संव्यवहार स्थान ले सकता है। इस मामले में भले ही साशय क्रूरता न साबित हो किन्तु यह कृत्य क्रूरता के अर्थान्तर्गत आएगा। वैवाहिक मामलों के शब्दों का सामान्य अर्थ लगाया जाना चाहिये।

यदि कृत्य निम्न उपकार कारित करने के प्रयोजन में है तो उसे साशय कृत्य माना जाएगा–

1. हानि,

2. संकट, एवं

3. पीड़ा।

उपरोक्त अध्ययन हेतु व्यापक प्रयत्न आवश्यक हैं। जब तक महिलाओं के प्रति हिंसा, चाहे वह घरेलू हो या बाहरी, का विधिवत् अध्ययन नहीं होगा महिलायें कानून संरक्षण का लाभ नहीं ले पायेंगी।

10

महिलाओं के प्रति अपराध

भारतीय दण्ड संहिता के अन्तर्गत अपराधों की मींमासा एवं दण्ड का प्रावधान दिया गया है तथा दण्ड प्रक्रिया संहिता के अन्तर्गत अपराधों को किस प्रक्रिया के द्वारा न्यायालय में प्रस्तुत किया जाये उसकी विवेचना है, जोकि इन आधारों पर की जाती है–

1. अपराधों का संज्ञेय,
2. अपराध के संघटक,
3. प्रक्रिया,
4. दण्ड, एवं
5. अपील पुनरीक्षण पुनर्विलोकन

(क) भरण-पोषण व्यय

दण्ड प्रक्रिया संहिता की धारा 125 में भरण–पोषण का प्रावधान है। यह असंज्ञेय है तथा दु:खी पक्षकार को प्रथम श्रेणी दण्डाधिकारी के समक्ष आवेदन प्रस्तुत करना पड़ता है। इस धारा के अन्तर्गत पत्नी, माता–पिता, वैध एवं अवैध अवयस्क संतान, अपने पति, पुत्र अथवा पिता के भरण–पोषण व्यय पाने के अधिकारी हैं।

धारा 125—दण्ड प्रक्रिया संहिता

पत्नी, संतान और माता-पिता के भरण-पोषण के लिए आदेश

1. यदि पर्याप्त साधनों वाला कोई व्यक्ति–

(क) अपनी पत्नी का, जो अपना भरण–पोषण करने में असमर्थ है, या

(ख) अपनी धर्मज या अधर्मज अवयस्क संतान का, चाहे विवाहित हो या न हो, जो अपना भरण–पोषण करने में असमर्थ है, या

(ग) अपनी धर्मज या अधर्मज संतान का (जो विवाहित पुत्री नहीं है), जिसने वयस्कता प्राप्त कर ली है, जहाँ ऐसी संतान किसी शारीरिक

या मानसिक असामान्यता या क्षति के कारण अपना भरण-पोषण करने में असमर्थ हैं, या

(घ) अपने पिता या माता का, जो अपना भरण-पोषण करने में असमर्थ हैं, भरण-पोषण करने में अपेक्षा करता है या भरण-पोषण करने से इंकार करता है तो प्रथम वर्ग मैजिस्ट्रेट, ऐसी उपेक्षा या इंकार के साबित हो जाने पर, ऐसे व्यक्ति को यह निर्देश दे सकता है कि वह अपनी पत्नी या ऐसी संतान, पिता या माता के भरण-पोषण के लिए कुल मिलाकर पांच सौ रुपये से अनधिक की ऐसी मासिक दर पर, जिसे मैजिस्ट्रेट ठीक समझे, मासिक भत्ता दे और उस भत्ते का संदाय ऐसे व्यक्ति को करे जिसको संदाय करने का मैजिस्ट्रेट समय-समय पर निर्देश दे।

परन्तु मैजिस्ट्रेट खण्ड (ख) में निर्दिष्ट अवयस्क पुत्री के पिता को निर्देश दे सकता है कि वह उस समय तक ऐसा भत्ता दे जब तक वह वयस्क नहीं हो जाती है यदि मैजिस्ट्रेट का समाधान हो जाता है कि ऐसी अवयस्क पुत्री के, यदि वह विवाहित हो, पति के पास पर्याप्त साधन नहीं है।

स्पष्टीकरण

(क) "अवयस्क" से ऐसा व्यक्ति अभिप्रेत है जिसके बारे में भारतीय वयस्कता अधिनियम, 1875 के उपबंधों के अधीन यह समझा जाता है कि उसने वयस्कता प्राप्त नहीं की है।

(ख) "पत्नी" के अन्तर्गत ऐसी स्त्री भी है जिसके पति ने उससे विवाह-विच्छेद कर लिया है या जिसने अपने पति से विवाह-विच्छेद कर लिया है और जिसने पुनर्विवाह नहीं किया है।

2. ऐसा भत्ता आदेश की तारीख से, या यदि ऐसा आदेश दिया जाता है तो भरण-पोषण के लिए आवेदन की तारीख से, संदेय होगा।

3. यदि कोई व्यक्ति जिसे आदेश दिया गया हो, उस आदेश का अनुपालन करने में पर्याप्त कारण के बिना असफल रहता है, तो उस आदेश के प्रत्येक भंग के लिए ऐसा कोई मैजिस्ट्रेट देय रकम की ऐसी रीति से उद्गृहीत किए जाने के लिए वारण्ट जारी कर सकता है जैसी रीति जुर्माने उद्गृहीत करने के लिए उपबन्धित है और उस वारन्ट के निष्पादन के पश्चात् प्रत्येक मास के न चुकाए गए पूरा भत्ते या उसके किसी भाग के लिए ऐसे व्यक्ति को एक मास तक की

अवधि के लिए अथवा यदि वह उससे पूर्व चुका दिया जाता है तो चुका देने के समय तक के लिए, कारावास का दण्डादेश दे सकता है।

परन्तु इस धारा के अधीन देय किसी रकम की वसूली के लिए कोई वारण्ट तब तक जारी न किया जाएगा जब तक उस रकम को उद्‌गृहीत करने के लिए, उस तारीख से जिसको वह देय हुई एक वर्ष की अवधि के अंदर न्यायालय से आवेदन नहीं किया गया है।

परन्तु यह और कि यदि ऐसा व्यक्ति इस शर्त पर भरण-पोषण करने की प्रस्थापना करता है कि उसकी पत्नी उसके साथ रहे और वह पति के साथ रहने से इंकार करती है तो ऐसा मैजिस्ट्रेट उसके द्वारा कथित इंकार से किन्हीं आधारों पर विचार कर सकता है और ऐसी प्रस्थापना के किए जाने पर भी वह इस धारा के अधीन आदेश दे सकता है यदि उसका समाधान हो जाता है कि ऐसा आदेश देने के लिए न्यायसंगत आधार है।

स्पष्टीकरण

यदि पति ने अन्य स्त्री से विवाह कर लिया है या वह रखैल रखता है तो वह उसकी पत्नी द्वारा उसके साथ रहने से इंकार का न्यायसंगत आधार माना जाएगा।

4. कोई पत्नी अपने पति से इस धारा के अधीन भत्ता प्राप्त करने की हकदार न होगी, यदि वह जारता की दशा में रह रही है अथवा यदि वह पर्याप्त कारण के बिना अपने पति के साथ रहने से इंकार करती है अथवा यदि वे पारस्परिक सम्मति से पृथक रह रहे हैं।
5. मजिस्ट्रेट यह साबित होने पर आदेश को रद्द कर सकता है कि कोई पत्नी, जिसके पक्ष में इस धारा के अधीन आदेश दिया गया है जारता की दशा में रह रही है अथवा पर्याप्त कारण के बिना अपने पति के साथ रहने से इंकार करती है अथवा वे पारस्परिक सम्मति से पृथक रह रहे हैं।

संघटक

इस धारा के निम्नलिखित संघटक हैं–

(क) अनावेदक के पास आय के पर्याप्त साधन हों।

(ख) उसने आवेदक/आवेदिका को अपने समाज में से बहिष्कृत कर दिया हो।

(ग) वह आवेदक/आवेदिका के भरण-पोषण से इंकार कर रहा हो।

(घ) आवेदक/आवेदिका अपना भरण-पोषण करने में सक्षम हो।

यदि उपरोक्त संघटक हों तो पत्नी, माता-पिता एवं वैध तथा अवैध अवयस्क संतान अपने पति, पुत्र एवं पिता से भरण-पोषण व्यय हेतु धारा 125 दण्ड प्रक्रिया संहिता के अन्तर्गत आवेदन प्रस्तुत कर सकते हैं।

प्रक्रिया– धारा 126 दण्ड प्रक्रिया संहिता में प्रक्रिया का प्रावधान है।

धारा 126

प्रक्रिया

(1) किसी व्यक्ति के विरुद्ध धारा 125 के अधीन कार्यवाही किसी ऐसे जिले में की जा सकती है–

(क) जहाँ वह है, अथवा

(ख) जहाँ वह या उसकी पत्नी निवास करती है, अथवा

(ग) जहाँ उसने अंतिम बार, यथास्थिति, अपनी पत्नी के साथ या अधर्मज संतान की माता के साथ निवास किया है।

(2) ऐसी कार्यवाही में सब साक्ष्य, ऐसे व्यक्ति की उपस्थिति में, जिसके विरुद्ध भरण-पोषण के लिए संदाय का आदेश देने की प्रस्थापना है, अथवा जब उसकी वैयक्तिक हाजिरी से अभिमुक्ति दे दी गई है तब उसके प्लीडर की उपस्थिति में लिया जाएगा और उस रीति से अभिलिखित किया जाएगा तो समन-मामलों के लिए विहित है।

परन्तु यदि मजिस्ट्रेट का समाधान हो जाए कि ऐसा व्यक्ति जिसके विरुद्ध भरण-पोषण के लिए संदाय का आदेश देने की प्रस्थापना है, तामील से जान-बूझकर बच रहा है अथवा न्यायालय में हाजिर होने में जान-बूझकर बच उपेक्षा कर रहा है तो मजिस्ट्रेट मामले को एक पक्षीय रूप में सुनने और अवधारणा के लिए अग्रसर हो सकता है और ऐसे दिया गया कोई आदेश उसकी तारीख से तीन मास के अंदर किए गए आवेदन पर दर्शित अच्छे कारण से ऐसे निबन्धनों के अधीन जिनके अन्तर्गत विरोधी पक्षकार को खर्चे से संदाय के बारे में ऐसे निबन्धन भी हैं जो मजिस्ट्रेट न्यायोचित और उचित समझे, अपास्त किया जा सकता है।

(3) धारा 125 के अधीन आवेदनों पर कार्यवाही करने में न्यायालय को शक्ति होगी कि वह खर्चों के बारे में ऐसा आदेश दे जो न्यायसंगत हैं।

(1) **क्षेत्राधिकार**–किसी दण्डाधिकारी के यहाँ यह आवेदन चलने के योग्य है इसे क्षेत्राधिकार कहते हैं। धारा 126 दण्ड प्रक्रिया संहिता के अनुसार भरण-पोषण व्यय का आवेदन (धारा 125 दण्ड प्रक्रिया संहिता) निम्नलिखित स्थानों के प्रथम श्रेणी दण्डाधिकारी के समक्ष प्रस्तुत किया जा सकता है–

(क) जहाँ पति, पुत्र अथवा पिता का निवास हो।

(ख) जहाँ पर पति, पुत्र अथवा पिता, पत्नी, माता-पिता एवं अवयस्क वैध अथवा अवैध संतान रहते हों।

(ग) जहाँ अंतिम बार वे साथ-साथ रहे हों, जैसी भी स्थिति हो।

(2) समस्त साक्ष्य अनावेदक के समक्ष की जानी चाहिये। यदि दण्डाधिकारी इस बात से संतुष्ट हो जाता है कि अनावेदक जान-बूझकर न्यायालय में उपस्थित नहीं हो रहा है तो वह एक-पक्षीय कार्यवाही कर सकता है। इस एक-पक्षीय आदेश के विरुद्ध आदेश की दिनांक से 3 माह के समय तक आदेश निरस्त किए जाने हेतु आवेदन किया जा सकता है।

(3) न्यायालय धारा 125 दण्ड प्रक्रिया संहिता के अन्तर्गत प्रकरण में व्यय आदि के भी आदेश पारित कर सकती है।

दण्ड-धारा 125(3) में दण्ड प्रक्रिया संहिता में दण्ड का प्रावधान है।

धारा 125(3)

यदि कोई व्यक्ति जिसे आदेश दिया गया हो, इस आदेश का अनुपालन करने में पर्याप्त कारण के बिना असफल रहता है तो उस आदेश के प्रत्येक भंग के लिए ऐसा कोई मजिस्ट्रेट देय रकम की ऐसी रीति से उद्गृहीत किये जाने के लिए वारण्ट जारी कर सकता है, जैसे–रीति जुर्माने उद्गृहीत करने के लिए उपबन्धित है और उस वारण्ट के निष्पादन के पश्चात् प्रत्येक मास के न चुकाए गए पूरे भत्ते या उसके किसी भाग के लिए ऐसे व्यक्ति को एक मास तक की अवधि के लिए, अथवा यदि वह उससे पूर्व चुका दिया जाता है तो चुका देने के समय तक के लिए कारावास का दण्डादेश दे सकता है।

परन्तु इस धारा के अधीन देय किसी रकम की वसूली के लिए कोई वारण्ट तब तक जारी नहीं किया जाएगा जब तक उस रकम की उद्गृहीत करने के लिए, उस तारीख से जिसको वह देय हुई एक वर्ष की अवधि के अंदर न्यायालय से आवेदन नहीं किया गया है।

परन्तु यह और कि यदि ऐसा व्यक्ति इस शर्त पर भरण-पोषण करने की प्रस्थापना करता है कि उसकी पत्नी उसके साथ रहे और वह पति के साथ रहने से इंकार करती है तो ऐसा मजिस्ट्रेट उसके द्वारा कथित इंकार के किन्हीं आधारों पर विचार कर सकता है और ऐसी प्रस्थापना के किए जाने पर भी वह इस धारा के अधीन आदेश दे सकता है, यदि उसका समाधान हो जाता है कि ऐसा आदेश देने के लिए न्यायसंगत आधार है।

स्पष्टीकरण—यदि पति ने अन्य स्त्री से विवाह कर लिया है या वह रखैल रखता है तो यह उसकी पत्नी द्वारा उसके साथ रहने से इंकार का न्यायसंगत आधार माना जाएगा।

समीक्षा—इस धारा के संघटकों पर न्यायालयीन निर्णयों के आधार पर दण्डाधिकारी निर्णय देता है—

पत्नी—पत्नी की परिभाषा में विधिवत् विवाहित पत्नी के अतिरिक्त विच्छिन्न विवाह पत्नी भी मानी जाती है। विनोद वामनराव नहुलकर *बनाम* श्रीमती मंगला विनोद नहुलकर एवं अन्य के प्रकरण में बंबई उच्च न्यायालय ने निर्णय दिया था—

'(स्पेशल क्रिमिनल एप्लीकेशन नं. 1332 सन् 1980 निर्णय दिनांक 31-7-1981)' "दण्ड प्रक्रिया संहिता के 1973 के संशोधित संस्करण में पत्नी के अन्तर्गत विच्छिन्न विवाह पत्नी भी सम्मलित है। इसके अन्तर्गत जो एकमात्र वर्णन है वह यह है, कि पति-पत्नी आपस में धारा 125(4) दण्ड प्रक्रिया संहिता के अन्तर्गत सहमति से विच्छिन्न विवाह न हुए हों, अर्थात् उनमें आपसी सहमति से तलाक न हुआ हो।"

संतान—अवयस्क संतान अर्थात् 18 वर्ष से कम आयु की संतान चाहे वह वैध संतान हो अथवा अवैध, उसे भरण-पोषण व्यय पाने का अधिकार है। इसके अन्तर्गत वैध संतान है तो विवाह एवं अवैध संतान है तो पारिस्थितिक साक्ष्य के आधार पर अवैध संतान के पिता का निर्णय किया जा सकता है।

माता-पिता—साधारण खण्ड अधिनियम 1897 में माता-पिता की कोई परिभाषा का वर्णन नहीं है माता-पिता का जो साधारण अर्थ है जन्मदाता उसी के अन्तर्गत उसे विधि में भी लिया जाता है। माता के अन्तर्गत वह माता भी आती है जिसने उसे गोद लिया हो। अर्थात् दत्तक पुत्र से भी माता भरण-पोषण व्यय पाने की अधिकारिणी है। ऐसा निर्णय बंबई उच्च न्यायालय ने बबन उर्फ ढागाद्ध

डांगे *बनाम* पार्वती के प्रकरण में दिया है। (क्रिमिनल एप्लीकेशन नं. 1025 सन् 1977 निर्णय दिनांक 9-2-1978)

इसी प्रकरण की कंडिका 32 में माननीय न्यायमूर्ति द्वय ने मीमांसा की है कि "साधारण खण्ड अधिनियम 1897 की धारा 3(120) में दत्तक पुत्र ग्रहण करने वाले पिता का प्रावधान है।" अर्थात् वह माता-पिता जिन्होंने पुत्र गोद लिया है वे भी ऐसे दत्तक पुत्र से भरण-पोषण व्यय पाने के अधिकारी हैं।

(ख) अपहरण

भारतीय संहिता के 16वें अध्याय की धारा 359 से 369 तक की धाराओं में अपहरण की विवेचना है। धारा 366, 366(क) एवं 366(ख) में महिलाओं के अपहरण का वर्णन है।

धारा 366—भारतीय दण्ड संहिता

विवाह आदि के करने को विवश करने के लिए स्त्री को व्यपहृत करना, अपहृत करना या उत्प्रेरित करना

जो कोई किसी स्त्री का व्यपहरण या अपहरण उसकी इच्छा के विरुद्ध किसी व्यक्ति से विवाह करने के लिए उस स्त्री को विवश करने के आशय से या वह विवश की जाएगी यह सम्भाव्य जानते हुए अथवा अयुक्त संभोग करने के लिए उस स्त्री को विवश या विलुब्ध करने के लिए या वह स्त्री अयुक्त संभोग करने के लिए विवश या विलुब्ध की जाएगी, यह सम्भाव्य जानते हुये करेगा, वह दोनों में से किसी भांति के कारावास से, जिसकी अवधि दस वर्ष तक की हो सकेगी, दण्डित किया जाएगा और जुर्माने से भी दण्डनीय होगा और जो कोई किसी स्त्री को किसी अन्य व्यक्ति से अयुक्त संभोग करने के लिए विवश या विलुब्ध करने के आशय से या वह विवश या विलुब्ध की जाएगी यह सम्भाव्य जानते हुये, इस संहिता में यथा परिभाषित आपराधिक अभित्रास द्वारा अथवा प्राधिकार के दुरूपयोग या विवश करने के अन्य साधन द्वारा उस स्त्री को किसी स्थान से जाने को उत्प्रेरित करेगा, वह भी पूर्वोक्त प्रकार से दण्डित किया जाएगा।

धारा 366(क) — भारतीय दण्ड संहिता

अप्राप्तव्य लड़की की उपापन

जो कोई अठारह वर्ष से कम आयु की अप्राप्तव्य लड़की को अन्य व्यक्ति से अयुक्त संभोग करने के लिए विवश या विलुब्ध करने के आशय से या

तद्द्वारा विवश या विलुब्ध किया जाएगा यह सम्भाव्य जानते हुए ऐसी लड़की को किसी स्थान से जाने को या कोई कार्य करने को किसी भी साधन द्वारा उत्प्रेरित करेगा, वह कारावास से जिसकी अवधि दस वर्ष तक की हो सकेगी, दण्डित किया जाएगा और जुर्माने से भी दण्डनीय होगा।

धारा 366(ख) – भारतीय दण्ड संहिता

विदेश से लड़की का आयात करना

जो कोई इक्कीस वर्ष से कम आयु की किसी लड़की को (भारत) के बाहर के किसी देश से (या जम्मू-कश्मीर राज्य से) आयात, उसे किसी अन्य व्यक्ति से अयुक्त संभोग करने के लिए विवश या विलुब्ध करने के आशय से या तद्द्वात द्वारा विवश या विलुब्ध की जाएगी, यह सम्भाव्य जानते हुए करेगा। वह कारवास से जिसकी अवधि दस वर्ष तक की हो सकेगी, दण्डित किया जाएगा और जुर्माने से भी दण्डनीय होगा।

संघटक

(क) आयु का निर्धारण प्रथम संघटक है क्योंकि धारा 366(क) एवं (ख) में अवयस्क शब्द आता है। आयु के निर्धारण के लिए स्कूल का प्रमाण-पत्र सबसे प्रामाणिक साक्ष्य है। इसके अभाव में माता-पिता, पालक या कोई सम्बन्धी या शपथ पत्र भी आयु के साक्ष्य के रूप में ग्राह्य है।

(ख) अपहरण का कारण भारतीय दण्ड संहिता में वर्णित अपराध के लिए किया गया हो, अर्थात् यदि किसी महिला को अपराध करने या उससे अपराध करवाने के लिए अपहृत नहीं किया हो तो ऐसे अपहरणकर्ता के विरुद्ध अपराध सिद्ध नहीं माना जा सकेगा।

(ग) उसे अपराध करने या उसके प्रति अपराध करने के लिए छल-बल का प्रयोग किया गया हो, इसके अन्तर्गत महिला को नशे की वस्तु खिला या मिलाकर भी उससे आपराधिक कृत्य कराये जा सकते हैं। इसके अन्तर्गत वेश्यावृत्ति को भी लिया जा सकता है।

प्रक्रिया

यह संज्ञेय एवं अजमानतीय अपराध है। अर्थात् प्रथम सूचना मिलने की पुलिस जाँच-पड़ताल कर न्यायालय में प्रकरण प्रस्तुत करती है। ये अजमानतीय प्रकरण होते हैं। इनमें पहले अपराधी को न्यायालय के समक्ष प्रस्तुत होना पड़ता है और तब यदि युक्तियुक्त आधार हुआ तब उसे जमानत मिल सकती है।

अपहरण के प्रकरण का श्रवणाधिकार मात्र सत्र न्यायाधीश को ही है। मुख्य न्यायिक दण्डाधिकारी प्रकरण की विवेचना करता है और यदि वह पाता है कि प्रकरण न्यायाधीश के न्यायालय का है तो वह प्रकरण वहाँ स्थानांतरित कर देता है।

सत्र न्यायाधीश के समक्ष लोक अभियोजक प्रकरण में शासन की ओर से पैरवी करता है। वह प्रकरण में अपराधी के आरोप पर बहस करता है। यदि अपराधी चाहता है तो उसका अभिभावक भी उसके बचाव में बहस करता है। यदि सत्र न्यायाधीश यह मान लेता है कि प्रकरण में उचित साक्ष्य है तो अपराधी पर अपहरण का आरोप लग जाता है।

संघटकों के आधार पर साक्ष्य प्रस्तुत होती है तो अपराध सिद्ध माना जा सकता है। अपराध सिद्ध पाये जाने पर सत्र न्यायाधीश दण्ड का निर्णय सुना देता है। जो अधिकतम 10 वर्ष के कारावास का हो सकता है साथ ही अर्थदण्ड भी दे सकता है।

(ग) जारकर्म

धारा 497 भारतीय दण्ड संहिता में इस अपराध का वर्णन है–

"जो कोई ऐसे व्यक्ति के साथ जो किसी अन्य पुरुष की पत्नी है और जिसका किसी अन्य पुरुष की पत्नी होना वह जानता है, या विश्वास करने का कारण रखता है, उस पुरुष की सम्मति या मौनानुकूलता के बिना ऐसा मैथुन करेगा जो बलात्संग की कोटि में नहीं आता वह जारकर्म के अपराध का दोषी होगा और दोनों में से किसी भांति के कारावास से जिसकी अवधि पांच वर्ष तक हो सकेगी या जुर्माने से या दोनों से दण्डित किया जा सकेगा। ऐसे मामलों में पत्नी पुष्प्रेरक के रूप में दण्डनीय न होगी।"

संघटक

इसमें निम्नलिखित संघटकर होते हैं–

(1) जिस कोई महिला के साथ जारकर्म किया गया है वह विवाहित है।

(2) इस विवाह की जानकारी अथवा जानकारी होने का कारण अपराधी के पास हो।

(3) इस कर्म में उस महिला के पति की सहमति अथवा मौन स्वीकृति न हो।

(4) उस महिला के साथ अपराधी द्वारा संभोग किया जाना। (यदि ऐसे

संभोग में बलात्कार की स्थिति न भी हो और महिला की स्वेच्छा भी हो।)

नोट– इस प्रकरण में महिला को दुष्प्रेरक के रूप में दण्डित नहीं किया जा सकता। (ए.आई.आर 1952 बंबई, पृष्ठ 449)

प्रक्रिया

यह अपराध असंज्ञेय है और प्रथम सूचना के आधार पर पुलिस इसमें जाँच-पड़ताल कर सकती है एवं दुखी पत्नी न्यायालय के समक्ष आरोप पत्र भी प्रस्तुत कर सकती है। यह अपराध अजमानती है तथा अपराधी को न्यायालय के समक्ष प्रस्तुत होने पर युक्तियुक्त आधार होने से जमानत पर छोड़ा जा सकता है। इस अपराध का अभियोजन प्रथम श्रेणी दण्डाधिकारी के न्यायालय में होगा।

ऐसे प्रकरण में अवयस्क पति भी आरोप प्रस्तुत कर सकता है। (ए.आई.आर., 1922, लाहौर) पृष्ठ 168, अभियोजन की ओर से पुलिस अभियोजक प्रकरण में कार्यवाही करेगा।

यदि पर्याप्त साक्ष्य होगी तो दण्डाधिकारी प्रकरण आगे बढ़ाएगा अन्यथा प्रकरण उन्मोचित कर देगा।

यदि दण्डाधिकारी प्रकरण चलने योग्य समझता है तो प्रकरण के अपराधी अथवा अपराधियों को न्यायालय में उपस्थित होने के लिए आहुत करेगा।

उपरोक्त संघटकों के आधार पर पुलिस अभियोजन प्रकरण प्रस्तुत करेगा तथा अपराधी के समक्ष पुनः अभियोजन पक्ष की साक्ष्य होगी तथा अपराधी को प्रतिपरीक्षण का अवसर दिया जायेगा। इस साक्ष्य ये यदि दण्डाधिकारी यह पाता है कि अपराधी पर धारा 497 भारतीय दण्ड संहिता का अपराध बनता है तो वह अपराधी पर आरोप लगा देगा।

इसके पश्चात् बचाव पक्ष का साक्ष्य होगा तथा उसके आधार पर पुलिस अभियोजक एवं बचाव पक्ष के अभिभावक की बहस होगी। यदि दण्डाधिकारी अपराध सिद्ध पाता है तो वह न्यायोचित दण्ड अथवा जुर्माना या दोनों के दण्ड का निर्णय देता है।

प्रमुख बिन्दु

जारकर्म के अपराध के कुछ बिन्दु इस प्रकार हैं –

1. पति की सहमति;

2. धारा 497 की संवैधानिक स्थिति;
3. प्रतिपरीक्षण;
4. विवाह-विच्छेद;
5. आवश्यक साक्ष्य;
6. बालक का साक्ष्य;
7. विवाह एवं विवाह का ज्ञान;
8. जातिगत रीतियां;
9. गुप्त रोग;
10. निरन्तर अपराध;
11. संदेह का लाभ।

(1) पति की सहमति अथवा मौनानुकूलता

यदि अपराधी रात के समय पति की अनुपस्थिति में उसकी पत्नी के साथ संभोग करता है तो यह माना जा सकता है कि इस कार्य में पति की सहमति नहीं है।

यदि पत्नी-पति को घर से निकाल दे, एवं जारकर्म का अपराधी भी उसका सहयोग करे तथा महीनों वे साथ-साथ पति-पत्नी की तरह रहें और पति कोई कार्यवाही न करे तो इसे पति की मौनानुकूलता कहा जायेगा एवं अपराधी पर अपराध नहीं बनेगा।

(2) धारा 497—भारतीय दण्ड संहिता की संवैधानिक स्थिति

भारतीय दण्ड संहिता की धारा 497 में ऐसा कुछ नहीं है जिससे भारतीय संविधान में वर्णित मौलिक अधिकारों का खण्डन हो। अतः यह धारा भारतीय संविधान के अनुच्छेद 13 में वर्णित मूल अधिकारों से असंगत या उनका अल्पीकरण करने वाली विधि है। (ए.आई.आर., 1952, बम्बई, पृष्ठ 449)

जिस पत्नी के पति ने जारकर्म किया है, उसे यह अधिकार नहीं है कि वह अपने पति या उसे दूसरी विवाहिता स्त्री के विरुद्ध परिवाद प्रस्तुत करे। सौमित्री विष्णु *बनाम* यूनियन ऑफ इण्डिया (1935) 2 क्राइम्स 452 के प्रकरण में उच्चतम न्यायालय ने स्पष्ट धारणा दी थी कि जारकर्म करने वाले अपराधी की पत्नी की सहभागी स्त्री के विरुद्ध कोई परिवाद प्रस्तुत नहीं कर सकती। इसी

प्रकरण में आगे माननीय उच्चतम न्यायालय ने स्पष्ट कहा है कि भारतीय दण्ड संहिता में ऐसा कोई प्रावधान नहीं है कि जारकर्म के लिये किसी स्त्री का अभियोजन हो। यूसुफ अब्दुल अजीज विरुद्ध बंबई राज्य 1954, एस.सी.आर., पृष्ठ 930 के प्रकरण में माननीय उच्चतम न्यायालय ने धारणा दी थी कि जारकर्म के अपराध के लिए महिला को दण्डित न करने से संविधान के अनुच्छेद 14 समानता की भावना का खण्डन नहीं होता है। क्योंकि प्रकृतिदत्त कोमलता के एवं प्रकृति के नियमानुसार जारकर्म स्त्री नहीं कर सकती। वह मात्र इसके लिए प्रेरित कर सकती है।

(3) प्रतिपरीक्षण

बचाव के लिए अपराधी की ओर से अभियोजन के साक्षियों का प्रतिपरीक्षण किया जाता है। इसी प्रकार बचाव के साक्षियों का प्रतिपरीक्षण अभियोजक करता है। यदि परिवादी चाहे तो अभियोजन की सहायता के लिए धारा 392 दण्ड प्रक्रिया संहिता के अन्तर्गत अपनी ओर से अभिभाषक उपस्थित कर सकता है जो बचाव के साक्षियों का प्रतिपरीक्षण कर सकता है तथा परिवादी की ओर से तर्क भी प्रस्तुत कर सकता है।

बचाव पक्ष प्रायः इन बिन्दुओं पर बचाव प्रस्तुत कर सकता है–

(क) स्त्री विवाहित है इसकी अनभिज्ञता

(ख) जातिगत रीतियों का आधार

(ग) पति की स्वीकृति अथवा मौनानुकूलता

(घ) विलम्ब से सूचना

(ङ) संभोग सिद्ध न होना

(च) परिवाद पति द्वारा प्रस्तुत न होकर किसी अन्य के द्वारा प्रस्तुत होना।

इन्हीं उपरोक्त आधारों पर अपने पक्ष की पुष्टि के लिए अभियोजन की ओर से भी प्रतिपरीक्षण किया जा सकता है।

(4) विवाह–विच्छेद

जिस स्त्री के साथ जारकर्म किया गया है यदि वह विच्छिन्न विवाह हो तो धारा 497 भारतीय दण्ड संहिता का अपराध नहीं बनता। ऐसी स्त्री दूसरा विवाह करने में भी सक्षम है। अतः उसके साथ संभोग यदि उसकी स्वेच्छा से होता है तो अपराध नहीं बनता, किन्तु विवाह-विच्छेद को सिद्ध करना आवश्यक है।

(5) आवश्यक साक्ष्य

जारकर्म की आवश्यक साक्ष्य हेतु निम्नलिखित बिन्दु हैं–

(क) स्त्री जिसके साथ जारकर्म हुआ है वह विवाहित है इसकी साक्ष्य अत्यन्त आवश्यक है, एवं जिसने जारकर्म का परिवाद प्रस्तुत किया है वह उस स्त्री जिसके साथ जारकर्म हुआ है का विधिवत् विवाह द्वारा पति है। यहाँ विवाह सिद्ध करना अत्यन्त आवश्यक है।

(ख) जारकर्म का प्रत्यक्ष साक्ष्य तो मिलना सम्भव नहीं होता किन्तु अन्य परिस्थितिक साक्ष्य के आधार पर जारकर्म सिद्ध किया जा सकता है। ((1961) 62 क्रिमिनल लॉ जनरल, पृष्ठ 459)

(6) बालक का साक्ष्य

यदि बच्चे मां के चरित्र के बारे में न्यायालय में साक्ष्य देते हैं तो वह सबसे उत्तम साक्षी माना जायेगा। क्योंकि भारतीय संस्कृति में मां का स्थान सर्वोपरि है। जब तक कोई गम्भीर घटना न हो बच्चे मां के विरूद्ध साक्ष्य नहीं दे सकते। (जबलपुर लॉ जनरल 1961, पृष्ठ 466, एवं 1961 क्रिमिनल लॉ जनरल, पृष्ठ 236)

(7) विवाह एवं विवाह का ज्ञान

जिस स्त्री के साथ जारकर्म किया गया है उसका विवाहित होना अत्यन्त आवश्यक है। यह विवाह विभिन्न जातीय पद्धतियों अथवा अधिनियमों के अन्तर्गत होना चाहिये। क्योंकि यह कर्म अपराधी एवं वह विवाहिता स्त्री जिसके साथ जारकर्म किया गया है दोनों की सहमति से ही होता है, अतः उस स्त्री का पति इस अपराध में दुखी व्यक्ति होता है। अतः स्त्री का विवाह सिद्ध करना अत्यन्त आवश्यक है।

इसके साथ ही इस विवाह का ज्ञान अपराधी को होना भी अत्यन्त आवश्यक है। यदि अपराधी यही नहीं जानता है कि जिसके साथ उसके यौन सम्बन्ध कायम किये हैं वह स्त्री विवाहित है तो अपराध सिद्ध नहीं पाया जायेगा।

(8) जातिगत रीतियाँ

भारत में अनेक जातियाँ हैं और उनमें जातिगत नियम भी हैं। आदिम जातियों में प्रायः विवाहित स्त्री पति के घर से दूसरे के घर भाग जाती है, ऐसी स्थिति

में दुखी व्यक्ति पंचायत बुलाकर उस स्त्री के साथ सम्बन्ध विच्छेद कर लेता है। ये जातियां प्राय: न्यायालय में नहीं आतीं। भारत में गरीबी सबसे बड़ा अपराध है। अच्छा खाना-कपड़ा की लालच में पत्नी प्राय: दूसरे के यहाँ चली जाती है। इन जातियों में यह एक आम बात है।

(9) गुप्त रोग

यदि दुखी पति को गुप्त रोग नहीं है और जारकर्म के अपराधी को गुप्त रोग है तो यदि संभोग के कारण स्त्री को भी वही गुप्त रोग हो जाता है तो यह जारकर्म हेतु सुदृढ़ साक्ष्य मानी जायेगी।

(10) निरन्तर अपराध

एक बार भी यदि विवाहिता स्त्री और अपराधी में संभोग होता है तो वह जारकर्म का अपराधी होता है। कभी-कभी ऐसी बातों का पता दुखी पति को नहीं चल पाता। ऐसी स्थिति में उसके ज्ञान के दिनांक से ही अवधि की गणना हो सकती है।

(11) संदेह का लाभ

विवाह, संभोग आदि यदि संदेह के घेरे में हैं तो जारकर्म के अपराध को संदेह का लाभ मिल सकता है।

(घ) द्वितीय विवाह

भारतीय दण्ड संहिता की धारा 494 में द्वितीय विवाह एक अपराध के रूप में वर्णित है–

धारा 494–भारतीय दण्ड संहिता

पति या पत्नी के जीवनकाल में पुनः विवाह करना

जो कोई पति या पत्नी के जीवित होते हुए किसी ऐसी दशा में विवाह करेगा जिसमें ऐसा विवाह इस कारण शून्य है कि वह ऐसे पति या पत्नी के जीवनकाल में होता है, वह दोनों में से किसी भांति के कारवास से, जिसकी अवधि सात वर्ष तक की हो सकेगी, दण्डित किया जाएगा और जुर्माने से भी दण्डनीय होगा। (इस विवाह अपराध में दोनों ही दण्डित होते हैं।)

संघटक

इस धारा में मुख्य संघटक रही है कि दोनों ही विवाह कड़ाई के साथ प्रत्यक्ष साक्ष्य के द्वारा सिद्ध हों। अत: निम्नलिखित संघटक बनते हैं–

(क) अपराधी विवाहित हो

(ख) यह विवाह वैधानिक हो

(ग) जिसके साथ उसका प्रथम विवाह हुआ है वह जीवित हो और उससे विवाह-विच्छेद हुआ हो।

प्रक्रिया

यह असंज्ञेय अपराध है तथा इसका अभियोजन प्रथम श्रेणी दण्डाधिकारी के यहाँ होता है। पुलिस को प्रथम सूचना देकर अथवा परिवाद पत्र प्रस्तुत करके इस अपराध का अभियोजन होता है।

दण्ड

इस धारा के अपराधी को 7 वर्ष तक के कारवास का दण्ड एवं जुर्माना अथवा दोनों हो सकते हैं।

समीक्षा

निम्नलिखित बिन्दुओं पर इस अपराध की समीक्षा हो सकती है–

(1) वैधानिक स्थिति;

(2) क्षेत्र;

(3) द्वितीय विवाह का प्रभाव;

(4) दुखी व्यक्ति;

(5) उपशमन;

(6) मुस्लिम विधि;

(7) अन्तर्जातीय विवाह;

(8) धर्म परिवर्तन;

(9) उपधारणा।

(1) वैधानिक स्थिति

हिन्दू विवाह अधिनियम 1956 की धारा 17 एवं विशेष विवाह अधिनियम की धारा 24 में द्वितीय विवाह को अपराध माना गया है। इसके अतिरिक्त राज्य सेवा एवं केन्द्र सेवा में भी द्वितीय विवाह को अपराध माना गया है। किन्तु मुस्लिम विधि के मुस्लिम पुरुष के लिये 4 विवाह तक का प्रावधान है।

(2) क्षेत्र

विवाह विधियों में विवाह की शर्त के रूप में यह स्पष्ट उल्लिखित है कि विवाह के समय दोनों पक्षकारों के साथ जीवित तथा विवाह-विच्छेद विहीन पति अथवा पत्नी नहीं होना चाहिये।

द्वितीय विवाह हेतु समस्त विधियाँ सम्पूर्ण होने पर ही विवाह सिद्ध पाया जाता है। बाबूराव शंकर लखाड़े बनाम् महाराष्ट्र राज्य (ए.आई.आर. 1965, सुप्रीम कोर्ट, पृष्ठ 1564) के प्रकरण में माननीय उच्चतम न्यायालय ने स्पष्ट धारणा दी थी कि दोनों विवाह सम्पूर्ण विधि के साथ विधिवत् सम्पन्न होना चाहिये। हिन्दू विवाह में सप्तपदी को विवाह की आवश्यक रीति बतलाई गई है। इस सप्तपदी के सातों फेरे पूर्ण होने पर ही विवाह सम्पूर्ण माना जायेगा।

रेड्डी जाति में एवं दक्षिण की अन्य जातियों में मंगलसूत्र पहनाने को विवाह की पूर्णता मानते हैं। राघव रेड्डी (ए.आई.आर. 1968, आन्ध्र प्रदेश 117) में आन्ध्र प्रदेश उच्च न्यायालय ने इसकी मीमांसा की है। धारा 494 भारतीय दण्ड संहिता में द्वितीय विवाह को अपराध माना गया है। अपराधी द्वारा विवाह की स्वीकृति पर्याप्त साक्ष्य नहीं मानी जा सकती। द्वितीय विवाह सिद्ध करने के लिए चतुर्दर्शी साक्ष्य आवश्यक है। (कंवल राम *बनाम* हिमाचल प्रदेश ए.आई.आर. 1966 सुप्रीम कोर्ट, पृष्ठ 614)

इसी प्रकार द्वितीय विवाह भी वैधानिक हो तथा विवाह की समस्त विधियों के अन्तर्गत सम्पन्न हुआ हो। (बलराम *बनाम* सूर्या ए.आई.आर. 1969 आसाम, पृष्ठ 90)

(3) द्वितीय विवाह का प्रभाव

हिन्दू पक्षकारों पर द्वितीय विवाह का प्रभाव इस प्रकार पड़ता है। द्वितीय विवाह हिन्दू विवाह अधिनियम 1955 के अन्तर्गत शून्य है तथा प्रथम पत्नी को ही पत्नी के अधिकार प्राप्त हैं किन्तु मुस्लिम विधि के अनुसार एक मुस्लिम व्यक्ति को चार निकाह करने की आज्ञा है और चारों पत्नियों के साथ उसे एक-सा व्यवहार करना पड़ता है। मुस्लिम व्यक्ति पर दूसरे विवाह के कारण धारा 494 का अपराध नहीं बनता।

(4) दुखी व्यक्ति

साधारणतया जिस व्यक्ति ने दूसरा विवाह किया है उसकी प्रथम पत्नी को दुखी व्यक्ति माना जायेगा एवं वही न्यायिक प्रक्रिया प्रारम्भ करेगा।

किन्तु यदि प्रकरण लम्बित के समय पत्नी/परिवादी की मृत्यु हो जाती है तो धारा 198 प्रक्रिया संहिता 1973 के अनुसार उस परिवादी का कोई भी निकट परिजन कार्यवाही को आगे बढ़ा सकता है। परियादी की मृत्यु के कारण अपराध का उपशमन नहीं होता। आसवां *बनाम* महाराष्ट्र राज्य (ए.आई.आर. 1967, सुप्रीम कोर्ट, पृष्ठ 983) के प्रकरण में माननीय उच्चतम न्यायालय ने यह स्पष्ट धारणा दी थी कि ऐसे प्रकरण धारा 198 दण्ड प्रक्रिया संहिता 1973 से अधिशासित होंगे।

(5) उपशमन

यदि तृतीय विवाह के समय ऐसा व्यक्ति उपस्थित है जिसे यह भली-भांति ज्ञात है कि जिसका विवाह हो रहा है वह पहले से ही विवाहित व्यक्ति है। इसे अपराध का सहभागी माना जायेगा।

(6) मुस्लिम विधि

मुस्लिमों में यद्यपि चार विवाह जायज माने जाते हैं किन्तु विवाह के अपराधी को मुस्लिम विधि का प्रावधान न्यायालय के समक्ष उपस्थित करना पड़ेगा। पक्षकार मुसलमान है मात्र कहने से पर्याप्त नहीं है। अपराधी को अपने बचाव में इसे आधार बनाकर विधिवत् प्रस्तुत करना होगा। (ए.आई.आर. 1971, केरल, पृष्ठ 1971)

(7) अन्तर्जातीय विवाह

अन्तर्जातीय विवाह के लिए मात्र विशेष विवाह अधिनियम[1] 1954 के अन्तर्गत ही विवाह मान्य हो सकता है। कलकत्ता उच्च न्यायालय ने स्वप्ना मुकर्जी *बनाम* बसंत रंजन (ए.आई.आर. 1955, कलकत्ता, पृष्ट 633) के प्रकरण में स्पष्ट धारणा दी है कि अपराधी पर धारा 494 भारतीय दण्ड संहिता का अपराधी तभी बनता है जब दूसरा विवाह भी विधिमान्य विवाह हो। चाहे वह किसी भी जातिगत पद्धति द्वारा सम्पन्न हुआ हो। बेबी *बनाम* जयंत महादेव जगताप (1981 महाराष्ट्र लॉ जनरल, पृष्ठ 124) के प्रकरण में महाराष्ट्र उच्च न्यायालय ने यह धारित किया है कि पक्षकार पहले आदिवासी जाति के थे। इसके पश्चात् जयंत ने अपना धर्म परिवर्तन कर लिया और बौद्ध हो गया। बौद्ध धर्म के अनुसार उसने विधिवत् विवाह किया, अतः वह धारा 494 भारतीय दण्ड संहिता का दोषी पाया गया।

---

1. विशेष विवाह अधिनियम 1954, यह अधिनियम दादर एवं नगर हवेली द्वारा पंजीकृत कृ. 1953 वे सूची कृ. 1-2 द्वारा अधिनियमित।

(8) धर्म परिवर्तन

यदि कोई हिन्दू, हिन्दू विधि से सम्पन्न प्रथम विवाह के होते हुये धर्म परिवर्तन कर दूसरा विवाह कर लेता है तो वह धारा 494 भारतीय दण्ड संहिता का अपराधी माना जाता है। यदि भारत में कोई विवाह हुआ है जो विदेश में वह किसी दूसरे जातिगत अधिनियम द्वारा विच्छिन्न नहीं हो सकता। जिस जातिगत नियमों के अन्तर्गत प्रथम विवाह हुआ है उसी के अन्तर्गत ही वह विच्छिन्न हो सकता है। मात्र धर्म परिवर्तन के द्वारा कोई भी विवाह नहीं हो सकेगा।

(9) उपधारणा

जो व्यक्ति यह जानते हुये कि अपराधी दूसरा विवाह कर रहा है उसके इस दूसरे विवाह के समय उपस्थित रहते हैं वे सभी अपराध के उपशमंन के अपराधी हैं। महाराष्ट्र राज्य *बनाम* मलानरामा (1960 क्रिमिनल लॉ जनरल, पृष्ठ 189) के प्रकरण में माननीय उच्च न्यायालय ने धारित किया है।

उपशमन के अपराध के प्रश्न पर धारा 107 भारतीय दण्ड प्रक्रिया संहिता के दूसरे स्पष्टीकरण में स्पष्ट लिखा है।

धारा 107—भारतीय दण्ड संहिता

किसी बात का दुष्प्रेरण

वह व्यक्ति किसी बात के किए जाने का दुष्प्रेरण करता है जो—

पहला—उस बात को करने के लिए किसी व्यक्ति को उकसाता है, अथवा

दूसरा—उस बात को करने के लिए किसी षड्यंत्र के अनुसरण में और उस बात को करने के उद्देश्य से, कोई कार्य या अवैध लोप घटित हो जाए, अथवा

तीसरा—उस बात के लिए किए जाने में किसी कार्य या अवैध लोग द्वारा साशय सहायता करता है।

स्पष्टीकरण—1

जो कोई व्यक्ति जान-बूझकर दुव्यपदेशन द्वारा या तात्विक तथ्य, जिसे प्रकट करने के लिए वह आबद्ध है, जान-बूझकर छिपाने द्वारा स्वेच्छा किसी बात का किया जाना कारित या अप्रात करने का प्रयत्न करता है, वह उस बात का किया जाना उकसाता है, यह कहा जाता है।

दृष्टांत

क एक लोक आफिसर, न्यायालय के वारण्ट द्वारा य को पकड़ने के लिए प्राधिकृत है। ख उस तथ्य को जानते हुए और यह भी जानते हुये कि ग, य नहीं हैं, क को जान-बूझकर यह व्यपदिष्ट करता है कि ग, य है, और तद्द्वारा साशय क से ग को पकड़वाता है। जहाँ ख, ग के पकड़े जाने का उकसाने द्वारा दुष्प्रेरण करता है।

स्पष्टीकरण 2

जब कोई या तो किसी कार्य के किए जाने से पूर्व या किए जाने के समय उस कार्य के लिए जाने को सुकर बनाने के लिए कोई बात करता है और तद्द्वारा उसके किए जाने को सुकर बनाता है, वह उस कार्य के करने में सहायता करता है, यह कहा जाता है।

इस स्पष्टीकरण में यह अत्यन्त स्पष्ट है कि जिस किसी को अपराध पूर्व अथवा अपराध के समय अपराध की जानकारी हो और वह अपराध के समय उपस्थित हो तो उस पर उपशमन का अपराध निरूपित होता है।

सिंधिया देवी *बनाम* उत्तर प्रदेश राज्य (1974 क्रिमिनल लॉ जनरल) के प्रकरण में उच्च न्यायालय ने स्पष्ट धारणा दी है कि जब एक बार विवाह कार्य सिद्ध हो जाता है तब न्यायालय यह उपधारित कर सकता है कि विवाह की सभी रीतियाँ सम्पन्न हुई हैं।

दहेज जन्य अपराध

दहेज निषेध अधिनियम सन् 1961 में लागू हुआ था। उस समय यह अधिनियम के अन्तर्गत अपराध असंज्ञेय थे। इस कारण दहेज के बहुत ही कम अपराध सामने आये। अतः समय की मांग के अनुसार सन् 1985 में इसे संशोधित किया गया। इस संशोधन के अन्तर्गत न केवल दहेज निषेध अधिनियम में संशोधन हुआ है वरन् इसी के अन्तर्गत भारतीय दण्ड संहिता एवं दण्ड संहिता प्रक्रिया में संशोधन हुए हैं।

11

दहेज निषेध अधिनियम के अन्तर्गत संशोधन

परिभाषा में संशोधन

सन् 1961 के अधिनियम में संशोधन हुआ है। 1961 के अधिनियम में दहेज विवाह की शर्त के रूप में स्वीकार की जाने वाली चल अथवा अचल सम्पत्ति को कहा जाता था किन्तु 1985 के संशोधन अधिनियम में "विवाह की शर्त" शब्द अलग कर दिया गया है एवं "विवाह के पूर्व एवं पश्चात्" शब्द जोड़ा गया है।

अब यदि कोई भी पक्षकार विवाह के समय उसके पूर्व में एवं पश्चात् जो चल या अचल सम्पत्ति पक्षकार स्वयं या उनके कुटुम्बजन ग्रहण करते हैं तो वह दहेज के अपराधी माने जा सकते हैं।

दण्ड में संशोधन

1961 के अधिनियम में दहेज अपराधी को 6 माह तक के कारवास एवं 5000, रु. तक के जुर्माने का प्रावधान था। सन् 1976 के संशोधन में दण्ड की अवधि 1 वर्ष कर दी गई एवं जुर्माना 5000, रु. ही रहा। पुनः 1985 के संशोधन में 2 वर्ष के कारावास एवं 10000, रु. तक के जुर्माने का प्रावधान निरूपित किया गया।

अपराध का प्रारूप

सन् 1961 के अधिनियम में दहेज लेना व देना दोनों असंज्ञेय अपराध के रूप में निरूति थे किन्तु सन् 1985 के संशोधन में दहेज को असंज्ञेय अपराध संशोधित किया गया है।

दंड प्रक्रिया संहिता में संशोधन

दहेज अपराध की प्रक्रिया संहिता की धारा 174 में संशोधन हुये हैं जिसके अन्तर्गत यदि विवाह के 7 वर्षों के भीतर अपराध हुआ है, एवं मृतिका के किसी सम्बन्धी ने प्रथम सूचना दी है या पुलिस को इस अपराध को लेकर कुछ शंका है तो पुलिस स्वयं जाँच कर सकती है। इसी के साथ धारा 498(क) भी दण्ड

प्रक्रिया संहिता में जोड़ा गया है जिसके अन्तर्गत पुलिस एवं दण्डाधिकारी द्वारा दहेज के अपराधियों की जाँच एवं न्यायालयीन प्रक्रिया की जा सकती है।

भारतीय दंड संहिता में संशोधन

भारतीय दंड संहिता की धारा 498 के आगे 498(क) जोड़ा गया है, जिसमें दहेज के अपराधियों को 3 वर्ष तक के कारावास एवं जुर्माना का प्रावधान दिया गया है।

12

घरेलू हिंसा से महिलाओं का संरक्षण अधिनियम 2005[1]

ऐसी महिलाओं के, जो कुटुंब के भीतर होने वाली किसी किस्म की हिंसा से पीड़ित हैं, संविधान के अधीन प्रत्याभूत अधिकारों के अधिक प्रभावी संरक्षण और उससे संबंधित या उसके आनुषांगिक विषयों का उपबंध करने के लिए अधिनियम।

भारत गणराज्य के 56वें वर्ष में संसद द्वारा निम्नलिखित रूप में यह अधिनियमित हो–

अध्याय 1

प्रारंभिक

1. संक्षिप्त नाम, विस्तार और प्रारंभ–

(1) इस अधिनियम का संक्षिप्त नाम घरेलू हिंसा से महिलाओं का संरक्षण अधिनियम 2005 है।

(2) इसका विस्तार जम्मू-कश्मीर राज्य के सिवाय संपूर्ण भारत पर है।

(3) यह उस तारीख को प्रवृत्त होगा, जिसे केन्द्रीय सरकार, राजपत्र में अधिसूचना द्वारा, नियत करे।

टिप्पणी

प्रवर्तन का दिनांक-महिला एवं बाल विकास मंत्रालय अधिसूचना क्र.का.आ. 1776 (अ) दिनांक 17 अक्तूबर, 2006, भारत का राजपत्र (असाधारण) भाग 2 खण्ड 3(2) दिनांक 17-10-2006 पृष्ठ 1 पर प्रकाशित- **घरेलू हिंसा से महिलाओं का संरक्षण अधिनियम, 2005** (2005 का 43) की धारा 1 की उपधारा (3) द्वारा प्रदत्त शक्तियों का प्रयोग करते हुए, केन्द्रीय सरकार इसके द्वारा अक्तूबर, 2006 के 26वें दिन को ऐसी तारीख नियत करती है, जिससे उक्त अधिनियम प्रवृत्त होगा।

---

1. राष्ट्रपति की स्वीकृति दिनांक 13 सितंबर 2005 को प्राप्त हुई। अधिनियम का अंग्रेजी पाठ भारत का राजपत्र (असाधारण) भाग 2 खण्ड दिनांक 14-9-2005 का पृष्ठ 1-12 पर प्रकाशित।

2. परिभाषायें-

इस अधिनियम में, जब तक कि संदर्भ से अन्यथा अपेक्षित न हो-

(क) **"व्यथित व्यक्ति"** से कोई ऐसी महिला अभिप्रेत है जो प्रत्यर्थी की घरेलू नातेदारी में है या रही है और जिसका अभिकथन है कि वह प्रत्यर्थी द्वारा किसी घरेलू हिंसा का शिकार रही है,

(ख) **"बालक"** से कोई ऐसा व्यक्ति अभिप्रेत है जो अठारह वर्ष से कम आयु का है और जिसके अंतर्गत कोई दत्तक, सौतेला या पोषित बालक है,

(ग) **"प्रतिकार आदेश"** से धारा 22 के निबंधनों के अनुसार अनुदत्त कोई आदेश अभिप्रेत है,

(घ) **"अभिरक्षा आदेश"** से धारा 21 के निबंधनों के अनुसार अनुदत्त कोई आदेश अभिप्रेत है,

(ङ) **"घरेलू घटना रिपोर्ट"** से ऐसी रिपोर्ट अभिप्रेत है जो किसी व्यथित व्यक्ति से घरेलू हिंसा की किसी शिकायत का प्राप्ति पर, विहित प्ररूप में तैयार की गई हो,

(च) **"घरेलू नातेदारी"** से ऐसे दो व्यक्तियों के बीच नातेदारी अभिप्रेत है, जो साक्षी गृहस्थी में एक-साथ रहते हैं या किसी समय एक-साथ रह चुके हैं, जब वे समरक्तता, विवाह द्वारा या विवाह, दत्तक ग्रहण की प्रकृति की किसी नातेदारी द्वारा संबधित हैं या एक अविभक्त कुटुंब के रूप में एक-साथ रहने वाले कुटुम्ब के सदस्य हैं,

(छ) **"घरेलू हिंसा"** का वही अर्थ है जो उसका धारा 3 में है,

(ज) **"दहेज"** का वही अर्थ होगा, जो दहेज प्रतिषेध अधिनियम, 1961 की धारा 2 में है,

(झ) **"मजिस्ट्रेट"** से उस क्षेत्र पर, जिसमें व्यथित व्यक्ति अस्थाई रूप से या अन्यथा निवास करता है या जिसमें प्रत्यर्थी निवास करता है या जिसमें घरेलू हिंसा का होना अभिकथित किया गया है, दंड प्रक्रिया संहिता, 1973 (1974 का 2) के अधीन अधिकारिता का प्रयोग करने वाला, यथास्थिति, प्रथम वर्ग न्यायिक मजिस्ट्रेट या महानगर मजिस्ट्रेट अभिप्रेत है,

(ञ) **"चिकित्सीय सुविधा"** से ऐसी सुविधा अभिप्रेत है जो इस अधिनियम के प्रयोजनों के लिए, राज्य सरकार द्वारा चिकित्सीय सुविधा अधिसूचित की जाए,

(ट) **"धनीय राहत"** से ऐसा प्रतिकर अभिप्रेत है जिसके लिये कोई मजिस्ट्रेट घरेलू हिंसा के फलस्वरूप व्यथित व्यक्ति द्वारा उपगत व्ययों और सहन की गई हानियों को पूरा करने के लिए, इस अधिनियम के अधीन किसी अनुतोष की ईप्सा करने वाले आवेदन की सुनवाई के दौरान, किसी प्रक्रम पर, व्यथित व्यक्ति को संदाय करने के लिए प्रत्यर्थी को आदेश दे सकेगा,

(ठ) **"अधिसूचना"** से राजपत्र में प्रकाशित कोई अधिसूचना अभिप्रेत है और "अधिसूचित" पद का तद्नुसार अर्थ लगाया जाएगा,

(ड) **"विहित"** से इस अधिनियम के अधीन बनाए गए नियमों द्वारा विहित अभिप्रेत है,

(ढ) **"संरक्षण अधिकारी"** से धारा 8 की उपधारा (1) के अधीन राज्य सरकार द्वारा नियुक्त कोई अधिकारी अभिप्रेत है,

(ण) **"संरक्षण आदेश"** से धारा 18 के निबंधनों के अनुसार किया गया कोई आदेश अभिप्रेत है,

(त) **"निवास आदेश"** से धारा 19 की उपधा (1) के निबंधनों के अनुसार दिया गया कोई आदेश अभिप्रेत है,

(थ) **"प्रत्यर्थी"** से कोई वयस्क पुरुष अभिप्रेत है जो व्यथित व्यक्ति की घरेलू नातेदारी में है या रहा है और जिसके विरुद्ध व्यथित व्यक्ति ने, इस अधिनियम के अधीन कोई अनुतोष चाहा है,

परंतु यह कि कोई व्यथित पत्नी या विवाह की प्रकृति की किसी नातेदारी में रहने वाली कोई महिला भी पति या पुरुष भागीदारी के किसी नातेदार के विरुद्ध शिकायत फाइल कर सकेगी,

(द) **"सेवा प्रदाता"** से धारा 10 की उपधारा (1) के अधीन रजिस्ट्रीकृत कोई अस्तित्व अभिप्रेत है,

(ध) **"साझी गृहस्थी"** से ऐसी गृहस्थी अभिप्रेत है, जहाँ व्यथित व्यक्ति रहता है या किसी घरेलू नातेदारी में या तो अकेले या प्रत्यर्थी के साथ किसी प्रक्रम पर रह चुका है और जिसके अंतर्गत ऐसी गृहस्थी

भी है जो चाहे उस व्यक्ति और प्रत्यर्थी के संयुक्ततः स्वामित्व या किरायेदारी में है, या उनमें से किसी के स्वामित्व या किरायेदारी में है, जिसके संबंध में या तो व्यथित व्यक्ति या प्रत्यर्थी या दोनों संयुक्त रूप से या अकेले, कोई अधिकारी, हक, हित या साम्या रखते हैं और जिसके अंतर्गत ऐसी गृहस्थी भी है जो ऐसे अविभक्त कुटुंब का अंग हो सकती है जिसका प्रत्यर्थी, इस बात पर ध्यान दिये बिना कि प्रत्यर्थी या व्यथित व्यक्ति का उस गृहस्थी में कोई अधिकार, हक या हित है, एक सदस्य है।

(न) **"आश्रय गृह"** से ऐसा कोई आश्रय गृह अभिप्रेत है, जिसको इस अधिनियम के प्रयोजनों के लिए राज्य सरकार द्वारा एक आश्रय गृह के रूप में, अधिसूचित किया जाए।

अध्याय 2

घरेलू हिंसा

3. घरेलू हिंसा की परिभाषा :

इस अधिनियम के प्रयोजनों के लिए प्रत्यर्थी का कोई कार्य, लोप या कुछ करना या आचरण, घरेलू हिंसा गठित करेगा, यदि वह–

(क) व्यथित व्यक्ति के स्वास्थ्य, सुरक्षा, जीवन, अंग की या चाहे उसकी मानसिक या शीरीरिक भलाई की अपहानि करता है, या उसे कोई क्षति पहुँचाता है या उसे संकटापन्न करता है, या उसकी ऐसा करने की प्रवृत्ति है और जिसके अंतर्गत शारीरिक दुरुयोग, लैंगिक दुरुपयोग, मौखिक और भावानात्मक दुरुपयोग और आर्थिक दुरुपयोग कारित करना भी है, या

(ख) किसी दहेज या अन्य संपत्ति या मूल्यवान् प्रतिभूति के लिये किसी विधि विरुद्ध माँग की पूर्ति के लिए उसे या उससे संबंधित किसी अन्य व्यक्ति को प्रपीड़ित करने की दृष्टि से व्यथित व्यक्ति का उत्पीड़न करता है या उसकी अपहानि करता है या उसे क्षति पहुँचाता है या संकटापन्न करता है, या

(ग) खंड (क) या खंड (ख) में वर्णित किसी आचरण द्वारा व्यथित व्यक्ति या उससे संबंधित किसी व्यक्ति पर धमकी का प्रभाव रखता है, या

(घ) व्यथित व्यक्ति को, अन्यथा क्षति पहुँचाता है या उत्पीड़न कारित करता है, चाहे वह शारीरिक हो या मानसिक।

स्पष्टीकरण 1–इस धारा के प्रयोजनों के लिए–

(1) "शारीरिक दुरुपयोग" से ऐसा कोई कार्य या आचरण अभिप्रेत है जो ऐसी प्रकृति का है, जो व्यथित व्यक्ति को शारीरिक पीड़ा, अपहानि या उसके जीवन, अंग या स्वास्थ्य को खतरा कारित करता है या उससे उसके स्वास्थ्य या विकास का ह्रास होता है और इसके अंतर्गत हमला, आपराधिक अभित्रास और आपराधिक बल भी है,

(2) "लैंगिक दुरुपयोग" से लैंगिक प्रकृति का कोई आचरण अभिप्रेत है, जो महिला की गरिमा का दुरुपयोग, अपमान, तिरस्कार करता है या उसका अन्यथा अतिक्रमण करता है,

(3) "मौखिक और भावनात्मक दुरुपयोग" के अन्तर्गत निम्नलिखित हैं-

(क) अपमान, उपहास, तिरस्कार, गाली और विशेष रूप से संतान या नर बालक के न होने के सबंध में अपमान या उपहास, और

(ख) किसी ऐसे व्यक्ति को शारीरिक पीड़ा कारित करने की लगातार धमकियाँ देना, जिसमें व्यथित व्यक्ति हितबद्ध है,

(4) "आर्थिक दुरुपयोग" के अंतर्गत निम्नलिखित हैं–

(क) ऐसे सभी या किन्हीं आर्थिक या वित्तीय संसाधनों, जिनके लिए व्यथित व्यक्ति किसी विधि या रूढ़ि के अधीन हकदार है, चाहे वे किसी न्यायालय के किसी आदेश के अधीन या अन्यथा संदेय हो या जिनकी व्यथित व्यक्ति किसी आवश्यकता के लिए, जिसके अंतर्गत व्यथित व्यक्ति और उसके बालकों, यदि कोई हों, के लिए घरेलू आवश्यकताएं भी हैं, किन्तु जो उन तक सीमित नहीं हैं, स्त्रीधन, व्यथित व्यक्ति द्वारा संयुक्त रूप से या पृथक्तः स्वामित्व वाली संपत्ति, साझी गृहस्थी और उसके रख-रखाव से संबंधित भाटक के संदाय, से वंचित करना,

(ख) गृहस्थी की चीजबस्त का व्यसन, आस्तियों का चाहे वे जंगम हों या स्थावर, मूल्यवान् वस्तुओं, शेयरों, प्रतिभूतियों, बंधपत्रों

और इसके सदृश या अन्य संपत्ति का कोई अन्य संक्रमण, जिसमें व्यथित व्यक्ति कोई हित रखता है या घरेलू नातेदारी के आधार पर उनके प्रयोग के लिए हकदार है या जिसकी व्यथित व्यक्ति या उसकी संतानों द्वारा युक्ति-युक्त रूप से अपेक्षा की जा सकती है या उसका स्त्रीधन या व्यथित व्यक्ति द्वारा संयुक्ततः या पृथकतः धारित करने वाली कोई अन्य संपत्ति, और

(ग) ऐसे संसाधनों या सुविधाओं तक, जिनका घरेलू नातेदारी के आधार पर कोई व्यथित व्यक्ति, उपयोग या उपभोग करने के लिए हकदार है, जिसके अन्तर्गत साझी गृहस्थी तक पहुँच भी है, लगातार पहुँच के लिए प्रतिषेध या निर्बन्धन।

स्पष्टीकरण 2—यह अवधारित करने के प्रयोजन के लिए कि क्या प्रत्यर्थी का कोई कार्य, लोप या कुछ करना या आचरण इस धारा के अधीन "घरेलू हिंसा" का गठन करता है, मामले के संपूर्ण तथ्यों और परिस्थितियों पर विचार किया जाएगा।

अध्याय 3

संरक्षण अधिकारियों, सेवा प्रदाताओं आदि की शक्तियाँ और कर्त्तव्य

4. संरक्षण अधिकारी को जानकारी का दिया जाना और जानकारी देने वाले के दायित्व का अपवर्जन—(1) कोई व्यक्ति, जिसके पास ऐसा विश्वास करने का कारण है कि घरेलू हिंसा का कोई कार्य हो चुका है या हो रहा है या किए जाने की संभावना है, तो वह संबद्ध संरक्षण अधिकारी को इसके बारे में जानकारी दे सकेगा।

(2) उपधारा (1) के प्रयोजन के लिए, किसी व्यक्ति द्वारा, सद्भाविक रूप से दी जाने वाली जानकारी के लिए, सिविल या दांडिक कोई दायित्व उपगत नहीं होगा।

5. पुलिस अधिकारियों, सेवा प्रदाताओं और मजिस्ट्रेट के कर्त्तव्य— कोई पुलिस अधिकारी, संरक्षण अधिकारी, सेवा प्रदाता या मजिस्ट्रेट जिसे घरेलू हिंसा की कोई शिकायत प्राप्त हुई है या जो घरेलू हिंसा की किसी घटना के स्थान पर अन्यथा उपस्थित है या जब घरेलू हिंसा की किसी घटना की रिपोर्ट उसको दी जाती है तो वह व्यथित व्यक्ति को-

(क) इस अधिनियम के अधीन, किसी संरक्षण आदेश, धनीय राहत के लिए किसी आदेश, किसी अभिरक्षा आदेश, किसी निवास आदेश, किसी प्रतिकर आदेश या ऐसे एक आदेश से अधिक के रूप में किसी राहत को अभिप्राप्त करने के लिए आवेदन करने के उसके अधिकार की;

आदेश से अधिक के रूप में किसी राहत को अभिप्राप्त करने के लिए आवेदन करने के उसके अधिकार की;

(ख) सेवा प्रदाताओं की सेवाओं की उपलब्धता की;

(ग) संरक्षण प्रदाताओं की सेवाओं की उपलब्धता की;

(घ) विधिक सेवा प्राधिकरण अधिनियम, 1987 के अधीन नि:शुल्क विधिक सेवा के उसके अधिकार की;

(ङ) जहाँ कहीं सुसंगत हो, भारतीय दंड संहिता की धारा 498–क के अधीन किसी परिवाद के फाइल करने के उसके अधिकार की जानकारी देगा।

परन्तु इस अधिनियम की किसी बात को किसी रीति में यह अर्थ नहीं लगाया जाएगा कि वह किसी पुलिस अधिकारी को किसी संज्ञेय अपराध के लिए जाने के बारे में जानकारी प्राप्त होने पर विधि के अनुसार कार्यवाही करने के लिए अपने कर्त्तव्य से अवमुक्त करती है।

6. आश्रयगृहों के कर्त्तव्य – यदि कोई व्यथित व्यक्ति या उसकी ओर से कोई संरक्षण अधिकारी या कोई सेवा प्रदाता, किसी आश्रय गृह के भारसाधक व्यक्ति से, उसको आश्रय उपलब्ध करने का अनुरोध करता है तो आश्रयगृह का ऐसा भारसाधक व्यक्ति, व्यथित व्यक्ति को, आश्रय गृह में आश्रय उपलब्ध कराएगा।

7. चिकित्सीय सुविधाओं के कर्त्तव्य – यदि कोई व्यथित व्यक्ति या उसकी ओर से कोई संरक्षण अधिकारी या कोई सेवा प्रदाता, किसी चिकित्सीय सुविधा के भारसाधक व्यक्ति से, उसको कोई चिकित्सीय सहायता उपलब्ध कराने का अनुरोध करता है तो चिकित्सीय सहायता उपलब्ध कराएगा।

8. संरक्षण अधिकारियों की नियुक्ति

(1) राज्य सरकार, अधिसूचना द्वारा, प्रत्येक जिले में उतने संरक्षण अधिकारी नियुक्त करेगी जितने वह आवश्यक समझे और वह उन

क्षेत्र या क्षेत्रों को भी अधिसूचित करेगी जिनके भीतर संरक्षण अधिकारी इस अधिनियम द्वारा या उसके अधीन उसको प्रदत्त शक्तियों का प्रयोग और कर्त्तव्यों का पालन करेगा।

(2) ऐसे संरक्षण अधिकारी, जहाँ तक संभव हो, महिलायें होंगी और उनके पास ऐसी अर्हताएं और अनुभव होगा, जो विहित किया जाए।

(3) संरक्षण अधिकारी और उसके अधीनस्थ अन्य अधिकारियों की सेवा के निबंधन और शर्तें ऐसी होंगी, जो विहित की जाएं।

9. संरक्षण अधिकारियों के कर्त्तव्य और कृत्य

(1) सरंक्षण अधिकारी के निम्नलिखित कर्त्तव्य होंगे-

(क) किसी मजिस्ट्रेट को, इस अधिनियम के अधीन उसके कृत्यों के निर्वहन में सहायता करना;

(ख) किसी मजिस्ट्रेट को किसी घरेलू हिंसा की शिकायत की प्राप्ति पर और उस पुलिस थाने के भारसाधक पुलिस अधिकारी को उसकी प्रतियाँ अग्रेषित करके, जिसकी अधिकारिता की स्थानीय सीमा के भीतर घरेलू हिंसा का होना अभिकथित किया गया है और उस क्षेत्र के सेवा प्रदाताओं को उसकी प्रतियाँ अग्रेषित करके किसी घरेलू घटना की रिपोर्ट ऐसे प्रारूप में और ऐसी रीति में जो विहित की जाए, करना;

(ग) किसी मजिस्ट्रेट को, यदि व्यथित व्यक्ति, किसी संरक्षण आदेश के जारी करने के लिए, अनुतोष का दावा करने की वांछा करता हो, तो ऐसे प्रारूप और ऐसी रीति में जो विहित की जाएं आवेदन करना;

(घ) यह सुनिश्चित करना कि किसी व्यथित व्यक्ति को विधिक सेवा प्राधिकरण अधिनियम, 1987 के अधीन विधिक सहायता उपलब्ध कराई जाती है, विहित प्रारूप को जिसमें शिकायत की जानी है, मुफ्त उपलब्ध कराए जाने को;

(ङ) सभी सेवा प्रदाताओं को जो मजिस्ट्रेट की अधिकारिता वाले स्थानीय क्षेत्र में, विधिक सहायता या परामर्श, आश्रयगृहों और चिकित्सीय सुविधा उपलब्ध कराते हैं, एक सूची का अनुरक्षण करना;

(च) यदि व्यथित व्यक्ति ऐसी अपेक्षा करता है तो कोई सुरक्षित आश्रयगृह का उपलब्ध कराना और किसी व्यक्ति को आश्रयगृह में सौंपते हुए, अपनी रिपोर्ट की एक प्रति पुलिस थाने को और उस क्षेत्र में अधिकारिता रखने वाले मजिस्ट्रेट को, जहाँ वह आश्रयगृह अवस्थित है, अग्रेषित करना;

(छ) यदि व्यथित व्यक्ति को शारीरिक क्षतियाँ हुई हैं तो उसका चिकित्सीय परीक्षण कराना और उसे क्षेत्र में जहाँ घरेलू हिंसा का होना अभिकथित किया गया है, पुलिस थाने को और अधिकारिता रखने वाले मजिस्ट्रेट को उस चिकित्सीय रिपोर्ट की एक प्रति अग्रेषित करना;

(ज) यह सुनिश्चित करना कि धारा 20 के अधीन धनीय राहत के लिए आदेश का, दण्ड प्रक्रिया संहिता, 1973 के अधीन विहित प्रक्रिया के अनुसार अनुपालन और निष्पादन हो गया है;

(झ) ऐसे अन्य कर्त्तव्यों का, जो विहित किए जाएं, पालन करना।

(2) संरक्षण अधिकारी, मजिस्ट्रेट के नियंत्रण और पर्यवेक्षक के अधीन होगा और वह इस अधिनियम द्वारा या उसके अधीन मजिस्ट्रेट और सरकार द्वारा उस पर अधिरोपित कर्त्तव्यों का पालन करेगा।

10. सेवा प्रदाता

(1) ऐसे नियमों के अधीन रहते हुए जो इस निमित्त बनाए जाएं, सोसाइटी रजिस्ट्रीकरण अधिनियम, 1860 (1860 का 21) के अधीन रजिस्ट्रीकृत कोई स्वैच्छिक संगम या कम्पनी अधिनियम, 1956 (1956 का 1) के अधीन या तत्समय प्रवृत्त किसी अन्य विधि के अधीन रजिस्ट्रीकृत कोई कम्पनी, जिसका उद्देश्य किसी विधिपूर्ण साधन द्वारा, महिलाओं के अधिकारों और हितों का संरक्षण करना है, जिसके अन्तर्गत विधिक सहायता, चिकित्सीय सहायता या अन्य सहायता उपलब्ध कराना भी है, स्वयं की इस अधिनियम के प्रयोजनों के लिए एक सेवा-प्रदाता के रूप में राज्य सरकार के पास रजिस्टर कराएगी।

(2) किसी सेवा प्रदाता के पास, जो उपधारा (1) के अधीन रजिस्ट्रीकृत है, निम्नलिखित शक्तियाँ होंगी–

(क) यदि व्यथित व्यक्ति ऐसी वांछा करता हो तो विहित रूप में घरेलू हिंसा की रिपोर्ट अभिलिखित करना और उसकी एक प्रति उस क्षेत्र में, जहाँ घरेलू हिंसा हुई है, चिकित्सीय रिपोर्ट की प्रति अग्रेषित करना;

(ख) व्यथित व्यक्ति ऐसी वांछा करता हो तो विहित रूप में घरेलू हिंसा की रिपोर्ट अभिलिखित करना और उसकी एक प्रति, उस क्षेत्र में, जहाँ घरेलू हिंसा हुई है, अधिकारिता रखने वाले मजिस्ट्रेट और संरक्षण अधिकारी को अग्रेषित करना;

(ग) यह सुनिश्चित करना कि व्यथित व्यक्ति को, आश्रयगृह में आश्रय उपलब्ध कराया जाता है। यदि वह ऐसी वांछा करती है और व्यथित व्यक्ति को, आश्रयगृह में सौंपे जोने की रिपोर्ट, उस पुलिस थाने को, जिसकी स्थानीय सीमा के भीतर घरेलू हिंसा हुई है, अग्रेषित करना।

(3) इस अधिनियम के अधीन, घरेलू हिंसा के निवारण हेतु शक्तियों के या कृत्यों के निर्वहन में, सद्भावपूर्वक की गई या की जाने के लिए आशयित किसी बात के लिए कोई भी वाद, अभियोजन या अन्य विधिक कार्यवाही, किसी सेवा प्रदाता के किसी सदस्य के, जो इस अधिनियम के अधीन कार्य कर रहा है या करने वाला समझा जाता है या करने के लिए तात्पर्यित है, विरुद्ध न होगी।

11. सरकार के कर्त्तव्य

केन्द्रीय सरकार और राज्य सरकार यह सुनिश्चित करने के लिए सभी उपाय करेगी कि-

(क) इस अधिनियम के उपबन्धों का नियमित अन्तरालों पर, लोक मीडिया के माध्यम से व्यापक प्रचार किया जाता है जिसके अन्तर्गत टेलीविजन, रेडियो और प्रिंट मीडिया है;

(ख) केन्द्रीय सरकार और राज्य सरकार के अधिकारियों के जिनके अन्तर्गत पुलिस अधिकारी और न्यायिक सेवाओं के सदस्य भी हैं, इस अधिनियम द्वारा उठाए गए विवाद्यकों पर समय-समय पर सुग्राहीकरण और जानकारी प्रशिक्षण दिया गया है;

(ग) विधि, गृह मामलों से संव्यव्हार करने वाले उन सम्बद्ध मंत्रालयों और विभागों द्वारा जिनके अन्तर्गत घरेलू हिंसा के विवाद्यकों को उठाने के लिए विधि व्यवस्था, स्वास्थ्य और मानव संसाधन भी हैं, उपलब्ध कराई गई सेवाओं के बीच प्रभावी समन्वय स्थापित किया गया है और उसका कालिक नियत पुनर्विलोकन किया जाता है;

(घ) इस अधिनियम के अधीन महिलाओं को सेवाओं के परिदान से सम्बद्ध विभिन्न मंत्रालयों के लिए प्रोटोकाल, जिसके अन्तर्गत न्यायालय तैयार करना और उन्हें प्रतिष्ठापित करना भी है।

अध्याय 4

अनुतोषों के आदेश अभिप्राप्त करने के लिए प्रक्रिया

12. मजिस्ट्रेट को आवेदन

(1) कोई व्यथित व्यक्ति या संरक्षण अधिकारी या व्यथित की ओर से कोई अन्य व्यक्ति, इस अधिनियम के अधीन एक या अधिक अनुतोष प्राप्त करने के लिए मजिस्ट्रेट को आवेदन प्रस्तुत कर सकेगा।

परन्तु मजिस्ट्रेट, ऐसे आवेदन कोई आदेश पारित करने से पहले संरक्षण अधिकारी या सेवा प्रदाता से उसके द्वारा प्राप्त, किसी घरेलू हिंसा की रिपोर्ट पर विचार करेगा।

(2) उपधारा (1) के अधीन ईप्सित किसी अनुतोष में वह अनुतोष भी सम्मिलित हो सकेगा जिसके लिए किसी प्रत्यर्थी द्वारा की गई घरेलू हिंसा के कार्यों द्वारा कारित की गई क्षतियों के लिए प्रतिकर या नुकसान के लिए वाद संस्थित करने के ऐसे व्यक्ति के अधिकार पर प्रतिकूल प्रभाव डाले बिना, किसी प्रतिकर या नुकसान के संदाय के लिए कोई आदेश जारी किया जाता है।

परन्तु जहाँ किसी न्यायालय द्वारा, प्रतिकर या नुकसानी के रूप में किसी रकम के लिए, व्यथित व्यक्ति के पक्ष में कोई डिक्री पारित की गई है यदि इस अधिनियम के अधीन, मजिस्ट्रेट द्वारा किए गए आदेश के अनुसरण में कोई रकम संदत्त की गई है या संदेय है तो ऐसी डिक्री के अधीन संदेय रकम के विरुद्ध मुजरा होगी और सिविल प्रक्रिया संहिता, 1908 में या तत्समय प्रवृत्त किसी अन्य विधि में किसी बात के होते हुए भी वह डिक्री, इस प्रकार मुजरा किए जाने के पश्चात् अतिशेष रकम के लिए, यदि कोई हो, निष्पादित की जाएगी।

(3) उपधारा (1) के अधीन प्रत्येक आवेदन, ऐसे प्रारूप में और ऐसी विशिष्टयाँ जो विहित की जाएं या यथासम्भव उसके निकटतम रूप में अन्तर्विष्ट होगा।

(4) मजिस्ट्रेट, सुनवाई की पहली तारीख नियत करेगा जो न्यायालय द्वारा आवेदन की प्राप्ति की तारीख से सामान्यतः तीन दिन से अधिक नहीं होगी।

(5) मजिस्ट्रेट, उपधारा (1) के अधीन दिए गए प्रत्येक आवेदन को प्रथम सुनवाई की तारीख से साठ दिन की अवधि के भीतर निपटारा करने का प्रयास करेगा।

13. सूचना की तामील

(1) धारा 12 के अधीन नियत की गई सुनवाई की तारीख की सूचना, मजिस्ट्रेट द्वारा संरक्षण अधिकारी को दी जाएगी जो प्रत्यर्थी पर और मजिस्ट्रेट द्वारा निदेशित किसी अन्य व्यक्ति पर, ऐसे साधनों द्वारा जो उसकी प्राप्ति की तारीख से अधिकतम दो दिन की अवधि के भीतर या ऐसे अतिरिक्त युक्ति-युक्त समय के भीतर जो मजिस्ट्रेट द्वारा अनुज्ञात किया जाए, तामील करवाएगा।

(2) संरक्षण अधिकारी द्वारा की गई सूचना की तामील की घोषणा, ऐसे प्रारूप में जो विहित किया जाए, इस बात का सबूत होगी कि ऐसी सूचना की तामील प्रत्यर्थी पर और मजिस्ट्रेट द्वारा निदेशित किया अन्य व्यक्ति पर कर दी गई है, जब तक प्रतिकूल साबित नहीं कर दिया जाता है।

14. परामर्श

(1) मजिस्ट्रेट, इस अधिनियम के अधीन कार्यवाहियों के किसी प्रक्रम, पर, प्रत्यर्थी, या व्यथित व्यक्ति को, अकेले या संयुक्तः सेवा प्रदाता के किस सदस्य से, जो परामर्श में ऐसी अर्हताएं और अनुभव रखता है, जो विहित की जाएं, परामर्श लेने का निर्देश दे सकेगा।

(2) जहाँ मजिस्ट्रेट ने उपधारा (1) के अधीन कोई निदेश जारी किया है, वहाँ वह मामले की सुनवाई की अगली तारीख, दो मास से अनाधिक अवधि के भीतर नियत करेगा।

15. कल्याण विशेषज्ञ की सहायता

इस अधिनियम के अधीन किन्हीं कार्यवाहियों में, मजिस्ट्रेट अपने कृत्यों के निर्वहन में अपनी सहायता के प्रयोजन के लिए, ऐसे व्यक्ति की, अधिमानतः किसी महिला की, चाहे वह व्यथित व्यक्ति की नातेदार हो या नहीं, जो वह उचित समझे, इसके अन्तर्गत ऐसा व्यक्ति भी है जो परिवार के संवर्धन में लगा हुआ है, सेवाएं प्राप्त कर सकेगा।

16. कार्यवाहियों का बन्द कमरे में किया जाना

यदि मजिस्ट्रेट ऐसा समझता है कि मामले की परिस्थितियों के कारण ऐसा आवश्यक है और यदि कार्यवाहियों का कोई पक्षकार ऐसी वांछा करे, जो वह इस अधिनियम के अधीन, कार्यवाहियाँ बन्द कमरे में संचालित कर सकेगा।

17. साझी गृहस्थी में निवास करने का अधिकार

(1) तत्समय प्रवृत्त किसी अन्य विधि के होते हुए भी, घरेलू नातेदारी में प्रत्येक महिला को साझी गृहस्थी में निवास करने का अधिकार होगा चाहे वह उसमें कोई अधिकार, हक या फायदाप्रत हित रखती हो या नहीं।

(2) विधि द्वारा स्थापित प्रक्रिया के अनुसरण में, के सिवाय, कोई व्यथित व्यक्ति, प्रत्यर्थी द्वारा किसी साझी गृहस्थी या उसके किसी भाग से बेदखल या अपवर्जित नहीं किया जाएगा।

18. संरक्षण आदेश

मजिस्ट्रेट, व्यथित व्यक्ति और प्रत्यर्थी को सुनवाई का एक अवसर दिए जाने के पश्चात् और उसका प्रथम दृष्टया समाधान होने पर कि घरेलू हिंसा हुई है या होने वाली है, व्यथित व्यक्ति के पक्ष में तथा प्रत्यर्थी को निम्नलिखित से प्रतिसिद्ध करते हुए एक संरक्षण आदेश पारित कर सकेगा,-

(क) घरेलू हिंसा के किसी कार्य को करना;

(ख) घरेलू हिंसा के कार्यों के कारित करने में सहायता या दुष्प्रेरित करना;

(ग) व्यथित व्यक्ति के नियोजन के स्थान में या यदि व्यथित व्यक्ति बालक है, तो उसके विद्यालय में या किसी अन्य स्थान में जहाँ व्यथित बार-बार आता जाता है, प्रवेश करना;

(घ) व्यथित व्यक्ति से सम्पर्क करने का प्रयत्न करना, चाहे वह किसी रूप में हो, इसके अन्तर्गत वैयक्ति, मौखिक या लिखित या इलैक्ट्रॉनिक या दूरभाषीय सम्पर्क भी है;

(ङ) किन्हीं आस्तियों का अन्य संक्रमण करना, उन बैंक लाकरों या बैंक खातों का प्रचालन करना जिनका दोनों पक्षों द्वारा प्रयोग या धारण या उपयोग व्यथित व्यक्ति और प्रत्यर्थी द्वारा संयुक्तत: या प्रत्यर्थी द्वारा अकेले किया जा रहा है, जिसके अन्तर्गत उसका स्त्रीधन या अन्य कोई सम्पत्ति भी है, जो मजिस्ट्रेट की इजाजत के

बिना या तो पक्षकारों द्वारा संयुक्ततः या उनके द्वारा पृथकतः धारित हुई हैं;

(च) आश्रितों, अन्य नातेदारों या किसी ऐसे व्यक्ति को जो व्यथित व्यक्ति को घरेलू हिंसा के विरुद्ध सहायता देता है, के साथ हिंसा कारित करना;

(छ) ऐसा कोई अन्य कार्य करना जो संरक्षण आदेश में विनिर्दिष्ट किया गया है।

19. निवास आदेश

(1) धारा 12 की उपधारा (1) के अधीन किसी आवेदन का निपटारा करते समय, मजिस्ट्रेट, यह समाधान होने पर कि घरेलू हिंसा हुई है तो निम्नलिखित निवास आदेश पारित कर सकेगा–

(क) साझी गृहस्थी से, किसी व्यथित व्यक्ति के कब्जे को बेकब्जा करना या किसी अन्य रीति में उस कब्जे में विघ्न डालने स प्रत्यर्थी को अवरुद्ध करना, चाहे प्रत्यर्थी, उस साझी गृहस्थी में विधिक या साधारण रूप से हित रखता है या नहीं;

(ख) प्रत्यर्थी को, किसी साझी गृहस्थी के अन्यसंक्रान्त करने या व्ययथित करने या उसके विल्लंगम करने से अवरुद्ध करना;

(ग) प्रत्यर्थी को, मजिस्ट्रेट की इजाजत के सिवाय, साझी गृहस्थी में अपने अधिकार त्यजन से, अवरुद्ध करना; या

(घ) प्रत्यर्थी को, व्यथित व्यक्ति के लिए उसी स्तर की आनुकल्पिक वास सुविधा जैसी वह साझी गृहस्थी में उपभोग कर रही थी या उसके लिए किराए का संदाय करने यदि परिस्थितियाँ ऐसी अपेक्षा करें, सुनिश्चित करने के लिए निर्देश करना।

(2) मजिस्ट्रेट व्यथित व्यक्ति या ऐसे व्यथित व्यक्ति की किसी सन्तान की सुरक्षा के लिए संरक्षण देने या सुरक्षा देने या सुरक्षा की व्यवस्था करने के लिए कोई अतिरिक्त शर्त अधिरोपित कर सकेगा या कोई अन्य निदेश पारित कर सकेगा जो वह युक्तियुक्त रूप से आवश्यक समझे।

(3) मजिस्ट्रेट घरेलू हिंसा निवारण के लिए प्रत्यर्थी से, एक बन्धपत्र, प्रतिभूओं सहित या उसके बिना निष्पादित करने की अपेक्षा कर सकेगा।

(4) उपधारा (3) के अधीन कोई आदेश दण्ड प्रक्रिया संहिता, 1973 (1974 का 2) के अध्याय 8 के अधीन किया गया कोई आदेश समझा जाएगा और तद्नुसार कार्यवाही की जाएगी।

(5) उपधारा (1), उपधारा (2) या उपधारा (3) के अधीन किसी आदेश को पारित करते समय, न्यायालय, उस व्यथित व्यक्ति को संरक्षण देने के लिए या उसकी सहायता के लिए या आदेश के क्रियान्वयन में उसकी ओर से आवेदन करने वाले व्यक्ति के लिए, निकटतम पुलिस थाने के भारसाधक अधिकारी को निदेश देते हुए आदेश भी पारित कर सकेगी।

(6) उपधारा (1) के अधीन कोई आदेश करते समय, मजिस्ट्रेट पक्षकारों की वित्तीय आवश्यकताओं और संसाधनों को ध्यान में रखते हुए किराए और अन्य संदायों के निर्मोचन से सम्बन्धित बाध्यताओं को प्रत्यर्थी पर अधिरोपित कर सकेगा।

(7) मजिस्ट्रेट उस पुलिस थाने के भारसाधक अधिकारी को, जिसकी अधिकारिता में संरक्षण आदेश के कार्यान्वयन में सहायता करने के लिए मजिस्ट्रेट के पास पहुँचता है, निर्देश कर सकेगा।

(8) मजिस्ट्रेट व्यथित व्यक्ति को उसके स्त्रीधन या किसी अन्य सम्पत्ति या मूल्वान् प्रतिभूति को, जिसके लिए वह हकदार है, कब्जा लौटाने के लिए प्रत्यर्थी को निर्देश दे सकेगा।

20. धनीय अनुतोष

(1) धारा 12 की उपधारा (1) के अधीन किसी आवेदन का निपटारा करते समय, मजिस्ट्रेट घरेलू हिंसा के परिणामस्वरूप व्यथित व्यक्ति और व्यथित व्यक्ति की किसी सन्तान को उपगत व्यय और कारित नुकसान की पूर्ति के लिए धनीय अनुतोष का संदाय करने के लिए प्रत्यर्थी को निदेश दे सकेगा और ऐसे अनुतोष में निम्नलिखित सम्मिलित हो सकेंगे किन्तु यह निम्नलिखित तक ही सीमित नहीं होगी–

(क) उपार्जनों की हानि,

(ख) चिकित्सीय खर्चे,

(ग) व्यथित व्यक्ति के नियंत्रण में से किसी सम्पत्ति को नाश, नुकसानी या हटाए जाने के कारण हुई हानि; और

(घ) उसकी सन्तान, यदि कोई हो के साथ-साथ व्यथित व्यक्ति के

लिए भरण-पोषण, जिसमें दण्ड प्रक्रिया संहिता, 1973 (1974 का 2) की धारा 125 या तत्समय प्रवृत्त किसी अन्य विधि के अधीन कोई आदेश या भरण-पोषण के आदेश के अतिरिक्त कोई आदेश सम्मिलित है।

(2) इस धारा के अधीन अनुदत्त धनीय, पर्याप्त, उचित और युक्ति-युक्त होगा तथा उस जीवन स्तर से, जिसका व्यथित व्यक्ति अभ्यस्थ है, संगत होगा।

(3) मजिस्ट्रेट को, जैसा मामले की प्रकृति और परिस्थितियाँ, अपेक्षा करें, भरण-पोषण के एक समुचित संदाय या मासिक संदाय का आदेश देने की शक्ति होगी।

(4) मजिस्ट्रेट आवेदन के पक्षकारों को और पुलिस थाने के भारसाधक को, जिसकी स्थानीय सीमाओं की अधिकारिता में प्रत्यर्थी निवास करता है, उपधारा (1) के अधीन दी गई धनीय अनुतोष के आदेश की एक प्रति भेजेगा।

(5) प्रत्यर्थी, उपधारा (1) के अधीन आदेश में विनिर्दिष्ट अवधि के भीतर व्यथित व्यक्ति को अनुदत्त धनीय अनुतोष का संदाय करेगा।

(6) उपधारा (1) के अधीन आदेश के निबन्धनों में संदाय करने के लिए प्रत्यर्थी की ओर से असफलता पर, मजिस्ट्रेट प्रत्यर्थी के नियोजक को या ऋणी को, व्यथित व्यक्ति को प्रत्यक्षतः संदाय करने या मजदूरी या वेतन का एक भाग न्यायालय में जमा करने या शोध्य ऋण या प्रत्यर्थी के खाते में शोध्य या उद्भूत ऋण को, जो प्रत्यर्थी द्वारा संदेय धनीय अनुतोष में समायोजित कर ली जाएगी जमा करने का निदेश दे सकेगा।

21. अभिरक्षा आदेश

तत्समय प्रवृत्त किसी अन्य विधि में अन्तर्विष्ट किसी बात के होते हुए भी, मजिस्ट्रेट, इस अधिनियम के अधीन संरक्षण आदेश या किसी अन्य अनुतोष करने के लिए आवेदन की सुनवाई के किसी प्रक्रम पर व्यथित व्यक्ति को या उसकी ओर से आवेदन करने वाले व्यक्ति को किसी सन्तान की अस्थायी अभिरक्षा दे सकेगा और यदि आवश्यक हो प्रत्यर्थी द्वारा ऐसी सन्तान को देखने का प्रबन्ध विनिर्दिष्ट कर सकेगा।

परन्तु, यदि मजिस्ट्रेट की यह राय है कि प्रत्यर्थी की कोई भेंट सन्तान के हितों के लिए हानिकारक हो सकती है तो मजिस्ट्रेट ऐसी भेंट करने को अनुज्ञात करने से इन्कार करेगा।

22. प्रतिकर आदेश

अन्य अनुतोषों के अतिरिक्त, जो इस अधिनियम के अधीन अनुदत्त की जाएं, मजिस्ट्रेट व्यथित व्यक्ति द्वारा किए गए आवेदन पर, प्रत्यर्थी को क्षति के लिए, जिसके अन्तर्गत उस प्रत्यर्थी द्वारा की गई घरेलू हिंसा के कार्यों द्वारा मानसिक यातना और भावनात्मक संकट सम्मिलित हैं, प्रतिकर और नुकसानी का संदाय करने के लिए प्रत्यर्थी को निर्देश देने का आदेश पारित कर सकेगा।

23. अन्तरिम और एकपक्षीय आदेश देने की शक्ति

(1) मजिस्ट्रेट इस अधिनियम के अधीन उसके समक्ष किसी कार्यवाही में, ऐसा अन्तरिम आदेश, जो उचित और न्यायोचित हो, पारित कर सकेगा।

(2) यदि मजिस्ट्रेट का यह समाधान हो जाता है कि प्रथम दृष्टया कोई आवेदन यह प्रकट करता है कि प्रत्यर्थी घरेलू हिंसा का कोई कार्य कर सकता है, तो वह ऐसे प्ररूप में, जो विहित किया जाए यथास्थिति, धारा 18, 19, 20, 21 या, यथास्थिति, धारा 22 के अधीन व्यथित व्यक्ति के शपथपत्र के आधार पर, प्रत्यर्थी के विरुद्ध एकपक्षीय आदेश दे सकेगा।

24. न्यायालय को आदेश की प्रतियों का निःशुल्क दिया जाना

मजिस्ट्रेट सभी मामलों में, जहाँ उसने इस अधिनियम के अधीन कोई आदेश पारित कर दिया है वहाँ यह आदेश देगा कि ऐसे आदेश की एक प्रति आवेदन के पक्षकारों को, उस पुलिस थाने के भारसाधक पुलिस अधिकारी को, जिसकी अधिकारिता में मजिस्ट्रेट के पास आवेदन किया गया है और न्यायालय की अधिकारिता की स्थानीय सीमाओं के भीतर कोई सेवा प्रदाता अवस्थित है और यदि किसी सेवा प्रदाता ने उस सेवा प्रदाता को किसी घरेलू रिपोर्ट को रजिस्ट्रीकृत किया है, निःशुल्क देगा।

25. आदेशों की अवधि और उसमें परिवर्तन

(1) धारा 18 के अधीन किया गया संरक्षण आदेश तब तक प्रवृत्त होगा जब तक व्यथित व्यक्ति निर्मोचन के लिए आवेदन करता है।

(2) यदि मजिस्ट्रेट का व्यथित व्यक्ति या प्रत्यर्थी से किसी आवेदन की प्राप्ति पर यह समाधान हो जाता है कि इस अधिनियम के अधीन किए गए किसी आदेश में परिवर्तन, उपान्तरण या प्रतिसंहरण परिस्थितियों में परिवर्तन के कारण अपेक्षित है तो वह लेखबद्ध किए जाने वाले कारणों से ऐसा आदेश, जो वह समुचित समझे, पारित कर सकेगा।

26. अन्य वादों और विधिक कार्यवाहियों में अनुतोष

(1) धारा 18, 19, 20, 21 और धारा 22 के अधीन उपलब्ध कोई अनुतोष, किसी सिविल न्यायालय, कुटुम्ब न्यायालय या किसी दाण्डिक न्यायालय के समक्ष व्यथित व्यक्ति और प्रत्यर्थी को प्रभावित करने वाली विधिक कार्यवाही में भी, चाहे ऐसी कार्यवाही इस अधिनियम के प्रारम्भ से पूर्व या उसके पश्चात् आरम्भ की गई हो, ईप्सित किया जा सकेगा।

(2) उपधारा (1) में निर्दिष्ट कोई अनुतोष के अतिरिक्त और उसके साथ-साथ कि व्यथित व्यक्ति, किसी सिविल या दाण्डिक न्यायालय के समक्ष ऐसे वाद या विधिक कार्यवाही में वांछा कर सकेगा, ईप्सित किया जा सकेगा।

(3) किसी मामले में, इस अधिनियम के अधीन किसी कार्यवाही से भिन्न किन्हीं कार्यवाहियों में व्यथित व्यक्ति द्वारा कोई अनुतोष अभिप्राप्त कर लिया है, तो वह ऐसे अनुतोष को अनुदत्त करने के लिए मजिस्ट्रेट को सूचित करने के लिए बाध्य होगा।

27. अधिकारिता

(1) यथास्थिति, प्रथम वर्ग के न्यायिक मजिस्ट्रेट या महानगर मजिस्ट्रेट का न्यायालय, जिसकी स्थानीय सीमाओं के भीतर, जहाँ–

(क) व्यथित व्यक्ति स्थायी रूप से या अस्थायी रूप से निवास करता है या कारोबार करता है या नियोजित है, या

(ख) प्रत्यर्थी निवास करता है या कारोबार करता है या नियोजित है, या

(ग) हेतुक उद्भूत होता है।

इस अधिनियम के अधीन कोई संरक्षण आदेश और अन्य आदेश अनुदत्त करने और इस अधिनियम के अधीन अपराधों का विचारण करने के लिए सक्षम न्यायालय होगा।

(2) इस अधिनियम के अधीन किया गया कोई आदेश समस्त भारत में प्रवर्तनीय होगा।

28. प्रक्रिया

(1) इस अधिनियम में अन्यथा उपबन्धित के सिवाय धारा 12, 18, 19, 20, 21, 22 और धारा 23 के अधीन सभी कार्यवाहियाँ और धारा 31 के अधीन अपराध, दण्ड प्रक्रिया संहिता, 1973 (1974 का 2) के उपबन्धों द्वारा शासित होंगे।

(2) उपधारा (1) की कोई बात, धारा 12 के अधीन या धारा 23 की उपधारा (2) के अधीन किसी आवेदन के निपटारे के लिए अपनी स्वयं की प्रक्रिया अधिकथित करने से निवारित नहीं करेगी।

29. अपील

उस तारीख से, जिसका मजिस्ट्रेट द्वारा किए गए आदेश की, यथास्थिति व्यथित व्यक्ति या प्रत्यर्थी को, इनमें से जो भी पश्चात्वर्ती हो, तामील की जाती है, तीस दिनों के भीतर सेशन न्यायालय में कोई अपील की जाएगी।

अध्याय 5

प्रकीर्ण

30. संरक्षण अधिकारियों और सेवा प्रदाताओं के सदस्यों का लोक सेवक होना

इस अधिनियम के उपबन्धों या उसके अधीन बनाए गए किन्हीं नियमों या आदेशों के अनुसरण में कार्य कर रहे या कार्य करने के लिए तात्पर्यित संरक्षण अधिकारी और सेवा प्रदाताओं के सदस्य, भारतीय दण्ड संहिता (1860 का 45) की धारा 21 के अर्थान्तर्गत लोक सेवक समझे जाएंगे।

31. प्रत्यर्थी द्वारा संरक्षण आदेश के भंग के लिए शास्ति

(1) प्रत्यर्थी द्वारा संरक्षण आदेश या किसी अन्तरिम संरक्षण आदेश का भंग, इस अधिनियम के अधीन एक अपराध होगा और ऐसी अवधि के कारावास से जो एक वर्ष तक की हो सकेगी या जुर्माने से जो बीस हजार रुपए तक का हो सकेगा या दोनों से दण्डनीय होगा।

(2) उपधारा (1) के अधीन अपराध का विचारण यथासाध्य उस मजिस्ट्रेट द्वारा किया जायेगा जिसने अभियुक्त द्वारा कारित किए गए अभिकथित भंग के लिए आदेश पारित किया था।

(3) उपधारा (1) के अधीन आरोपों को विरचित करते समय, मजिस्ट्रेट, भारतीय दण्ड संहिता (1860 का 45) की धारा 498क या उस संहिता के किसी अन्य उपबन्ध या दहेज प्रतिषेध अधिनियम, 1961 (1961 का 28) के अधीन आरोपों को भी विरचित कर सकेगा, यदि तथ्यों से यह प्रकट होता है कि उन उपबन्धों के अधीन कोई अपराध हुआ है।

32. संज्ञान और सबूत

(1) दण्ड प्रक्रिया संहिता, 1973 (1974 का 2) में अन्तर्विष्ट किसी बात के होते हुए भी धारा 31 की उपधारा (1) के अधीन अपराध संज्ञेय और अजमानतीय होगा।

(2) व्यथित व्यक्ति के एकमात्र परिसाक्ष्य पर, न्यायालय यह निष्कर्ष निकाल सकेगा कि धारा 31 की उपधारा (1) के अधीन अभियुक्त द्वारा कोई अपराध किया गया है।

33. संरक्षण अधिकारी द्वारा कर्त्तव्यों का निर्वहन न करने के लिए शासित

यदि कोई संरक्षण अधिकारी, संरक्षण आदेश में मजिस्ट्रेट द्वारा तथा निदेशित अपने कर्त्तव्यों का, किसी पर्याप्त हेतुक के बिना, निर्वहन करने में असफल रहता है या इन्कार करता है तो उसे ऐसी अवधि के कारावास से जो एक वर्ष तक की हो सकेगी या जुर्माने से, जो बीस हजार रुपए तक का हो सकेगा या दोनों से दण्डित किया जाएगा।

34. संरक्षण अधिकारी द्वारा किए अपराध का संज्ञान

संरक्षण अधिकारी के विरुद्ध कोई अभियोजन या अन्य विधिक कार्यवाही तक नहीं होगी जब तक राज्य सरकार या इस निमित्त उसके द्वारा प्राधिकृत किसी अधिकारी की पूर्व मंजूरी से कोई परिवाद फाइल नहीं किया जाता है।

35. सद्‌भावपूर्वक की गई कार्यवाही के लिए संरक्षण

इस अधिनियम या उसके अधीन बनाए गए किसी नियम या किए गए आदेश के अधीन सद्‌भावपूर्वक की गई या की जाने के लिए आशयित किसी बात से कारित या कारित होने वाले किसी नुकसान के लिए कोई भी वाद, अभियोजन या अन्य विधिक कार्यवाही संरक्षण अधिकारी के विरुद्ध नहीं होगी।

36. अधिनियम का किसी अन्य विधि के अल्पीकरण में न होना

इस अधिनियम के उपबन्ध, तत्समय प्रवृत्त किसी अन्य विधि के उपबन्धों के अतिरिक्त और न कि उनके अन्यूनीकरण में होंगे।

37. केन्द्रीय सरकार की नियम बनाने की शक्ति

(1) केन्द्रीय सरकार इस अधिनियम के उपबन्धों को कार्यान्वित करने के लिए अधिसूचना द्वारा नियम बना सकेगी। (2) विशिष्ट और पूर्वगामी शक्ति की व्यापकता पर प्रतिकूल प्रभाव डाले बिना ऐसे नियम निम्नलिखित सभी या किन्हीं विषयों के लिए उपबंध कर सकेंगे, अर्थात्–

(क) वे अर्हताएं और अनुभव, जो धारा 8 की उपधारा (2) के अधीन किसी संरक्षण अधिकारी के पास होंगे;

(ख) धारा 8 की उपधारा (3) के अधीन संरक्षण अधिकारी और उसके अधीनस्थ अन्य अधिकारियों की सेवा के निबन्धन की शर्तें;

(ग) वह प्रारूप और रीति जिसमें धारा 9 की उपधारा (1) के खण्ड (ख) अधीन कोई घरेलू घटना रिपोर्ट बनाई जा सकेगी;

(घ) वह प्रारूप और रीति जिसमें धारा 9 की उपधारा (1) के खण्ड (ग) के अधीन संरक्षण आदेश के लिए मजिस्ट्रेट को कोई आवेदन किया जा सकेगा;

(ङ) वह प्रारूप जिसमें धारा 9 की उपधारा (1) खण्ड (घ) के अधीन कोई परिवाद फाइल किया जाएगा;

(च) धारा 9 की उपधारा (1) खण्ड (झ) के अधीन संरक्षण अधिकारी द्वारा किए जाने वाले अन्य कर्त्तव्य;

(छ) धारा 10 की उपधारा (1) के अधीन सेवा प्रदाताओं के रजिस्ट्रीकरण को विनियमित करने के नियम;

(ज) वह प्रारूप जिसमें इस अधिनियम के अधीन अनुतोष की वांछा करने के लिए धारा 12 की उपधारा (1) के लिए कोई आवेदन और वे विशिष्टयाँ जो उस धारा की उपधारा (3) के अधीन ऐसे आवेदन में अन्तर्विष्ट होंगी;

(झ) धारा 13 की उपधारा (1) के अधीन सूचनाओं की तामील की युक्तियाँ;

(ञ.) धारा 13 की उपधारा (2) के अधीन संरक्षण अधिकारी द्वारा दी जाने वाली सूचना की तामील की घोषणा का प्ररूप;

(ट) परामर्श देने के लिए अर्हताएँ और अनुभव जो धारा 14 की उपधारा (1) के अधीन सेवा प्रदाता के किसी सदस्य के पास होंगे;

(ठ) वह प्रारूप जिसमें कोई शपथपत्र, धारा 23 की उपधारा (2) के अधीन व्यथित व्यक्ति द्वारा फाइल किया जा सके;

(ड) कोई अन्य विषय जो विहित किया जाना है या विहित किया जा सकेगा।

(3) इस धारा के अधीन बनाया गया प्रत्येक नियम बनाए जाने के पश्चात् यथाशीघ्र संसद के प्रत्येक सदन के समक्ष जब वह सत्र में हो, तीस दिन की अवधि के लिए रखा जाएगा। यह अवधि एक सत्र में अथवा दो या अधिक आनुक्रमिक सत्रों में पूरी हो सकेगी। यदि उस सब के या पूर्वोक्त आनुक्रमिक

सत्रों के ठीक बाद के सत्र के अवसान के पूर्व, दोनों सदन उस नियम में कोई परिवर्तन करने के लिए सहमत हो जाएं तो तत्पश्चात् वह ऐसे परिवर्तित रूप में ही प्रभावी होगा। यदि उक्त अवसान के पूर्व दोनों सदन सहमत हो जाएं कि यह नियम नहीं बनाया जाना चाहिए तो तत्पश्चात् वह निष्प्रभाव हो जाएगा। किन्तु नियम के ऐसे परिवर्तित या निष्प्रभाव होने से उसके अधीन पहले की गई किसी बात की विधिमान्यता पर प्रतिकूल प्रभाव नहीं पड़ेगा।

घरेलू हिंसा से महिलाओं का संरक्षण[1]

नियम, 2006

महिला और बाल विकास मंत्रालय अधिसूचना क. सा. का. नि. 644(अ) दिनांक 17 अक्तूबर, 2006.– केन्द्रीय सरकार, **घरेलू हिंसा से महिलाओं का संरक्षण अधिनियम 2005** की धारा 37 द्वारा प्रदत्त शक्तियों का प्रयोग करते हुए, निम्नलिखित नियम बनाती है, अर्थात्–

1. संक्षिप्त नाम और प्रारंभ–(1) इन नियमों का संक्षिप्त नाम **घरेलू हिंसा से महिलाओं का संरक्षण नियम, 2006 है।**

(2) ये अक्तूबर 2006 के 26 वें दिन को प्रवृत्त होंगे।

2. परिभाषाएं–इन नियमों में, जब तक कि संदर्भ से अन्यथा अपेक्षित न हो–

(क) "अधिनियम" से घरेलू हिंसा से महिला संरक्षण अधिनियम, 2005 (2005 का 43) अभिप्रेत है;

(ख) "शिकायत" से संरक्षण अधिकारी को किसी व्यक्ति द्वारा किया गया कोई मौखिक या लिखित अभिकथन अभिप्रेत है;

(ग) "परामर्शदाता" से सेवा प्रदाता का कोई ऐसा सदस्य अभिप्रेत है, जो धारा 14 की उपधारा (1) के अधीन परामर्श देने के लिए सक्षम हो;

(घ) "प्रारूप" से इन नियमों से संलग्न कोई प्रारूप अभिप्रेत है;

(ङ) "धारा" से अधिनियम की कोई धारा अभिप्रेत है;

(च) उन शब्दों और पदों के, जो प्रयुक्त हैं और इन नियमों में परिभाषित नहीं हैं किंतु अधिनियम में परिभाषित नहीं हैं किंतु अधिनियम में परिभाषित हैं वही अर्थ होंगे जो अधिनियम में हैं।

---

1. भारत का राजपत्र (असाधारण) भाग 2, खण्ड 3(1) में दिनांक 17-10-2006 को पृष्ठ 1-45 पर प्रकाशित।

3. संरक्षण अधिकारियों की अर्हताएं और अनुभव–(1) राज्य सरकार द्वारा नियुक्त किए गए संरक्षण अधिकारी सरकारी या गैर–सरकारी संगठनों के सदस्य हो सकेंगे परंतु महिलाओं को अधिमानता दी जाएगी।

(2) अधिनियम के अधीन संरक्षण अधिकारी के रूप में नियुक्त प्रत्येक व्यक्ति के पास सामाजिक सेक्टर में कम से कम तीन वर्ष का अनुभव होगा।

(3) संरक्षण अधिकारी की पदाविधि न्यूनतम तीन वर्ष की अवधि होगी।

(4) राज्य सरकार संरक्षण अधिकारी को अधिनियम और इन नियमों के अधीन उसके कृत्यों का दक्षतापूर्ण निर्वहन करने के लिए आवश्यक कार्यालय सहायता उपलब्ध कराएगी।

4. संरक्षण अधिकारियों को सूचना–(1) कोई व्यक्ति जिसके पास यह विश्वास करने का कारण है कि घरेलू हिंसा का कोई कृत्य हुआ है या हो रहा है या होने की संभावना है वह इसके बारे में सूचना उसे अधिकारिता रखने वाले संरक्षण अधिकारी को मौखिक रूप से या लिखित रूप में देगा।

(2) उपनियम (1) के अधीन संरक्षण अधिकारी को मौखिक सूचना देने की दशा में, वह उसे लेखबद्ध कराएगा/कराएगी और यह सुनिश्चित करेगा/करेगी कि उस पर ऐसी सूचना देने वाले व्यक्ति द्वारा हस्ताक्षर किए गए हों और सूचना देने वाला लिखित जानकारी देने की स्थिति में नहीं है तो संरक्षण अधिकारी समाधान करेगा और ऐसी जानकारी देने वाले व्यक्ति की पहचान का अभिलेख रखेगा।

(3) संरक्षण अधिकारी उसके द्वारा अभिलिखित की गई सूचना की प्राप्ति तुरंत बिना खर्चे के सूचना देने वाले को देगा।

5. घरेलू हिंसा की रिपोर्ट–(1) संरक्षण अधिकारी घरेलू हिंसा की शिकायत मिलने पर प्ररूप–1 में घरेलू हिंसा की रिपोर्ट तैयार करेगा और उसे मजिस्ट्रेट को देगा और उसकी प्रति स्थानीय अधिकारिता की सीमाओं के भीतर जहाँ ऐसी घरेलू हिंसा होना अभिकथित है, के पुलिस थाना के भारसाधक पुलिस अधिकारी को और उस क्षेत्र के सेवा प्रदाताओं को भेजेगा।

(2) किसी व्यथित व्यक्ति के अनुरोध पर, कोई सेवा प्रदाता प्रारूप–1 में घरेलू हिंसा रिपोर्ट अभिलिखित करेगा और उसकी एक प्रति मजिस्ट्रेट को और उस क्षेत्र में अधिकारिता रखने वाले उस संरक्षण अधिकारी को, जहाँ ऐसी घरेलू हिंसा होना अभिकथित है, भेजेगा।

6. मजिस्ट्रेट को आवेदन–(1) व्यथित व्यक्ति का प्रत्येक आवेदन धारा 12 के अधीन प्ररूप-2 या उसके यथासंभव निकटतम रूप में होगा।

(2) कोई व्यथित व्यक्ति उपधारा (1) के अधीन अपने आवेदन पत्र को तैयार करने में संरक्षण अधिकारी की सहायता ले सकेगी और उसे संबंद्ध मजिस्ट्रेट को भेजेगी।

(3) व्यथित व्यक्ति के अशिक्षित होने की दशा में, संरक्षण अधिकारी आवेदन पत्र को पढ़ेगा और उसकी अंतर्वस्तु को उसे समझाएगा।

(4) धारा 23 की उपधारा (2) के अधीन फाइल किए जाने वाला शपथपत्र प्रारूप-3 में होगा

(5) आवेदन धारा 12 के अधीन निपटाए जाएंगे और आदेशों को प्रवर्तन उसी रीति में होगा जो दंड प्रक्रिया संहिता, 1973 (1974 का 2) की धारा 125 के अधीन अधिकथित है।

7. मजिस्ट्रेट के एकपक्षीय आदेश को प्राप्त करने के लिए शपथ-पत्र–धारा 23 की उपधारा (2) के अधीन एकपक्षीय आदेश प्राप्त करने के लिए फाइल किया गया प्रत्येक शपथ पत्र-3 में होगा।

8. संरक्षण अधिकारियों के कर्त्तव्य और कृत्य–(1) संरक्षण अधिकारी के निम्नलिखित कर्त्तव्य होंगे–

(1) व्यथित व्यक्ति को अधिनियम के अधीन कोई शिकायत करने के लिए यदि व्यथित व्यक्ति इस प्रकार की इच्छा व्यक्त करे, सहायता देना;

(2) अधिनियम के अधीन व्यथित व्यक्ति को प्ररूप-4 में दिए गए अधिकारों की जानकारी उपलब्ध कराना जो अंग्रेजी या स्थानीय भाषा में होगी;

(3) किसी व्यक्ति को धारा 12 या धारा 23 की उपधारा (2) या अधिनियम या उसके अधीन बनाए गए नियमों के किन्हीं उपबंधों के अधीन कोई आवेदन करने के लिए सहायता करना;

(4) धारा 12 के अधीन कोई आवेदन देने पर प्ररूप-5 में व्यथित व्यक्ति के परामर्श से उस स्थिति में अंतर्वलित खतरों को निर्धारण करने के पश्चात् "सुरक्षा योजना" तैयार करना जिसके अंतर्गत व्यक्ति को और घरेलू हिंसा से निवारित करने के लिए उपाय भी हैं;

(5) व्यथित व्यक्ति को राज्य विधिक सहायता सेवा प्राधिकरण द्वारा विधिक सहायता उपलब्ध कराना;

(6) व्यथित व्यक्ति या किसी बालक को किसी चिकित्सा सुविधा पर चिकित्सा सहायता प्राप्त करने में सहायता करना जिसके अंतर्गत चिकित्सा सुविधा प्राप्त करने के लिए परिवहन उपलब्ध कराना भी है;

(7) व्यथित व्यक्ति या किसी बालक को आश्रय के लिए परिवहन प्रदान करने के लिए सहायता करना;

(8) अधिनियम के अधीन रजिस्ट्रीकृत सेवा प्रदाताओं को सूचना देना कि अधिनियम के अधीन कार्यवाहियों में उनकी सेवाओं की अपेक्षा की जा सकेगी और अधनियम के अधीन धारा 14 की उपधारा (1) के अधीन या धारा 15 के अधीन कल्याण विशेषज्ञों को कार्यवाहियों में परामर्शियों के रूप में उसके सदस्यों को नियुक्त करने के लिए सेवा प्रदाताओं से आवेदन आमंत्रित करना;

(9) परामर्शदाताओं के रूप में नियुक्ति के लिए आवेदनों की संवीक्षा करना और मजिस्ट्रेट को उपलब्ध परामर्शियों की सूची भेजना;

(10) उपलब्ध परामर्शदाताओं की सूची को तीन वर्ष में एक बार नए आवेदन मंगाकर पुनरीक्षित करना और उस आधार पर परामर्शदाताओं की पुनरीक्षित सूची को संबंद्ध मजिस्ट्रेट को भेजना;

(11) धारा 9, 12, 20, 21, 22, 23 या अधिनियम या इन नियमों के किन्हीं उपबंधों के अधीन अग्रेषित रिपोर्ट और दस्तावेजों के अभिलेख या प्रतियां रखना;

(12) व्यथित व्यक्ति और बालकों को यह सुनिश्चित करने के लिए कि व्यथित व्यक्ति का घरेलू हिंसा की घटना की रिपोर्ट के परिणामस्वरूप उत्पीड़न नहीं किया जा रहा है या दबाव नहीं डाला जा रहा है, सभी संभव सहायता उपलब्ध कराना;

(13) व्यथित व्यक्ति या व्यक्तियों, पुलिस और सेवा प्रदाता के बीच अधिनियम या इन नियमों के अधीन उपबंधित रीति से संपर्क रखना;

(14) अपनी अधिकारिता के क्षेत्र में सेवा प्रदाताओं, चिकित्सा सुविधा और आश्रयगृहों के उचित अभिलेख रखना;

(2) संरक्षण अधिकारी को धारा 9 की उपधारा (1) के खंड (क) से (ज) के अधीन, समानुदेशित दायित्वों और कृत्यों के अतिरिक्त प्रत्येक संरक्षण अधिकारी का निम्नलिखित कर्त्तव्य होगा–

(क) घरेलू हिंसा के व्यथित व्यक्तियों को अधिनियम और इन नियमों के उपबंधों के अनुसरण में संरक्षण देना;

(ख) व्यथित व्यक्ति के विरुद्ध घरेलू हिंसा की आवृत्तियों को रोकने के लिए, अधिनियम और इन नियमों के उपबंधों के अनुसरण में सभी युक्ति-युक्त उपाय करना।

9. आपातकालीन मामलों में की जाने वाली कार्यवाही–यदि संरक्षण अधिकारी या किसी सेवा-प्रदाता को ई-मेल या किसी टेलीफोन काल या उसी रूप में व्यथित व्यक्ति या किसी ऐसे अन्य व्यक्ति से विश्वसनीय सूचना प्राप्त होती है जिसके पास यह विश्वास किए जाने का कारण है कि घरेलू हिंसा का कृत्य हो रहा है या होने की संभावना है और ऐसी किसी आपातकालीन स्थिति में यथास्थिति संरक्षण या सेवा-प्रदाता तत्काल पुलिस की सहायता माँगेगा, जो यथास्थिति, संरक्षण अधिकारी या सेवा-प्रदाता के साथ घटना स्थल पर जाएगी और घरेलू दुर्घटना रिपोर्ट को अभिलिखित करेगा तथा अधिनियम के अधीन समुचित आदेश प्राप्त करने के लिए उसे अविलंब मजिस्ट्रेट को प्रस्तुत करेगा।

10. संरक्षण अधिकारी के कतिपय अन्य कर्त्तव्य–(1) यदि मजिस्ट्रेट द्वारा लिखित में ऐसा करने का निर्देश दिया जाए तो संरक्षण अधिकारी-

(क) साझी गृहस्थी में निवास के परिसर में निरीक्षण करेगा और आरंभिक जांच करेगा। यदि न्यायालय अधिनियम के अधीन व्यथित व्यक्ति को एक-पक्षीय अंतरित राहत देने के संबंध में स्पष्टीकरण की अपेक्षा करेगा ऐसे गृह निरीक्षण के लिए आदेश पारित करेगा;

(ख) समुचित जाँच करने के पश्चात् उपलब्धियों, आस्तियों, बैंक खातों या न्यायालय द्वारा निदेशित किए गए किन्हीं अन्य दस्तावेजों की रिपोर्ट फाइल करेगा;

(ग) व्यथित व्यक्ति को उसके व्यक्तिगत सामान का कब्जा बहाल कराएगा जिसके अंतर्गत उपहार और आभूषण और साझी गृहस्थी का सामान भी है;

(घ) व्यथित व्यक्ति को बालकों की अभिरक्षा पुनः प्राप्त कराने में सहायता देगा और उनके अधीक्षण के अधीन उनके निरीक्षण के अधिकार को, जो न्यायालय द्वारा निदेशित किए जाएं, सुनिश्चित करेगा;

(ङ) मजिस्ट्रेट द्वारा निर्देशित रीति में अधिनियम के अधीन कार्यवाहियों में आदेश जिसमें धारा 12, 18, 19, 20, 21, या धारा 23 के

अधीन आदेश भी हैं, को ऐसी रीति में जो न्यायालय द्वारा निर्देशित किए जाएं, प्रवर्तन कराने में न्यायालय की सहायता करेगा;

(च) यदि अभिकथित घरेलू हिंसा में अंतर्वलित किसी अस्त्र के अधिहरण में, यदि अपेक्षित हो, पुलिस की सहायता लेगा।

(2) संरक्षण अधिकारी ऐसे अन्य कर्त्तव्यों का भी अनुपालन करेगा, जो उसे राज्य सरकार या मजिस्ट्रेट द्वारा अधिनियम और इन नियमों को समय-समय पर प्रभावी करने के लिए समानुदेशित किए जाएं।

(3) मजिस्ट्रेट, किसी मामले में प्रभावी अनुतोष के लिए आदेशों के अतिरिक्त, मामलों के अच्छे प्रबंधन के लिए अपनी अधिकारिता के संरक्षण अधिकारियों को साधारण व्यवहार से संबंधित निर्देश जारी कर सकेगा और संरक्षण अधिकारी उनको पूरा करने के लिए बाध्य होगा–

11. सेवा-प्रदाताओं का रजिस्ट्रीकरण–(1) सोसायटी रजिस्ट्रीकरण अधिनियम 1880 (1880 का 21) के अधीन रजिस्ट्रीकृत कोई स्वयंसेवी संस्था या कंपनी अधिनियम, 1956 (1956 का 1) के अधीन रजिस्ट्रीकृत या कोई कंपनी जो तत्समय प्रवृत्त किसी अन्य विधि के अधीन महिलाओं के अधिकारों और हितों को किसी विधिमान्य साधनों जिसके अंतर्गत विधिक सहायता चिकित्सा, वित्तीय या अन्य सहायताएं हैं और अधिनियम के अधीन सेवा प्रदाता के रूप में सेवाएं उपलब्ध कराने के लिए इच्छुक हों, द्वारा रक्षा करने के उद्देश्यों के लिए रजिस्ट्रीकृत कोई कंपनी है, राज्य सरकार को प्रारूप-6 में सेवा-प्रदाता के रूप में रजिस्ट्रीकरण के लिए धारा 10 की उपधारा (1) के अधीन आवेदन करेगा।

(2) राज्य सरकार ऐसी जाँच करने के पश्चात् जो वह उचित समझे और आवेदक की उपयुक्तता के बारे में स्वयं का समाधान होने के पश्चात् उसे सेवा प्रदाता के रूप में रजिस्टर करेगी और ऐसी रजिस्ट्रीकरण का प्रमाण-पत्र जारी करेगी–

परंतु ऐसा कोई आवेदन, आवेदक को सुनवाई का अवसर दिए बिना नामंजूर नहीं किया जाएगा।

(3) प्रत्येक संगम या कंपनी जो धारा 10 की उपधारा (1) के अधीन रजिस्ट्रीकरण चाहती है निम्नलिखित पात्रता मानदंड रखेगी अर्थात्–

(क) वह अधिनियम और इन नियमों के अधीन सेवा-प्रदाता के रूप में

रजिस्ट्रीकरण के लिए आवेदन की तारीख से कम से कम तीन वर्ष पहले से इस अधिनियम के अधीन प्रस्थापित की जाने वाली प्रकार की सेवाएं कर रहा हो;

(ख) रजिस्ट्रीकरण के लिए किसी आवेदकों के मामले में, जो किसी किन्हीं चिकित्सा सुविधा या मनोविज्ञान सलाह केन्द्र या कोई व्यवसायिक प्रशिक्षण संस्था चला रहे हैं, राज्य सरकार यह सुनिश्चित करेगी कि आवेदक ऐसी सुविधा या संस्था को चलाने के लिए अपने-अपने वृत्तिकों या संस्थाओं को विनियमित करने वाले अपने-अपने विनियामक प्राधिकरणों द्वारा अधिकथित अपेक्षाओं को पूरा करते हों;

(ग) रजिस्ट्रीकरण के लिए किसी आवेदन की दशा में, जो आश्रयगृह को चला रहे हैं, राज्य सरकार, उसके द्वारा प्राधिकृत किसी अधिकारी या किसी प्राधिकरण या अभिकरण द्वारा आश्रयगृह का निरीक्षण कराएगी, रिपोर्ट तैयार कराएगी और उसके निष्कर्षों को अभिलिखित करेगी जिसमें निम्नलिखित ब्यौरे होंगे–

(1) आश्रय चाहने वाले व्यक्तियों को ग्रहण करने के लिए ऐसे आश्रयगृहों की अधिकतम क्षमता;

(2) महिलाओं के लिए आश्रयगृहों को चलाने के लिए सुरक्षित स्थान है और आश्रयगृहों के लिए स्थान में सुरक्षा व्यवस्था पर्याप्त है;

(3) आश्रयगृहों के लिए कोई चालू टेलीफोन कनेक्शन या वासियों के उपयोग के लिए अन्य संसूचना माध्यम हैं;

(3) राज्य सरकार, संबंद्ध संरक्षण अधिकारियों को विभिन्न स्थानों में सेवा-प्रदाताओं की सूची उपलब्ध कराएगी और ऐसी सूची को समाचार पत्रों में भी प्रकाशित कराएगी या उसे बेबसाइट पर रखेगी;

(4) संरक्षण अधिकारी, सम्यक् रूप से अनुक्रमांकित रजिस्टरों द्वारा समुचित अभिलेखों का रजिस्टर रखेगा जिसमें सेवा प्रदाताओं के ब्यौर भी होंगे।

12. **सूचना की तामील का माध्यम**–(1) अधिनियम के अधीन संबंधित कार्यवाहियों के संबंध में उपसंजात होने के लिए सूचना में घरेलू हिंसा करने वाले अभिकथित व्यक्ति का नाम, घरेलू हिंसा की प्रकृति और ऐसे अन्य ब्यौरे होंगे, जो संबद्ध व्यक्ति की पहचान को सुनकर बना सकें।

(2) सूचना की तामील निम्नलिखित रीति में की जाएगी, अर्थात्–

(क) इस अधिनियम के अधीन कार्यवाहियों की बाबत सूचनाओं की तामील संरक्षण अधिकारी द्वारा या किसी अन्य व्यक्ति द्वारा जो संरक्षण अधिकारी द्वारा उसकी ओर से ऐसी सूचना की तामील करने के लिए निदेशित किया जाए, यथास्थिति, शिकायताकर्ता या व्यथित व्यक्ति द्वारा भारत में प्रत्यर्थी के उस पते पर जहाँ प्रत्यर्थी मामूली रूप से निवास कर रहा है या जहाँ प्रत्यर्थी अभिकथित रूप से लाभ के लिए नियोजित है, कराई जाएगी;

(ख) सूचना किसी ऐसे व्यक्ति को परिदत्त की जाएगी जो उस समय ऐसे स्थान का भारसाधक है और उस दशा में जहाँ ऐसा परिदान संभव न हो तो उसे परिसर के सहजदृश्य स्थान पर चस्पा किया जाएगा,

(ग) धारा 13 या अधिनियम के अन्य उपबंधों के अधीन उस सूचना की तामील के लिए सिविल प्रक्रिया संहिता, 1908 (1998 का 5) के आदेश 5 के उपबंध तथा दंड प्रक्रिया संहिता, 1973 (1974 का 2) के अध्याय 6 के अधीन उपबंध जहाँ तक व्यवहार्य हो, अपनाए जा सकेंगे;

(घ) सूचनाओं को ऐसी तामील के लिए पारित किसी आदेश का वही प्रभाव होगा जो क्रमशः सिविल प्रक्रिया संहिता 1908 के आदेश 5 या दंड प्रक्रिया संहिता, 1973 के अध्याय 6 में पारित आदेशों को होता, धारा 13 या अधिनियम की किसी अन्य उपबंध के अधीन ऐसी तामील के लिए कोई आदेश करने के लिए प्रभावकारी पाई गई प्रक्रिया पर निर्भर रहते हुए और आदेश 5 या अध्याय 6 के अधीन विहित प्रक्रिया के अतिरिक्त न्यायालय, अधिनियम में उपबंधित समय सीमा का पालन करने के लिए कार्यवाहियों को शीघ्रता से चलाने के दृष्टि से अन्य आवश्यक उपायों के लिए भी निर्देश दे सकेगा।

(3) प्रत्यर्थी के उपस्थिति होने की नियत तारीख को किसी कथन पर या अधिनियम के अधीन सूचना की तामील के लिए प्राधिकृत व्यक्ति की इस रिपोर्ट पर, कि तामील कर दी गई है, शिकायतकर्ता या प्रत्यर्थी या दोनों को सुनने के पश्चात् अंतरिम राहत के लिए लंबित किसी आवेदन पर न्यायालय द्वारा समुचित आदेश पारित किया जायेगा।

(4) जिन प्रत्यर्थी को साक्षी गृहस्थी में प्रवेश करने से अवरुद्ध करने का संरक्षण आदेश पारित किया जाता है या प्रत्यर्थी को आदेश दिया जाता है कि वह याची से दूर रहे या उससे संपर्क न करे, तक व्यथित व्यक्ति की किसी भी कार्यवाही को, जिसके अन्तर्गत व्यथित व्यक्ति द्वारा आमंत्रण भी है, न्यायालय आदेश द्वारा प्रत्यर्थी पर अधिरोपित अवरोध को हटाना नहीं समझा जाएगा जब तक कि ऐसा संरक्षण आदेश धारा 25 की उपधारा (2) के उपबंधों के अनुसरण में सम्यक् रूप से उपांतरित नहीं कर दिया जाता।

13. परामर्शदाताओं की नियुक्ति–(1) संरक्षण अधिकारी द्वारा उपलब्ध परामर्शदाताओं की सूची में से किसी व्यक्ति को, व्यथित व्यक्ति को सूचना के अधीन परामर्शदाता के रूप में नियुक्त किया जाएगा।

(2) निम्नलिखित व्यक्ति किसी कार्यवाही में परामर्शदाता के रूप में नियुक्ति के लिए पात्र नहीं होंगे, अर्थात्–

(1) कोई व्यक्ति जो विवाद की विषय-वस्तु में हितबद्ध है या उससे संबद्ध है या पक्षकारों में से किसी एक से या उससे संबंधित है जो उनका प्रतिनिधित्व कर चुका है तब तक जब तक कि सभी पक्षकारों द्वारा लिखित रूप में ऐसे आदेश का अभित्यजन न कर दिया गया हो।

(2) कोई विधिक व्यवसायी जो किसी मामले या किसी अन्य वाद या उससे संबद्ध कार्यवाहियों में प्रत्यर्थी के लिए उपसंजात हुआ हो।

(3) परामर्शदाता जहाँ तक संभव हो महिला होगी।

4. परामर्शदाताओं द्वारा अनुसरण की जाने वाली प्रक्रिया–(1) परामर्शदाता न्यायालय या संरक्षण अधिकारी या दोनों के साधारण अधीक्षण के अधीन कार्य करेंगे।

(2) परामर्शदाता व्यथित व्यक्ति या दोनों पक्षकारों की किसी सुविधाजनक स्थान पर बैठक बुलाएंगे।

(3) परामर्श के लिए बुलाए गए कारकों के अंतर्गत एक कारक यह भी होगा कि प्रत्यर्थी यह वचन देगा कि वह ऐसी घरेलू हिंसा से जो परिवादी द्वारा शिकायत की गई है, दूर रहेगा और समुचित मामले में यह वचन देगा कि वह मिलने का प्रयास नहीं करेगा या परामर्शदाता के समक्ष परामर्श कार्यवाहियों या सक्षम अधिकारिता के न्यायालय के आदेश से विधि या आदेश से अनुज्ञेय के सिवाय संसूचना की किसी रीति में पत्र या टेलीफोन, इलेक्ट्रानिक मेल या किसी अन्य माध्यम के द्वारा हो, संपर्क करने का प्रयास नहीं करेगा।

(4) परामर्शदाता, परामर्श कार्यवाहियों को यह ध्यान में रखते हुए संचालित करेगा कि परामर्श यह आश्वासन प्राप्त करने की प्रकृति का हो कि घरेलू हिंसा की पुनरावृत्ति नहीं होगी।

(5) प्रत्यर्थी उस तथ्य के परामर्श में घरेलू हिंसा के अभिकथित कृत्य के लिए किसी प्रति न्यायोचित के लिए अभिवचन करने के लिए अनुज्ञात नहीं किया जाएगा और प्रत्यर्थी द्वारा घरेलू हिंसा के कृत्य के लिए कोई न्यायोचित परामर्श कार्यवाहियाँ, जो कार्यवाहियाँ प्रारंभ होने से पूर्व प्रत्यर्थी की जानकारी में होनी चाहिए, के भाग को अनुज्ञात नहीं किया जाएगा।

(6) प्रत्यर्थी के परामर्शदाता यह वचन देगा कि वह व्यथित व्यक्ति द्वारा शिकायत के रूप में ऐसी घरेलू हिंसा करने से अपने को दूर रखेगा और उपयुक्त मामलों में यह वचन देगा कि वह परामर्शदाता के समक्ष परामर्श कार्यवाहियों के सिवाय पत्र या टेलीफोन द्वारा ऐसी किसी रीति में संसूचना ई-मेल या किसी अन्य माध्यम से मिलने का प्रयास नहीं करेगा।

(7) यदि व्यथित व्यक्ति इस प्रकार की इच्छा करे, तो परामर्शदाता मामले के समाधान के लिए प्रयास करेगा।

(8) परामर्शदाता के प्रयासों की सीमित परिधि में व्यथित व्यक्ति की शिकायत को समझने की है और उसकी शिकायत पर उत्तम संभावित समाधान और प्रयास ऐसे समाधानों के लिए निवारणों और उपायों को ध्यान में रखते हुए करेगा।

(9) परामर्शदाता व्यथित व्यक्ति की शिकायत के समाधान के लिए सुझाए गए उपायों द्वारा समाधान के लिए निबंधनों के पुनः निश्चित करने और परामर्श के लिए पक्षकारों द्वारा सुझाए गए उपायों या उपचारों को ध्यान में रखते हुए जो अपेक्षित हों समाधान पर पहुँचने का प्रयास करेगा।

(10) परामर्शदाता भारतीय साक्ष्य अधिनियम, 1872 या सिविल प्रक्रिया

संहिता, 1908 या दंड प्रक्रिया संहिता, 1973 के उपबंधों द्वारा आबद्ध नहीं होगा और वह उसका कार्य निष्पक्षता और न्याय के सिद्धांतों से मार्ग-दर्शित होगा और उसका उद्देश्य व्यथित व्यक्ति के समाधानप्रद रूप में घरेलू हिंसा को समाप्त करना होगा और परामर्शदाता इस निमित्त ऐसे प्रयास करते समय व्यथित व्यक्ति की इच्छाओं और संवेदनाओं का सम्यक् ध्यान रखेगा।

(11) परामर्शदाता, मजिस्ट्रेट को समुचित कार्यवाही के लिए यथासंभव शीघ्र अपनी रिपोर्ट देगा।

(12) परामर्शदाता विवाद के समाधान पर पहुंचते समय वह समझौते के निबंधनों को अभिलिखित करेगा और उसे पक्षकारों द्वारा पृष्ठांकित कराएगा।

(13) न्यायालय समाधान की प्रभावकारिता के बारे में समाधान हो जाने पर और पक्षकारों से आरंभिक पूछताछ करने के पश्चात् तथा ऐसे समाधान के लिए कारणों को अभिलिखित करने के पश्चात् जिसके अंतर्गत प्रत्यर्थी को घरेलू हिंसा के कृत्यों की पुनरावृत्ति को रोकना, प्रत्यर्थी द्वारा किए जाने की स्वीकार्यता, शर्तों के साथ या बिना निबंधनों को स्वीकार करने के लिए भी है।

(14) न्यायालय का परामर्श की रिपोर्ट से समाधान हो जाने पर समझौते के निबंधनों को अभिलिखित करते हुए कोई आदेश पारित करेगा या व्यथित व्यक्ति के अनुरोध पर पक्षकारों की सहमति से, समझौते के निबंधनों को उपांतरित करते हुए कोई आदेश पारित करेगा।

(15) उन दशाओं में जहाँ परामर्श कार्यवाहियों पर किसी समझौते के निष्कर्ष पर नहीं पहुँच सकते वहाँ परामर्शदाता ऐसी कार्यवाहियों के असफल होने की रिपोर्ट न्यायालय को देगा और न्यायालय अधिनियम के उपबंधों के अनुसार मामले में कार्यवाही करेगा।

(16) मामले में कार्यवाहियों के अभिलेख सारवान अभिलेख नहीं समझे जायेंगे, जिनके आधार पर कोई संदर्भ अर्थ निकाला जा सके या उसके आधार पर केवल आदेश पारित किया जा सकेगा।

(17) न्यायालय धारा 25 के अधीन केवल यह समाधान हो जाने पर कि ऐसे कोई आदेश के लिए आवेदन बल, कपट या प्रपीड़न या किसी अन्य कारण के द्वारा निष्फल नहीं होगा, आदेश पारित करेगा और उस आदेश के ऐसे समाधान के लिए कारण अभिलिखित किए जायेंगे जिसके अंतर्गत प्रत्यर्थी द्वारा दिया गया कोई वचन या प्रतिभूति भी हो सकेगी।

15. संरक्षण आदेशों का भंग होना–(1) कोई व्यथित व्यक्ति, संरक्षण अधिकारी को संरक्षण आदेश या किसी अंतरिम संरक्षण आदेश के भंग की रिपोर्ट कर सकेगा।

(2) उपनियम (1) में निर्दिष्ट प्रत्येक रिपोर्ट सूचना देने वाले द्वारा लिखित में होगी और व्यथित व्यक्ति द्वारा सम्यक् रूप से हस्ताक्षरित होगी।

(3) संरक्षण अधिकारी ऐसी शिकायत की एक प्रति ऐसे संरक्षण आदेश के साथ भेजेगा जिसके भंग होने का अभिकथन किया गया है, समुचित आदेशों के लिए संबद्ध मजिस्ट्रेट को भेजगा।

(4) व्यथित व्यक्ति यदि वह ऐसी वांछा करती है तो संरक्षण आदेश या अंतरिम संरक्षण आदेश के भंग की शिकायत सीधे, यदि वह ऐसा चयन करे, मजिस्ट्रेट या पुलिस को कर सकेगी।

(5) यदि संरक्षण आदेश के भंग किए जाने के पश्चात् किसी भी समय, व्यथित व्यक्ति सहायता चाहती है तो संरक्षण अधिकारी तुरंत स्थानीय पुलिस थाने से उसको बचाने के लिए पुलिस माँग सकेगा और समुचित मामलों में स्थानीय पुलिस प्राधिकारियों को रिपोर्ट दर्ज कराने में व्यथित व्यक्ति की सहायता कर सकेगा।

(6) जब धारा 31 या भारतीय दंड संहिता, 1860 (1860 का 45) की धारा 498क के अधीन अपराधों के संबंध में या किसी अन्य अपराध के संबंध में जो संक्षिप्त विचारणीय नहीं हैं, आरोप विरचित किए जाते हैं तथा न्यायालय दंड प्रक्रिया संहिता, 1973 (1974 का 2) के अधीन विहित रीति में विचारण किए जाने वाले ऐसे अपराधों के लिए कार्यवाहियों को पृथक् कर सकेगा और दंड प्रक्रिया संहिता, 1973 (1974 का 2) के अध्याय 21 के उपबंधों के अनुसरण में, धारा 31 के अधीन संरक्षण आदेशों को भंग करने के अपराध के लिए संक्षिप्त विचारण की प्रक्रिया आरंभ कर सकेगा।

(7) प्रत्यर्थी द्वारा इस अधिनियम के अधीन न्यायालय के आदेशों के प्रत्यावर्तन में कोई अवरोध या किसी अन्य व्यक्ति द्वारा जो उसकी ओर से कार्य करने के लिए तात्पर्यित है, अधिनियम के अधीन आने वाले संरक्षण आदेश या किसी अंतरिम संरक्षण आदेश का भंग होना समझा जाएगा।

(8) किसी संरक्षण आदेश या किसी अंतरिम संरक्षण आदेश का कोई भंग होने पर तत्काल स्थानीय अधिकारिता रखने वाले स्थानीय पुलिस थाने को

तत्काल रिपोर्ट की जाएगी और उस पर धारा 31 और धारा 32 के अधीन यथा उपबंधित संज्ञेय अपराध के रूप में कार्यवाही की जाएगी।

(9) जब अधिनियम के अधीन गिरफ्तार व्यक्ति को जमानत पर छोड़ते समय न्यायालय आदेश द्वारा व्यथित व्यक्ति के संरक्षण के लिए निम्नलिखित शर्तें लगा सकेगा और न्यायालय के समक्ष अभियुक्त की उपस्थिति को सुनश्चित करने के लिए जिसमें निम्नलिखित सम्मिलित होंगे–

(क) अभियुक्त को घरेलू हिंसा के किसी कृत्य कारित करने की धमकी देने या करने से अवरुद्ध करने का कोई आदेश;

(ख) अभियुक्त को व्यथित व्यक्ति को परेशान करने, टेलीफोन करने या कोई संपर्क करने से रोकने का कोई आदेश;

(ग) अभियुक्त को व्यथित व्यक्ति के निवास-स्थान या किसी अन्य स्थान पर, जहाँ उसके जाने की संभावना हो, खाली करने या उससे दूर रहने का कोई आदेश;

(घ) कोई आग्नेश अस्त्र या कोई अन्य खतरनाक हथियार के कब्जे में रखने या उपयोग करने से प्रतिषिद्ध करने का कोई आदेश;

(ङ) एल्कोहल या कोई अन्य मादक औषधि के उपयोग को प्रतिषिद्ध करने का कोई आदेश;

(च) कोई अन्य आदेश जो व्यथित व्यक्ति के संरक्षण, सुरक्षा और पर्याप्त अनुतोष के लिए अपेक्षित हो।

16. व्यथित व्यक्ति को आश्रय–(1) व्यथित व्यक्ति द्वारा अनुरोध किए जाने पर संरक्षण अधिकारी या सेवा प्रदाता किसी आश्रयगृह के भारसाधक व्यक्ति को धारा 6 के अधीन लिखित में अनुरोध कर सकेगा, जिसमें यह स्पष्ट कथन करेगा कि आवेदन धारा 6 के अधीन किया जा रहा है।

(2) जब कोई संरक्षण अधिकारी उपनियम (1) में निर्दिष्ट अनुरोध करता है तो धारा 9 के अधीन या धारा 10 के अधीन रजिस्ट्रीकृत घरेलू हिंसा की रिपोर्ट की एक प्रति भी संलग्न करेगा।

परंतु आश्रयगृह किसी व्यथित व्यक्ति को उसके आश्रयगृह में आश्रय के लिए आवेदन किए जाने से पहले घरेलू हिंसा की रिपोर्ट के दर्ज न होने पर, अधिनियम के अधीन आश्रय के लिए मना नहीं करेगा।

(3) यदि व्यथित व्यक्ति ऐसी वांछा करे तो आश्रयगृह व्यथित व्यक्ति की

पहचान आश्रयगृह में प्रकट नहीं करेगा या उस व्यक्ति को जिसके विरुद्ध शिकायत की गई है, संसूचित नहीं करेगा।

17. व्यथित व्यक्ति को चिकित्सा सुविधा–(1) व्यथित व्यक्ति या संरक्षण अधिकारी या सेवा प्रदाता किसी चिकित्सा सुविधा के भारसाधक व्यक्ति को धारा 7 के अधीन लिखित अनुरोध कर सकेगा, जिसमें यह स्पष्ट कथन करेगा कि आवेदन धारा 7 के अधीन किया गया है।

(2) जब संरक्षण अधिकारी ऐसा अनुरोध करता है तब उसके साथ घरेलू हिंसा रिपोर्ट की एक प्रति भी होगी।

परन्तु चिकित्सा सुविधा प्रदाता अधिनियम के अधीन किसी व्यथित व्यक्ति को उसके द्वारा चिकित्सा सहायता के लिए आवेदन किए जाने से पहले, घरेलू हिंसा की रिपोर्ट दर्ज न कराए जाने पर, चिकित्सा सहायता या परीक्षण के लिए, चिकित्सा सुविधा के लिए मना नहीं करेगा।

(3) यदि घरेलू हिंसा रिपोर्ट नहीं की गई है तो चिकित्सा सुविधा का भारसाधक व्यक्ति इसे प्रारूप 1 में भरेगा और उसे स्थानीय संरक्षण अधिकारी को भेजेगा।

(4) चिकित्सा सुविधा प्रदाता, व्यथित व्यक्ति को चिकित्सा परीक्षण रिपोर्ट की एक प्रति खर्च के बिना उपलब्ध कराएगा।

13

कुटुम्ब न्यायालय अधिनियम, 1984[1]

1. संक्षिप्त नाम, विस्तार और प्रारंभ–(1) इस अधिनियम का संक्षिप्त नाम कुटुम्ब न्यायालय अधिनियम, 1984 है।

(2) इसका विस्तार जम्मू-कश्मीर राज्य के सिवाय संपूर्ण भारत पर है।

(3) यह उस तारीख को प्रवृत्त होगा, जो केन्द्रीय सरकार, राजपत्र में अधिसूचना द्वारा नियत करे और भिन्न-भिन्न राज्यों के लिए भिन्न-भिन्न तारीखें नियत की जा सकेंगी।

2. परिभाषाएं–इस अधिनियम में, जब तक कि संदर्भ से अन्यथा अपेक्षित न हो–

(क) **"न्यायाधीश"** से कुटुम्ब न्यायालय का, यथास्थिति, न्यायाधीश, प्रधान न्यायाधीश, अपर प्रधान न्यायाधीश या अन्य न्यायाधीश अभिप्रेत है;

(ख) **"अधिसूचना"** से राजपत्र में प्रकाशित अधिसूचना अभिप्रेत है;

(ग) **"विहित"** से इस अधिनियम के अधीन बनाये गये नियमों द्वारा विहित अभिप्रेत है;

(घ) **"कुटुम्ब न्यायालय"** से धारा 3 के अधीन स्थापित कुटुम्ब न्यायालय अभिप्रेत है;

(ङ) ऐसे अन्य सभी शब्दों और पदों के जो इस अधिनियम में प्रयुक्त हैं किन्तु परिभाषित नहीं हैं और सिविल प्रक्रिया संहिता, 1908 (1908 का 5) में परिभाषित हैं, वही अर्थ होंगे जो उस संहिता में हैं।

---

1. भारत का राजपत्र भाग 2, खण्ड 1 में प्रकाशित; अधिसूचना क्रमांक 79/17/85 दिनांक 18-11-1985 द्वारा 18-11-1985 को प्रवृत्त हुआ।

अध्याय 2

कुटुम्ब न्यायालय

3. कुटुम्ब न्यायालयों की स्थापना–(1) इस अधिनियम द्वारा किसी कुटुम्ब न्यायालय की प्रदत्त अधिकारिता और शक्तियों का प्रयोग करने के प्रयोजन के लिये, राज्य सरकार उच्च न्यायालय से परामर्श करने के पश्चात् और अधिसूचना द्वारा–

(क) इस अधिनियम के प्रारंभ के पश्चात् यथाशीघ्र, राज्य में किसी नगर या कस्बे के ऐसे प्रत्येक क्षेत्र के लिये, जिनकी जनसंख्या 10 लाख से अधिक है, कुटुम्ब न्यायालय स्थापित करेगी;

(ख) राज्य में ऐसे अन्य क्षेत्रों के लिए जिन्हें वह आवश्यक समझे, कुटुम्ब न्यायालय स्थापित कर सकेगी।

(2) राज्य सरकार उच्च न्यायालय से परामर्श करने के पश्चात् अधिसूचना द्वारा उस क्षेत्र की स्थानीय परिसीमायें, विनिर्दिष्ट करेगी जिन तक किसी कुटुम्ब न्यायालय की अधिकारिता का विस्तार होगा और ऐसी परिसीमाओं को किसी भी समय बढ़ा, घटा, या परिवर्तित कर सकेगी।

4. न्यायाधीशों की नियुक्ति–(1) राज्य सरकार उच्च न्यायालय की सहमति से, एक या अधिक व्यक्तियों को कुटुम्ब न्यायालय के न्यायाधीश या न्यायाधीशों के रूप में नियुक्त कर सकेगी।

(2) जब कोई कुटुम्ब न्यायालय एक से अधिक न्यायाधीशों से मिलकर बनता है, तब–

(क) प्रत्येक न्यायाधीश, इस अधिनियम का तत्समय प्रवृत्त किसी अन्य विधि द्वारा न्यायालय को प्रदत्त सभी या किन्हीं शक्तियों का प्रयोग कर सकेगा;

(ख) राज्य सरकार उच्च न्यायालय की सहमति से, किसी भी न्यायाधीश को प्रधान न्यायाधीश और किसी अन्य न्यायाधीश को अपर प्रधान न्यायाधीश नियुक्त कर सकेगी;

(ग) प्रधान न्यायाधीश न्यायालय के विभिन्न न्यायाधीशों के बीच न्यायालय के कारबार के वितरण के लिये समय-समय पर ऐसे इंतजाम कर सकेगा जो वह ठीक समझे;

(घ) अपर प्रधान न्यायाधीश प्रधान न्यायाधीश का पद रिक्त होने की

दशा में या जब प्रधान न्यायाधीश की अनुपस्थिति बीमारी या किसी अन्य कारण से अपने कृत्यों का निर्वहन करने में असमर्थ हैं, तब प्रधान न्यायाधीश की शक्तियों का प्रयोग कर सकेगा।

(3) कोई व्यक्ति न्यायाधीश के रूप में नियुक्ति के लिए तभी अर्हित होगा जब–

(क) वह भारत में कोई न्यायिक पद या किसी अधिकरण के सदस्य का पद अथवा संघ या राज्य के अधीन ऐसा कोई पद कम से कम सात वर्ष तक धारण कर चुका हो जिसके लिये विधि का विशेष ज्ञान अपेक्षित है; या

(ख) वह किसी उच्च न्यायालय का या ऐसे दो या अधिक न्यायालयों का लगातार कम से कम सात वर्ष तक अधिवक्ता रहा हो; या

(ग) उसके पास ऐसी अन्य अर्हतायें हों जो केन्द्रीय सरकार, भारत के मुख्य न्यायमूर्ति की सम्मति से विहित करे।

(4) न्यायाधीशों के रूप में नियुक्तियों के लिए व्यक्तियों का चयन करते समय–

(क) यह सुनिश्चित करने का भरसक प्रयास किया जायेगा कि उन व्यक्तियों का ही चयन किया जाये जो विवाह संस्था की संरक्षा करने और उसे बनाये रखने तथा बालकों के कल्याण की अभिवृद्धि के लिए प्रतिबद्ध हैं और जो सुलह और परामर्श द्वारा विवादों का निपटारा कराने के अपने अनुभव और विशेषज्ञता के कारण अर्हित हैं।

(ख) महिलाओं को अधिमानता दी जायेगी।

(5) किसी न्यायाधीश को संदेय वेतन या मानदेय और अन्य भत्ते तथा उसकी सेवा के अन्य निबंधन और शर्तें ऐसी होंगी जो राज्य सरकार, उच्च न्यायालय से परामर्श करके विहित करे।

5. समाज कल्याण अभिकरणों आदि का सहयोजन–राज्य सरकार उच्च न्यायालय से परामर्श करके ऐसी रीति से और ऐसे प्रयोजनों के लिए और ऐसी शर्तों के अधीन रहते हुए, जो नियमों द्वारा विनिर्दिष्ट की जाएं, कुटुम्ब न्यायालय के साथ निम्नलिखित के सहयोजन के लिए, नियमों द्वारा उपबन्ध कर सकेगी–

(क) समाज कल्याण में लगी हुई संस्थाएं या संगठन या उनके प्रतिनिधि;

(ख) कुटुम्ब के कल्याण की अभिवृद्धि में वृत्तिक तौर पर लगे हुए व्यक्ति;

(ग) समाज कल्याण के क्षेत्र में कार्यरत व्यक्ति; और

(घ) ऐसा कोई अन्य व्यक्ति जिसके कुटुम्ब न्यायालय के साथ सहयोजन से कुटुम्ब न्यायालय अपनी अधिकारिता का इस अधिनियम के प्रयोजन के अनुसार अधिक प्रभावी रूप से प्रयोग कर सकेगा।

6. कुटुम्ब न्यायालयों के परामर्शदाता, अधिकारी और अन्य कर्मचारी– (1) राज्य सरकार, उच्च न्यायालय से परामर्श करके, कुटुम्ब न्यायालयों के कृत्यों के निर्वहन में उसकी सहायता करने के लिए अपेक्षित परामर्शदाताओं, अधिकारियों और अन्य कर्मचारियों की संख्या और प्रवर्गों का अवधारण करेगी और कुटुम्ब न्यायालय के लिए ऐसे परामर्शदाताओं, अधिकारियों और अन्य कर्मचारियों की व्यवस्था करेगी, जो वह ठीक समझे।

(2) उपधारा (1) में विनिर्दिष्ट परामर्शदाताओं के सहयोजन के निबंधन और शर्तें तथा अधिकारियों और अन्य कर्मचारियों की सेवा के निबंधन और शर्तें ऐसी होंगी जो राज्य सरकार द्वारा बनाए गए नियमों द्वारा विनिर्दिष्ट की जाएं।

अध्याय 3

अधिकारिता

7. अधिकारिता–(1) इस अधिनियम के अन्य उपबन्धों के अधीन रहते हुए–

(क) कुटुम्ब न्यायालय को स्पष्टीकरण में निर्दिष्ट प्रकृति के वादों और कार्यवाहियों की बाबत, तत्समय प्रवृत्त, किसी विधि के अधीन किसी जिला न्यायालय या किसी अधीनस्थ सिविल न्यायालय द्वारा प्रयोक्तव्य पूर्ण अधिकारिता होगी और वह उसका प्रयोग करेगा;

(ख) कुटुम्ब न्यायालय के बारे में ऐसी विधि के अधीन ऐसी अधिकारिता का प्रयोग करने के प्रयोजनों के लिए यह समझा जायेगा कि वह ऐसे क्षेत्र के लिए, जिस पर कुटुम्ब न्यायालय की अधिकारिता का विस्तार है, यथास्थिति, जिला न्यायालय या अधीनस्थ सिविल न्यायालय है।

स्पष्टीकरण–इस उपधारा में निर्दिष्ट वाद और कार्यवाहियाँ निम्नलिखित प्रकृति के वाद और कार्यवाहियाँ हैं, अर्थात्–

(क) किसी विवाह के पक्षकारों के बीच (विवाह को, यथास्थिति, अकृत और शून्य घोषित करने के लिए या विवाह को बातिल करने के लिए) विवाह की अकृतता या दाम्पत्य अधिकारों के प्रत्यास्थापन या न्यायिक प्रथक्करण या विवाह के विघटन की डिक्री के लिए कोई वाद या कार्यवाही;

(ख) किसी व्यक्ति के विवाह की विधिमान्यता के बारे में या उसकी वैवाहिक प्रस्थिति के बारे में घोषणा के लिए कोई वाद या कार्यवाही;

(ग) किसी विवाह के पक्षकारों के बीच ऐसे पक्षकारों की या उनमें से किसी की सम्पत्ति की बाबत कोई विवाद या कार्यवाही;

(घ) किसी वैवाहिक संबंध से उत्पन्न परिस्थितियों में किसी आदेश या व्यादेश के लिए कोई वाद या कार्यवाही;

(ङ) किसी व्यक्ति के धर्मत्व के बारे में किसी घोषणा के लिए कोई वाद या कार्यवाही;

(च) भरण-पोषण के लिए कोई वाद या कार्यवाही;

(छ) किसी व्यक्ति की संरक्षकता अथवा किसी अवयस्क की अधिरक्षा या उस तक पहुंच के संबंध में कोई वाद या कार्यवाही।

(2) इस अधिनियम के अन्य उपबंधों के अधीन रहते हुए, किसी कुटुम्ब न्यायालय को–

(क) दंड प्रक्रिया संहिता, 1973 (1974 का 2) अध्याय 9 के अधीन (जो पत्नी, संतान और माता-पिता के भरण-पोषण के लिए आदेश के संबंध में है) किसी प्रथम वर्ग मजिस्ट्रेट द्वारा प्रयोक्तव्य अधिकारिता, और

(ख) ऐसी अन्य अधिकारिता, जो किसी अन्य अधिनियमिति द्वारा उसको प्रदत्त की जाए, भी होगी और वह उसका प्रयोग करेगा।

8. अधिकारिता का अपवर्जन और लंबित कार्यवाहियाँ–जहाँ कोई कुटुम्ब न्यायालय किसी क्षेत्र के लिए स्थापित किया गया है वहाँ–

(क) धारा 7 की उपधारा (1) में निर्दिष्ट किसी जिला न्यायालय या

अधीनस्थ सिविल न्यायालय को, ऐसे क्षेत्र के संबंध में, उस उपधारा के स्पष्टीकरण में निर्दिष्ट प्रकृति के किसी वाद या कार्यवाही की बाबत कोई अधिकारिता नहीं होगी या वह उसका प्रयोग नहीं करेगा;

(ख) किसी मजिस्ट्रेट को ऐसे क्षेत्र के संबंध में दंड प्रक्रिया संहिता, 1973 (1974 का 2) के अध्याय 9 के अधीन कोई अधिकारिता या शक्तियाँ नहीं होंगी या वह उनका प्रयोग नहीं करेगा;

(ग) धारा 7 की उपधारा (1) के स्पष्टीकरण में निर्दिष्ट प्रकृति के प्रत्येक ऐसे वाद या कार्यवाही का और दंड प्रक्रिया संहिता, 1973 (1974 का 2) के अध्याय 9 के अधीन प्रत्येक ऐसी कार्यवाही का–

(अ) जो ऐसे कुटुम्ब न्यायालय की स्थापना से ठीक पहले, यथास्थिति, उस उपधारा में निर्दिष्ट किसी जिला न्यायालय या अधीनस्थ सिविल न्यायालय के समक्ष अथवा उक्त संहिता के अधीन किसी मजिस्ट्रेट के समक्ष लंबित है, और

(ब) जो ऐसे कुटुम्ब न्यायालय के समक्ष या उसके द्वारा की जानी या संस्थित की जानी अपेक्षित होती यदि ऐसी तारीख से, जिसको ऐसा वाद या कार्यवाही की गई थी या संस्थित की गई थी, पहले यह अधिनियम प्रवृत्त हो गया होता और ऐसा कुटुम्ब न्यायालय स्थापित हो गया होता;

ऐसे कुटुम्ब न्यायालय को ऐसी तारीख का अंतरण हो जाएगा, जिसको वह स्थापित किया जाता है।

अध्याय 4

प्रक्रिया

9. समझौता कराने के लिए प्रयत्न करने का न्यायालय का कर्त्तव्य– (1) जहाँ मामले की प्रकृति और परिस्थितियों के अनुसार ऐसा करना संभव है वहां प्रत्येक वाद या कार्यवाही में कुटुम्ब न्यायालय सर्वप्रथम यह प्रयास करेगा कि वाद या कार्यवाही की विषय-वस्तु को बाबत किसी समझौते पर पहुंचने के लिए पक्षकारों की सहायता की जाए या उन्हें मनाया जाए और इस प्रयोजन के लिए कुटुम्ब न्यायालय, उच्च न्यायालय द्वारा बनाए गए किन्हीं नियमों के

अधीन रहते हुए, ऐसी प्रक्रिया का अनुसरण कर सकेगा जो वह ठीक समझे।

(2) यदि किसी वाद या कार्यवाही के किसी प्रक्रम पर कुटुम्ब न्यायालय को यह प्रतीत होता है कि पक्षकारों के बीच समझौते की युक्ति-युक्त संभावना है, तो कुटुम्ब न्यायालय कार्यवाहियों को ऐसी अवधि के लिए, जो वह ठीक समझे, स्थगित कर सकेगा जिससे कि ऐसा समझौता कराने के लिए प्रयत्न किये जा सकें।

(3) उपधारा (2) द्वारा प्रदत्त शक्ति, कार्यवाहियों को स्थगित करने की कुटुम्ब न्यायालय की किसी अन्य शक्ति के अतिरिक्त होगी न कि उसके अल्पीकरण में।

10. प्रक्रिया साधारणतः–(1) इस अधिनियम के अन्य उपबंधों और नियमों के अधीन रहते हुए, सिविल प्रक्रिया संहिता, 1908 (1908 का 5) और तत्समय प्रवृत्त किसी अन्य विधि के उपबंध किसी कुटुम्ब न्यायालय के समक्ष वादों और (दंड प्रक्रिया संहिता, 1973 (1974 का 2) के अध्याय 9 के अधीन कार्यवाहियों से भिन्न) कार्यवाहियों को लागू होंगे और संहिता के उक्त उपबंधों के प्रयोजनों के लिए कुटुम्ब न्यायालय को सिविल न्यायालय समझा जाएगा और उसे ऐसे न्यायालय की सभी शक्तियाँ होंगी।

(2) इस अधिनियम के अन्य उपबन्धों और नियमों के अधीन रहते हुए दंड प्रक्रिया संहिता, 1973 (1974 का 2) या उसके अधीन बनाए गए नियमों के उपबंध, किसी कुटुम्ब न्यायालय के समक्ष उस संहिता के अध्याय 9 के अधीन कार्यवाहियों को लागू होंगे

(3) उपधारा (1) या उपधारा (2) की कोई बात, किसी कुटुम्ब न्यायालय को वाद या कार्यवाहियों की विषय-वस्तु की बाबत किसी समझौते पर या एक पक्षकार द्वारा अभिकथित और दूसरे पक्षकार द्वारा प्रत्याख्यापित तथ्यों की सत्यता पर पहुँचने की दृष्टि से अपनी प्रक्रिया अधिकथित करने से नहीं रोकेगी।

11. कार्यवाहियों का बन्द कमरे में किया जाना–ऐसे प्रत्येक वाद या कार्यवाही में, जिसमें यह अधिनियम लागू होता है, यदि कुटुम्ब न्यायालय ऐसा चाहता है तो कार्यवाहियाँ बन्द कमरे में की जा सकेंगी और यदि पक्षधरों में से कोई ऐसा चाहता है तो कार्यवाही बन्द कमरे में की जाएंगी।

12. चिकित्सा और कल्याण विशेषज्ञों की सहायता–प्रत्येक वाद या कार्यवाहियों में कुटुम्ब न्यायालय को इस अधिनियम द्वारा अधिरोपित कृत्यों के

निर्वहन में अपनी सहायता के प्रयोजनों के लिए किसी चिकित्सा विशेषज्ञ या ऐसे व्यक्ति को (अधिमानतः महिला की, यदि उपलभ्य हो) चाहे वह पक्षधरों का नातेदार हो या नहीं, जिसके अन्तर्गत कुटुम्ब के कल्याण की अभिवृद्धि में वृत्तिक तौर पर लगा हुआ ऐसा कोई व्यक्ति है, जिसे न्यायालय उचित समझे, सेवाएं प्राप्त करने की स्वतन्त्रता होगी।

13. विधिक प्रतिनिधित्व का अधिकार–किसी विधि में किसी बात के होते हुए भी किसी कुटुम्ब न्यायालय के समक्ष किसी वाद या कार्यवाही में कोई अधिकार के तौर पर इस बात का हकदार नहीं होगा कि उसका किसी व्यवसायी द्वारा प्रतिनिधित्व किया जाए।

परन्तु कुटम्ब न्यायालय न्याय के हित में यह आवश्यक समझता है तो वह किसी विशेषज्ञ की न्याय-मित्र के रूप में सहायता ले सकेगा।

14. भारतीय साक्ष्य अधिनियम, 1872 का लागू होना–कोई कुटुम्ब न्यायालय ऐसी किसी रिपोर्ट, कथन, दस्तावेज, जानकारी या बात को, जो उसकी राय में किसी वाद में प्रभावकारी रीति से कार्यवाही करने में उसकी सहायता कर सकेगी, चाहे वह भारतीय साक्ष्य अधिनियम, 1872 (1872 का 1) के अधीन अन्यथा सुसंगत या ग्राह्य हो या नहीं, साक्ष्य के रूप में प्राप्त कर सकेगा।

15. मौखिक साक्ष्य का अभिलेख–किसी कुटुम्ब न्यायालय के समक्ष वादों या कार्यवाहियों में, वह आवश्यक नहीं होगा कि साक्षियों का साक्ष्य विस्तार में अभिलिखित किया जाए किन्तु, जैसे-जैसे प्रत्येक साक्षी की परीक्षा होती जाती है वैसे-वैसे साक्षी ने जो अभिसाक्ष्य दिया है उसके सारांश का ज्ञापन अभिलिखित करेगा या अभिलिखित कराएगा और ऐसे ज्ञापन साक्षी और न्यायधीश हस्ताक्षर करेगा और वह अभिलेख का भाग होगा।

16. शपथ-पत्र पर औपचारिक साक्ष्य–(1) किसी व्यक्ति या ऐसा साक्ष्य, जो औपचारिक साक्ष्य है, शपथ-पत्र पर दिया जा सकेगा और सभी न्यायसंगत अपवादों के अधीन रहते हुए, किसी कुटुम्ब न्यायालय के समक्ष किसी वाद या कार्यवाही में साक्ष्य में पढ़ा जा सकेगा।

(2) यदि कुटुम्ब न्यायालय यह ठीक समझता है तो वह किसी ऐसे व्यक्ति को समन कर सकेगा और शपथ-पत्र में अन्तर्विष्ट तथ्यों के बार में उसकी परीक्षा कर सकेगा तथा वाद या कार्यवाही के पक्षकारों में से किसी के आवेदन पर ऐसा करेगा।

17. निर्णय–किसी कुटुम्ब न्यायालय के निर्णय के मामले का संक्षिप्त कथन, अवधार्य प्रश्न, उस पर उसका विनिश्चय और ऐसे विनिश्चय के कारण होंगे।

18. डिक्रियों और आदेशों का निष्पादन–(1) किसी कुटुम्ब न्यायालय द्वारा पारित किसी डिक्री या (दण्ड प्रक्रिया संहिता, 1973 (1974 का 2) के अध्याय 9 के अधीन पारित से भिन्न) आदेश का वही बल और प्रभाव होगा जो किसी सिविल न्यायालय की किसी डिक्री या आदेश को होता है और उसका निष्पादन उसी रीति से किया जाएगा जो डिक्रियों और आदेश के निष्पादन के लिए सिविल प्रक्रिया संहिता, 1908 (1908 का 5) द्वारा विहित की गई है।

(2) किसी कुटुम्ब न्यायालय द्वारा दण्ड प्रक्रिया संहिता, 1973 (1974 का 2) के अध्याय 9 के अधीन पारित किसी आदेश का निष्पादन उस संहिता द्वारा ऐसे आदेश के निष्पादन के लिए विहित रीति से किया जाएगा।

(3) किसी डिक्री या आदेश का निष्पादन कुटुम्ब न्यायालय द्वारा, जिसने वह पारित किया था या ऐसे किसी अन्य कुटुम्ब न्यायालय या मामूली सिविल न्यायालय द्वारा पारित किया जा सकेगा जिससे वह निष्पादन के लिए भेजा गया है।

अध्याय 5

अपीलें

19. अपील–(1) उपधारा (2) में जैसा उपबंधित है उसके सिवाय और सिविल प्रक्रिया संहिता, 1908 (1908 का 5) में या दण्ड प्रक्रिया संहिता (1974 का 2) में या किसी अन्य विधि में किसी बात के होते हुए भी, किसी कुटुम्ब न्यायालय के प्रत्येक निर्णय या आदेश की, जो अन्तर्वर्ती आदेश नहीं हैं, अपील उच्च न्यायालय में तथ्यों और विधि, दोनों के सम्बन्ध में होगी।

(2) कुटुम्ब न्यायालयों द्वारा पक्षकारों की सहमति से पारित किसी डिक्री या आदेश की कोई अपील नहीं होगी।

(3) इस धारा के अधीन प्रत्येक अपील, किसी कुटुम्ब न्यायालय के निर्णय या आदेश की तारीख से तीस दिन की अवधि के भीतर की जाएगी।

(4) जैसा ऊपर कहा गया है उसके सिवाय, किसी कुटुम्ब न्यायालय के

किसी निर्णय, आदेश या डिक्री की किसी न्यायालय में कोई अपील या पुनरीक्षण नहीं होगा।

(5) उपधारा (1) के अधीन की गई किसी अपील की सुनवाई दो या अधिक न्यायाधीशों से मिलकर बनी किसी न्यायपीठ द्वारा की जाएगी।

अध्याय 6
प्रकीर्ण

20. अधिनियम का अध्यारोही प्रभाव होना–इस अधिनियम के उपबन्ध, तत्समय प्रवृत्त किसी अन्य विधि में या इस अधिनियम से भिन्न किसी विधि के आधार पर प्रभाव रखने वाली किसी लिखत में तद्संगत किसी बात के होते हुए भी प्रभावी होंगे।

21. नियम बनाने की उच्च न्यायालय की शक्ति–(1) उच्च न्यायालय, राजपत्र में अधिसूचना द्वारा ऐसे नियम बना सकेगा तो वह इस अधिनियम के प्रयोजनों को कार्यन्वित करने के लिए आवश्यक समझे।

(2) विशिष्ट और पूर्वगामी शक्ति की व्यापकता पर प्रतिकूल प्रभाव डाले बिना, ऐसे नियमों में निम्नलिखित सभी या किन्हीं विषयों के लिए उपबन्ध किया जा सकेगा, अर्थात्–

(क) कुटुम्ब न्यायालयों के प्रसामान्य काम के घंटे और अवकाश दिनों में और प्रसामान्य काम के घंटों के बाहर कुटुम्ब न्यायालयों की बैठकें करना;

(ख) कुटुम्ब न्यायालयों की बैठकों के मामूली स्थानों से भिन्न स्थानों पर उनकी बैठकें करना;

(ग) किसी समझौते पर पहुँचने के लिए पक्षकारों की सहायता करने और उन्हें बनाने के लिए किसी कुटुम्ब न्यायालय द्वारा किए जाने वाले प्रयास और अनुसरण की जाने वाली प्रक्रिया।

22. नियम बनाने की केन्द्रीय सरकार की शक्ति–(1) केन्द्रीय सरकार, भारत के मुख्य न्यायमूर्ति की सहमति से किसी न्यायधीश की नियुक्ति के लिए धारा 4 की उपधारा (3) के खंड (ग) में निर्दिष्ट अर्हताएं विहित करते हुए नियम, अधिसूचना द्वारा बना सकेगी।

(2) इस अधिनियम के अधीन केन्द्रीय सरकार द्वारा बनाया गया प्रत्येक

नियम, बनाए जाने के पश्चात् यथाशीघ्र, संसद के प्रत्येक सदन के समक्ष, जब वह सत्र में हो, कुल तीस दिन की अवधि के लिए रखा जाएगा। यह अवधि एक सत्र में अथवा दो या अधिक आनुक्रमिक सत्रों में पूरी हो सकेगी। यदि उस सत्र के या पूर्वोक्त आनुक्रमिक सत्रों के ठीक बाद के सत्रों के अवसान से पूर्व दोनों सदन उस नियम में कोई परिवर्तन करने के लिए कोई सहमति हो जाए तो तत्पश्चात् वह ऐसे परिवर्तित रूप में प्रभावी होगा। यदि उस उक्त अवसान के पूर्व दोनों सदन सहमत हो जाएँ कि वह नियम नहीं बनाया जाना चाहिए तो तत्पश्चात् वह निष्प्रभावी हो जाएगा। किन्तु नियम के ऐसे परिवर्तित या निष्प्रभाव होने से उसके अधीन पहले की गई किसी बात की विधिमान्यता पर प्रतिकूल प्रभाव नहीं पड़ेगा।

23. नियम बनाने की राज्य सरकार की शक्ति–(1) राज्य सरकार उच्च न्यायालय से परामर्श करने के पश्चात् इस अधिनियम के प्रयोजनों को कार्यान्वित करने के लिए नियम, अधिसूचना द्वारा बना सकेगी।

14

गर्भपात, नवजात शिशु, दासत्व एवं शिष्टता व सदाचार विषयक अपराध

1. सामान्य

गर्भपात कारित करना (Causing miscarriage), नवजात शिशु विषयक अपराध, जारकर्म का अपराध, आपराधिक सहपलायन का अपराध, वेश्यावृत्ति क्रय-विक्रय का अपराध आदि ऐसे अपराध हैं जो स्त्रियों के विरुद्ध अपराध हैं। इसके विषय में भारतीय दण्ड संहिता की विभिन्न धाराओं में प्रावधान किया गया है–

धारा 312. गर्भपात कारित करना–जो कोई गर्भवती स्त्री की स्वेच्छा गर्भपात कारित करेगा, यदि ऐसा गर्भपात उस स्त्री का जीवन बचाने के प्रयोजन से सद्भावनापूर्वक कारित न किया जाये, तो वह दोनों में से किसी भांति के कारवास से जिसकी अवधि तीन वर्ष तक की हो सकेगी, या जुर्माने से, या दोनों से, दण्डित किया जाएगा और यदि वह स्त्री स्पन्दगर्भा हो तो वह दोनों में से किसी भाँति के कारावास से जिसकी अवधि सात वर्ष की हो सकेगी दण्डित किया जाएगा और जुर्माने से भी दण्डनीय होगा।

स्पष्टीकरण–जो स्त्री स्वयं अपना गर्भपात कारित करती है, वह इस धारा के अर्थ के अन्तर्गत आती है।

धारा 313. स्त्री की सम्मति के बिना गर्भपात कारित करना–जो कोई उस स्त्री की सम्मति के बिना गर्भपात कारित करेगा, वह आजीवन कारावास से, या दोनों में से किसी भाँति के कारावास से, जिसकी अवधि दस वर्ष तक की हो सकेगी, दण्डित किया जायेगा और जुर्माने से भी दण्डनीय होगा।

धारा 314. गर्भपात कारित करने के आशय से किए गए कार्यों द्वारा कारित मृत्यु–जो कोई गर्भवती स्त्री का गर्भपात कारित करने के आशय से कोई ऐसा कार्य करेगा, जिससे स्त्री की मृत्यु कारित हो जाये, वह दोनों में से किसी

भाँति के कारावास से, जिसकी अवधि दस वर्ष तक की हो सकेगी, दण्डित किया जायेगा और जुर्माने से भी दण्डनीय होगा।

यदि वह कार्य स्त्री की सम्मति के बिना किया जाए—यदि गर्भपात उस स्त्री की सम्मति के बिना किया जाये तो वह आजीवन कारावास से या ऊपर बताए हुए दण्ड से दण्डित किया जायेगा।

स्पष्टीकरण—इस अपराध के लिए यह आवश्यक नहीं है कि अपराधी जानता हो कि उस कार्य से मृत्यु कारित करना सम्भाव्य है।

टिप्पणी

मोहमुद्दीन कुट्टी *बनाम* **कुन्ही कौटेयया**[1] के मामले में न्यायालय ने यह विचार व्यक्त किया है कि यदि स्त्री स्वयं को गर्भ के लिए चिकित्सक को समर्पित कर देती है तब गर्भपात कराने वाले व्यक्ति को भारतीय दण्ड संहिता की धारा 313 के अधीन दोषसिद्धि नहीं प्रदान की जाएगी।

क्वीन *बनाम* **अरुणा बेन** के मामले में जहाँ गर्भावस्था की समयावधि लगभग पूरी होने वाली थी और जैसे ही गर्भपात का प्रयत्न किया गया शिशु का जन्म हो गया। यह अभिनिर्धारित किया गया कि अभियुक्त को भारतीय दण्ड संहिता की धारा 312 के अधीन दोषसिद्धि प्रदान किया जाना न्यायोचित नहीं है। उसे भारतीय दण्ड संहिता की धारा 312 सहपठित धारा 511 के अधीन दोषसिद्धि प्रदान की गयी।

यदि किसी स्त्री का गर्भपात उसके जीवन को बचाने के लिए किया जाता है तो यह अपराध नहीं है। मेडिकल टर्मिनेशन आफ प्रेगनेन्सी एक्ट, 1971 में इस प्रकार की व्यवस्था की गई है।

जहाँ किसी स्त्री को अभियुक्त के हॉस्पीटल में गर्भपात कराने हेतु दाखिल किया गया था। चिकित्सक अभियुक्त ने गर्भपात करने हेतु शल्य क्रिया आरम्भ की। शल्य क्रिया के कुछ समय बाद स्त्री मृत हो गयी। शव परीक्षण में यह साबित हुआ कि मृत्यु गर्भाशय को भेदने के कारण हुई। अभियुक्त को भारतीय दण्ड संहिता की धारा 314 के अधीन दोषसिद्धि प्रदान की गयी।

2. नवजात शिशु विषयक अपराध

नवजात शिशु विषयक अपराध वस्तुतः अवैध रूप से हुए लैंगिक समागम का परिणाम है। जब किसी स्त्री के पेट में अवैध सम्बन्ध से कोई सन्तान पलने

1. ए.आई.आर. 1927, केरल 184।

लगती है तो लोक-लाज से मुक्ति पाने हेतु वह उसे अज्ञात स्थान पर छोड़ देती है। भारतीय दण्ड संहिता की धारा 315 से 318 तक में इस सम्बन्ध में निम्न उपबन्ध किया गया है–

धारा 315. शिशु का जीवित पैदा होना रोकने या जन्म के पश्चात् उसकी मृत्यु कारित करने के आशय से किया गया कार्य–जो कोई किसी शिशु के जन्म से पूर्व कोई कार्य इस आशय से करेगा कि उस शिशु का जीवित पैदा होना तद्द्वारा रोका जाये या जन्म के पश्चात् तद्द्वारा उसकी मृत्यु कारित हो जाये और ऐसे कार्य से उस शिशु का जीवित पैदा होना रोकेगा या उसके जन्म के पश्चात् उसकी मृत्यु कारित कर देगा, यदि वह कार्य माता के जीवन को बचाने के प्रयोजन से सद्भावनापूर्वक नहीं किया गया हो, तो वह दोनों में से किसी भाँति के कारावास से, जिसकी अवधि दस वर्ष तक की हो सकेगी, या जुर्माने से, या दोनों से, दण्डित किया जायेगा।

धारा 316. ऐसे कार्य द्वारा जो आपराधिक मानव वध की कोटि में आता हो किसी सजीव अज्ञात शिशु की मृत्यु कारित करना–जो कोई ऐसा कार्य ऐसी परिस्थितियों में करेगा कि यदि वह तद्द्वारा मृत्यु कारित कर देता, तो वह आपराधिक मानव वध का दोषी होता और ऐसे कार्य द्वारा किसी सजीव अज्ञात शिशु की मृत्यु कारित करेगा, वह दोनों में से किसी भाँति के कारावास से जिसकी अवधि दस वर्ष तक की हो सकेगी दण्डित किया जायेगा, और जुर्माने से भी दण्डनीय होगा।

दृष्टान्त

'क' यह सम्भाव्य जानते हुए कि वह गर्भवती स्त्री की मृत्यु कारित कर दे, ऐसा कार्य करता है, जो यदि उससे स्त्री की मृत्यु कारित हो जाती, तो वह आपराधिक मानव वध की कोटि में आता। उस स्त्री को क्षति होती है, किन्तु उसकी मृत्यु नहीं होती, किन्तु तद्द्वारा उस अज्ञात सजीव शिशु की मृत्यु हो जाती है, जो उसके गर्भ में है। 'क' इस धारा में परिभाषित अपराध का दोषी है।

धारा 317. शिशु के पिता या माता या उसकी देख-रेख रखने वाले व्यक्ति द्वारा बारह वर्ष से कम आयु के शिशु का अरक्षित डाल दिया जाना और परित्याग–जो कोई बारह वर्ष से कम आयु के शिशु का पिता या माता होते हुए, या ऐसे शिशु की देख-रेख का भार रखते हुए, ऐसे शिशु का पूर्णतः परित्याग करने के आशय से उस शिशु को किसी स्थान में अरक्षित डाल

देगा या छोड़ देगा, वह दोनों में से किसी भाँति के कारावास से, जिसकी अवधि सात वर्ष तक की हो सकती है, या जुर्माने से, या दोनों से, दण्डित किया जायेगा।

स्पष्टीकरण—यदि शिशु अरक्षित डाल दिए जाने के परिणामस्वरूप मर जाये, तो यथास्थिति हत्या या आपराधिक मानव वध के लिए अपराधी का विचारण निवारित करना धारा में आशयित नहीं है।

धारा 318. मृत शरीर के गुप्त व्ययन द्वारा जन्म छिपाना—जो कोई किसी शिशु के मृत शरीर को गुप्त रूप से गाड़कर या अन्यथा उसका व्ययन करके चाहे ऐसे शिशु की मृत्यु उनके जन्म से पूर्व या पश्चात् या जन्म के दौरान हुई हो, ऐसे शिशु को साशय छिपाएगा या छिपाने का प्रयास करेगा वह दोनों में से किसी भाँति के कारावास से जिसकी अवधि दो वर्ष तक की हो सकेगी या जुर्माने से या दोनों से दण्डित किया जायेगा।

टिप्पणी

सम्राट *बनाम* **क्रिप्स**[1] के मामले में एक नवजात को खुले में छोड़ दिया जाने हेतु उसकी माँ ने 'क' नामक व्यक्ति को बच्चे को सुपुर्द किया। 'क' ने बच्चे को रेलगाड़ी में छोड़ दिया। बच्चे को विधिवत् कपड़े में लपेटा गया था और उसके पास एक दूध की बोतल भी रख दी गई थी। 'क' नामक व्यक्ति को भारतीय दण्ड संहिता की धारा 317 सपठित धारा 109 का दोषी माना गया।

मिरकिया 1 के मामले में एक नेत्रहीन महिला के पास 6 माह के बच्चे को उसकी माँ छोड़कर इस बहाने से गई कि वह अभी वापस आएगी किन्तु वह माँ वापस नहीं आयी और न ही उसका आशय लौटने का ही था, वहाँ मामले की परिस्थितियों के अनुसार उसे भारतीय दण्ड संहिता की धारा 317 के अधीन दोषसिद्धि प्रदान की गयी।

जहाँ एक नवजात शिशु की माँ ने शिशु को एक मार्ग पर आरक्षित रूप में छोड़ दिया जो गाँव के पास ही था। बच्चे को कथित स्थान से कुछ समय बाद बरामद कर लिया गया, उसकी माँ को धारा 317 के अधीन अभियोजित किया गया और उसे दोषसिद्धि प्रदान की गई।

3. प्रवंचन विवाह

इस प्रकार के विवाह का तात्पर्य किसी पुरुष द्वारा किसी स्त्री को विश्वास दिलाकर कि वह उसकी विवाहिता पत्नी है, सम्भोग करता है जबकि वह वास्तव

---

1. (1916) 18 बम्बई एल.आर. 934।

में उसकी विवाहिता पत्नी नहीं है। इस सम्बन्ध में भारतीय दण्ड संहिता की धारा 493 में उपबन्ध किया गया।

धारा 493. विधिपूर्ण विवाह की प्रवंचना से विश्वास उत्प्रेरित करने वाले पुरुष द्वारा कारित सहवास—जो कोई पुरुष स्त्री को, जो कोई विधिपूर्वक उससे विवाहित न हो, प्रवंचना से यह विश्वास कारित करेगा कि वह विधिपूर्वक उससे विवाहित है और इस विश्वास में उस स्त्री का अपने साथ सहवास या मैथुन कारित करेगा, वह दोनों में से किसी भाँति के कारावास से, जिसकी अवधि दस वर्ष तक की हो सकती है, दण्डित किया जाएगा और जुर्माने से भी दण्डनीय होगा।

टिप्पणी

इस धारा के अधीन अपराधी पुरुष के द्वारा प्रवंचना से विश्वास दिलाया जाता है कि वह (स्त्री) विवाहिता पत्नी है। इस विश्वास के फलस्वरूप वह स्त्री उसको मैथुन करने की सहमति देती है।

जहाँ अभियुक्त पुरुष ने पीड़ित स्त्री को यह विश्वास प्रवंचनापूर्ण नहीं दिलवाया कि वह स्त्री उसकी विधिपूर्ण विवाहित स्त्री है वहाँ अवधारित किया गया है कि ऐसी दशा में यह धारा नहीं लागू होगी।

जहाँ अभियुक्त पुरूष द्वारा पीड़ित स्त्री को यह आश्वासन दिया गया है कि वह भविष्य में उससे विवाह करेगा और उसने पीड़ित स्त्री को अन्य समस्त लोगों के सम्मुख अपनी पत्नी के रूप में दर्शाया वहाँ उसे भारतीय दण्ड संहिता की धारा 493 के ्अन्तर्गत दोषी नहीं माना गया।

इस धारा के अधीन किसी व्यक्ति को दंडित किया जाएगा यदि उस व्यक्ति ने किसी स्त्री के साथ उस दशा में विश्वास दिलाया और सम्भोग किया कि वह उसकी विवाहिता पत्नी है।

4. द्विविवाह

द्विविवाह का तात्पर्य है पति या पत्नी के जीवित रहते हुए अन्य व्यक्ति से विवाह कर लेना। इस सम्बन्ध में भारतीय दण्ड संहिता की धारा 494 में उपबन्ध किया गया है–

धारा 494. पति या पत्नी के जीवन-काल में पुनः विवाह करना— जो कोई पति या पत्नी के जीवित होते हुए किसी ऐसी दिशा में विवाह करेगा जिसमें

ऐसा विवाह इस कारण शून्य है कि वह ऐसे पति या पत्नी के जीवनकाल में होता है वह दोनों में से किसी भाँति के कारावास से, जिसकी अवधि सात वर्ष तक की हो सकेगी, दण्डित किया जायेगा और जुर्माने से भी दण्डनीय होगा।

अपवाद–इस धारा का विस्तार किसी ऐसे व्यक्ति पर नहीं है, जिसका ऐसे पति या पत्नी के साथ विवाह सक्षम अधिकारिता के न्यायालय द्वारा शून्य घोषित कर दिया गया हो और न किसी ऐसे व्यक्ति पर है, जो पूर्व पति या पत्नी के जीवनकाल में विवाह कर लेता है, यदि ऐसा पति या पत्नी उस पश्चात्वर्ती विवाह से समय ऐसे व्यक्ति के सात वर्ष तक निरन्तर अनुपस्थित रहा हो और उस काल के भीतर ऐसे व्यक्ति ने यह नहीं सुना हो कि वह जीवित है, परन्तु यह जब तक कि ऐसा पश्चात्वर्ती विवाह करने वाला व्यक्ति उसके विवाह के होने से पूर्व उस व्यक्ति को, जिसके साथ ऐसा विवाह होता है, तथ्यों की वास्तविक स्थिति की जानकारी, जहाँ तक कि उनका ज्ञान उसको हो, दे दे।

टिप्पणी

प्रियवाला *बनाम* **सुरेश चन्द्र**[1] के मामले में न्यायालय ने यह विचार व्यक्त किया कि द्विविवाह को साबित करने के लिए यह साबित करना होगा कि दूसरा विवाह प्रचलित धार्मिक संस्कार के फलस्वरूप हुआ था।

यदि पश्चात्वर्ती विवाह हिन्दू रीति-रिवाज के साथ नहीं हुआ और सप्तपदी नहीं सम्पन्न हुआ था वहाँ यह अवधारित किया गया कि अभियुक्त के विरुद्ध द्विविवाह का आरोप अनुचित है।

शान्ति बेन वर्मा *बनाम* **श्रीमति कंचन प्रभा देवी** के मामले में न्यायालय ने यह विचार व्यक्त किया कि द्विविवाह के आरोप का साबित किया जाना आवश्यक है। यदि दोनों पक्षों के धार्मिक संस्कारों के अनुसार सप्तपदी आवश्यक नहीं है तो इस बात का सत्यापित होना आवश्यक है।

अब्दुल गनी *बनाम* **अजीज उल हक** के मामले में यह अवधारित किया गया कि भारतीय दंड संहिता की धारा 494 के उपबन्ध मुस्लिमों पर लागू न होंगे।

5. जारकर्म

जारकर्म के विषय में भारतीय दण्ड संहिता की धारा 497 में उपबन्ध किया गया है जिसके अनुसार–जारकर्म के अपराध की संरचना के लिये केवल इतना ही पर्याप्त है कि जिस स्त्री के साथ अभियुक्त मैथुन कर रहा है, वह किसी

1. ए.आई.आर. 1971, सु.को. 1153।

की विवाहिता है। यह जानकारी तात्विक नहीं है कि वह किसकी विवाहिता स्त्री है।

जारकर्म का अपराध तभी होगा जबकि पत्नी ने पति की मौनानुकूलता के बिना अभियुक्त के साथ सहवास किया है। मौनानुकूलता का तात्पर्य किसी बात की जानकारी होते हुए भी उसमें किसी प्रकार का कोई हस्तक्षेप न करने से है।

6. आपराधिक सहपलायन

इस सम्बन्ध में भारतीय दण्ड संहिता की धारा 498 में निम्न उपबन्ध किया गया है–

> **धारा 498. विवाहिता स्त्री को आपराधिक आशय से फुसलाकर ले जाना, या ले आना या निरुद्ध रखना–**जो कोई किसी स्त्री को, जो किसी अन्य पुरुष की पत्नी है और जिसका अन्य पुरुष की पत्नी होना वह जानता है, या विश्वास करने का कारण रखता है, उस पुरुष के पास से, या किसी ऐसे व्यक्ति के पास से, जो उस पुरूष की ओर से उसकी देखरेख करता है, इस आशय से ले जाएगा, या फुसलाकर ले जायेगा कि वह किसी व्यक्ति के साथ आयुक्त सम्भोग करे या इस आशय से किसी ऐसी स्त्री को छिपाएगा या निरुद्ध करेगा, वह दोनों में से किसी भाँति के कारावास से, जिसकी अवधि दो वर्ष तक की हो सकेगी, या जुर्माने से, या दोनों से, दंडित किया जायेगा।''

टिप्पणी

आलमगिर *बनाम* **स्टेट आफ बिहार**[1] के मामले में जहाँ किसी स्त्री ने अपने पति का गृह-त्याग करके अभियुक्त के साथ रहना आरम्भ किया और अभियुक्त उसको स्त्री के रूप में स्नेह देने लगा और दावा किया कि वह उसकी विवाहिता पत्नी है, न्यायालय ने अभियुक्त को कथित स्त्री को निरुद्ध करने का दोषी माना।

जहाँ पति और पत्नी के मध्य सम्बन्ध पूर्णत: तनावग्रस्त थे, दोनों में कोई सामंजस्य न था। पत्नी पति का गृह त्याग चुकी थी। पति और पत्नी के मध्य समझौता होने की उम्मीद न थी वहाँ इस बात का कोई साक्ष्य न था कि अभियुक्त उस स्त्री को प्रवंचना के साथ ले गया था। अत: अभियुक्त को भारतीय दण्ड संहिता की धारा 498 के अधीन दोषसिद्धि नहीं प्रदान की गयी।

1. ए.आई.आर. 1959, सु. को. 436।

7. वेश्यावृत्ति के प्रयोजनार्थ क्रय-विक्रय

वेश्यावृत्ति एक ऐसी सामाजिक बुराई है जिसको किसी भी रूप में न्यायोचित नहीं ठहराया जा सकता। यह बुराई समाज में दिन-प्रतिदिन बढ़ती जा रही है। यह बुराई निर्धन एवं अशिक्षित महिलाओं तथा बालिकाओं को काल के गाल में ढकेल रही है। अशिक्षा, निर्धनता और अविवेक की स्थिति में इन्हें वेश्यावृत्ति का पेशा अपनाना पड़ता है। वेश्यावृत्ति एक गम्भीर अपराध है। इसके निवारणार्थ भारतीय दण्ड संहिता की धारा 372 एवं 373 में निम्न उपबन्ध किया गया है-

धारा 372. वेश्यावृत्ति आदि के प्रयोजन के लिए अप्राप्तवय को बेचना–जो कोई अठारह वर्ष से कम आयु के किसी व्यक्ति के इस आशय से कि ऐसा व्यक्ति किसी आयु में वेश्यावृत्ति या किसी व्यक्ति के अयुक्त सम्भोग करने के लिए या किसी विधि विरुद्ध और दुराचारिक प्रयोजन के लिए काम में लाया जायेगा या उपयोग किया जायेगा या यह संभाव्य जानते हुए कि ऐसा व्यक्ति किसी आयु में भी ऐसे किसी प्रयोजन के लिए काम में लाया जायेगा या उपयोग किया जायेगा, बेचेगा, अन्यथा व्ययनित करेगा, वह दोनों में से किसी भाँति के कारावास से जिसकी अवधि दस वर्ष तक की हो सकेगी, दण्डित किया जायेगा और जुर्माने से भी दण्डनीय होगा।

स्पष्टीकरण 1–जब किसी अठारह वर्ष से कम आयु की नारी किसी वेश्या को या किसी अन्य व्यक्ति को, जो वेश्यागृह चलाता हो या उसका प्रबन्ध करता हो, बेची जाये, भाड़े पर दी जाये या अन्यथा व्ययनित की जाये, तब इस प्रकार ऐसी नारी को व्ययनित करने वाले व्यक्ति के बारे में जब तक कि तत्प्रतिकूल साबित न कर दिया जाये, यह उपधारणा की जायेगी कि उसने उसको इस आशय से व्ययनित किया है कि वह वेश्यावृत्ति के लिए उपयोग में लायी जायेगी।

स्पष्टीकरण 2–'अयुक्त सम्भोग' से इस धारा के प्रयोजनों के लिए ऐसे व्यक्तियों में मैथुन अभिप्रेत है जो विवाह से संयुक्त नहीं हैं या किसी संयोग या बन्धन से संयुक्त नहीं हैं जो यद्यपि विवाह की कोटि में तो नहीं आता तथापि उस समुदाय की जिसके वे हैं या यदि वे भिन्न समुदायों के हैं तो ऐसे दोनों समुदायों की स्वीय विधि या रुढ़ि उनके बीच में विवाह सदृश सम्बन्ध में अभिज्ञात किया जाता हो।

धारा 373. वेश्यावृत्ति आदि के प्रयोजन के लिए अप्राप्तवय का खरीदना आदि—जो कोई अठारह वर्ष से कम आयु के किसी व्यक्ति को इस आशय से कि ऐसा व्यक्ति किसी आयु में भी वेश्यावृत्ति या किसी व्यक्ति से अयुक्त सम्भोग करने के लिए या किसी विधि विरुद्ध दुराचारिक प्रयोजन के लिए काम में लाया या उपयोग किया जाये या यह सम्भाव्य जानते हुए कि ऐसा व्यक्ति किसी आयु में भी ऐसे किसी प्रयोजन के लिए काम में लाया जायेगा या उपयोग किया जायेगा, खरीदेगा, भाड़े पर लेगा या अन्यथा उसका कब्जा अभिप्राप्त करेगा, वह दोनों में से किसी भाँति के कारावास से, जिसकी अवधि दस वर्ष तक की हो सकेगी, दण्डित किया जायेगा और जुर्माने से भी दण्डनीय होगा।

स्पष्टीकरण 1—अठारह वर्ष से कम आयु की नारी को खरीदने वाली, भाड़े पर लेने वाली अन्यथा उसका कब्जा अभिप्राप्त करने वाली किसी वेश्या के वेश्यागृह चलाने या उसका प्रबन्ध करने वाले किसी व्यक्ति के बारे में, जब तक कि तत्प्रतिकूल साबित न कर दिया जाये, यह धारणा की जायेगी कि ऐसी नारी का कब्जा उसने इस आशय से अभिप्राप्त किया है कि वह वेश्यावृत्ति के प्रयोजनों के लिए उपयोग में लाई जायेगी।

स्पष्टीकरण 2—'अयुक्त सम्भोग' का वही अर्थ है, जो धारा 372 में है।

टिप्पणी

रमन्ना[1] के मामले में यह विचार व्यक्त किया गया है कि यह धारा 18 वर्ष से कम आयु की स्त्री और ऐसी स्त्री चाहे वह विवाहिता हो या अविवाहिता जो अनैतिक जीवन व्यतीत कर रही है, लागू होगी।

अवयस्क लड़कियों का देवदासी होना इस धारा के अधीन आएगा।

अनैतिक व्यापार निवारण

वर्तमान समय में देश के नैतिक मूल्यों में तेजी से गिरावट आ रही है। महिलाओं का यौन उत्पीड़न और उनके साथ अशिष्टता का व्यवहार सामान्य बात हो गयी है। बड़े-बड़े होटलों एवं संस्थाओं में व्यभिचार पनप रहे हैं। महिलाओं का बड़े पैमाने पर शोषण हो रहा है। देह व्यापार का धंधा चरम सीमा पर पहुँच गया है। इस बुराई को उन्मूलित करने हेतु सन् 1956 में स्त्री एवं लड़की अनैतिक व्यापार दमन अधिनियम पारित किया गया जो भविष्य में अनैतिक

---

1. (1989) 12 मद्रास 273।

व्यापार (निवारण) अधिनियम, 1956 के रूप में अस्तित्व में आया। इसका मूल पाठ निम्नवत् है–

1. संक्षिप्त नाम, विस्तार और प्रारम्भ–(1) यह अधिनियम अनैतिक व्यापार (निवारण) अधिनियम, 1956 कहा जा सकेगा।

(2) इसका विस्तार सम्पूर्ण भारत पर है।

(3) यह धारा तुरन्त प्रवृत्त हो जाएगी और इस अधिनियम के शेष उपबन्ध उस तारीख को प्रवृत्त होंगे जिसे केन्द्रीय सरकार शासकीय राजपत्र में अधिसूचना द्वारा नियत करे।

2. परिभाषाएँ–इस अधिनियम में जब तक कि सन्दर्भ में अन्यथा अपेक्षित न हो–

(क) ''वेश्यागृह'' के अन्तर्गत कोई घर, कमरा, सवारी या स्थान अथवा किसी घर, कमरे, सवारी या स्थान का कोई प्रभाग अभिप्रेत है जिसका अन्य व्यक्ति के अभिलाभ के लिए अथवा दो या अधिक वेश्याओं के पारस्परिक अभिलाभ के लिए लैंगिक शोषण या दुरुपयोग के प्रयोजनों के लिए किया जाता है,

(कक) **''बालक''** से ऐसा व्यक्ति अभिप्रेत है जिसने सोलह वर्ष की आयु पूरी नहीं की है,

(ख) **''सुधार संस्था''** में किसी भी नाम से ज्ञात कोई ऐसी संस्था अभिप्रेत है (जो धारा 21 के अधीन उस संस्था के रूप में स्थापित या अनुज्ञात है) जिसमें ऐसे व्यक्तियों को, इस अधिनियम के अधीन निरुद्ध रखा जा सकेगा जिन्हें सुधारने की आवश्यकता है और इसके अन्तर्गत वह आश्रय भी है जहाँ विचारणीय व्यक्तियों को अधिनियम के अनुसरण में रखा जाए,

(ग) **''मजिस्ट्रेट''** से ऐसा कोई मजिस्ट्रेट अभिप्रेत है जो उस धारा द्वारा, जिसमें यह पद आता है, प्रदत्त शक्तियों का प्रयोग करने के लिए अनुसूची द्वित्तीय स्तम्भ में सक्षम विनिर्दिष्ट किया गया है और जो अनुसूची के प्रथम स्तम्भ में विनिर्दिष्ट है,

(गक) **''वयस्क''** से ऐसा व्यक्ति अभिप्रेत है जिसने अठारह वर्ष की आयु पूरी कर ली है,

(गख) **''अवयस्क''** से ऐसा व्यक्ति अभिप्रेत है जिसने सोलह वर्ष की आयु पूरी कर ली है, किन्तु अठारह वर्ष की आयु पूरी नहीं की है–

(घ) **''विहित''** से इस अधिनियम के अधीन बनाए गये नियमों द्वारा विहित अभिप्रेत है,

(च) **''वेश्यावृत्ति''** से व्यक्तियों का वाणिज्यिक प्रयोजनों के लिए लैंगिक शोषण या दुरुपयोग अभिप्रेत है, और ''वेश्या'' पद का तद्नुसार अर्थ लगाया जाएगा,

(छ) ''संरक्षागृह'' से किसी नाम से ज्ञात कोई ऐसी संस्था अभिप्रेत है (जो धारा 21 के अधीन स्थापित या अनुज्ञप्त संस्था है) जिसमें ऐसे व्यक्तियों को, जिनकी देख-रेख और संरक्षण की आवश्यकता है, इस अधिनियम के अधीन रखा जाए और जहाँ समुचित तकनीकी रूप से अर्हित व्यक्तियों, उपस्कर और अन्य सुविधाओं की व्यवस्था की गई है और इसके अन्तर्गत निम्नलिखित नहीं हैं–

(1) कोई आश्रय जहाँ विचारणाधीन को इस अधिनियम के अनुसरण में रखा जाए, या

(2) कोई सुधार संस्था,

(ज) **''सार्वजनिक स्थान''** से ऐसा कोई अभिप्रेत है जो जनता के प्रयोग के लिए आशयित हो या जिस तक जनता की पहुँच हो तथा इसके अन्तर्गत कोई लोक प्रवहन भी है,

(झ) **''विशेष पुलिस अधिकारी''** से इस अधिनियम के प्रयोजनों के लिए किसी विनिर्दिष्ट क्षेत्र के अन्दर पुलिस कार्यों का भारसाधक होने के लिए राज्य सरकार द्वारा या उसकी ओर से नियुक्त कोई पुलिस अधिकारी अभिप्रेत है,

(ञ) **''दुर्व्यापार पुलिस अधिकारी''** से केन्द्रीय सरकार द्वारा धारा 13 की उपधारा (4) के अधीन नियुक्त कोई पुलिस अधिकारी अभिप्रेत है।

2. (क) जम्मू-कश्मीर को लागू न होने वाली अधिनियमितियों की बाबत अर्थान्वयन का नियम–इस अधिनियम में किसी ऐसी विधि के, जो जम्मू-कश्मीर राज्य में प्रवृत्त नहीं है, के प्रति किसी निर्देश का उस राज्य के सम्बन्ध में यह अर्थ लगाया जाएगा कि यदि उस राज्य में कोई स्थानी विधि प्रवृत्त है तो वह निर्देश उस तत्स्थानी विधि के प्रति है।

3. वेश्यागृह चलाने या परिसरों को वेश्यागृह के रूप में प्रयुक्त करने के लिए दण्ड–(1) कोई व्यक्ति जो कोई वेश्यागृह चलाता है या उसका प्रबन्ध

करता है अथवा उसको चलाने या उसका प्रबन्ध का काम करता है या सहायता करता है वह प्रथम दोषसिद्धि पर एक वर्ष से अन्यून और तीन वर्ष से अनधिक की अवधि के लिए कठोर कारावास से तथा जुर्माने से भी जो दो हजार रुपये तक का हो सकेगा और द्वितीय या पश्चात्वर्ती दोषसिद्धि की दशा में दो वर्ष से अन्यून और पाँच वर्ष से अनधिक की अवधि के लिए कठोर कारावास से तथा जुर्माने से भी, जो दो हजार रुपये तक का हो सकेगा दण्डनीय होगा।

(2) कोई व्यक्ति जो–

(क) किसी परिसर का किरायेदार, पट्टेदार, अभियोगी या भारसाधक व्यक्ति होते हुए ऐसे परिसर या उसके किसी भाग को वेश्यागृह के रूप में प्रयुक्त करेगा या जान–बूझकर किसी अन्य व्यक्ति को प्रयुक्त करने देगा, अथवा

(ख) किसी परिसर का स्वामी, पट्टाकर्ता या भूस्वामी अथवा ऐसे स्वामी पट्टाकर्त्ता या भूस्वामी का अभिकर्त्ता होते हुए उसे या उसके किसी भाग को यह जानते हुए पट्टे पर देता है कि उसका या उसके किसी भाग का वेश्यागृह के रूप में प्रयोग किया जाना आशयित है अथवा ऐसे परिसर या उसके किसी भाग में वेश्यागृह के रूप में प्रयोग का जान–बूझकर पक्षकार होगा,

प्रथम दोषसिद्धि पर कारावास से, जिसकी अवधि दो वर्ष हो सकेगी और जुर्माने से, जो दो हजार रुपये तक का हो सकेगा तथा द्वितीय या पश्चात्वर्ती दोषसिद्धि की दशा में कठोर कारावास से, जिसकी अवधि पाँच वर्ष तक ही हो सकेगी और जुर्माने से भी, दण्डनीय होगा।

(2क) उपधारा (2) के प्रयोजनों के लिए, जब तक कि प्रतिकूल साबित न कर दिया जाए, वह उपधारणा की जाएगी कि उस उपधारा को खंड (क) या खंड (ख) में निर्दिष्ट कोई व्यक्ति, यथास्थिति, परिसर या उसके किसी भाग को वेश्यागृह के रूप में उपयोग किए जाने के लिए जान–बूझकर अनुज्ञात कर रहा है या उसे यह जानकारी है कि परिसर या उसके किसी भाग का वेश्यागृह के रूप में उपयोग किया जा रहा है, यदि–

(क) किसी ऐसे समाचार-पत्र में, जिसका उस क्षेत्र में परिचालन है जिसमें ऐसा व्यक्ति निवास करता है, इस आशय की रिपोर्ट इस अधिनियम के अधीन की गई तलाशी के परिणामस्वरूप यह पाया

गया है कि परिसर या उसके किसी भाग का वेश्यावृत्ति के लिये उपयोग किया जा रहा है, अथवा

(ख) खंड (क) में निर्दिष्ट तलाशी के दौरान पाई गयी सभी वस्तुओं की सूची की एक प्रति व्यक्ति को दे दी जाती है।

(3) तत्समय प्रवृत्त किसी अन्य विधि में किसी बात के होते हुए भी, उपधारा (2) के खण्ड (क) में निर्दिष्ट किसी व्यक्ति के किसी परिसर या उसके किसी भाग के सम्बन्ध में उस उपधारा के अधीन किसी अपराध के लिए दोष सिद्ध होने पर कोई ऐसा पट्टा या करार जिसके अधीन ऐसा परिसर पट्टे पर दिया गया है या उस अपराध के किये जाने के समय धारित है या अधिभोगाधीन है, उक्त दोषसिद्धि की तारीख से शून्य और अप्रवर्तनशील हो जाएगा।

4. वेश्यावृत्ति के उपार्जनों पर जीवन-निर्वाह के लिए दण्ड–(1) अठारह वर्ष की आयु से अधिक का कोई व्यक्ति जो जान–बूझकर किसी अन्य व्यक्ति की वेश्यावृत्ति के उपार्जनों पर पूर्णतः या भागतः जीवन निर्वाह करेगा, वह कारावास से, जिसकी अवधि दो वर्ष तक की हो सकेगी, या जुर्माने से, जो एक हजार रुपये तक का हो सकेगा, अथवा दोनों से दण्डनीय होगा और जहाँ ऐसे उपार्जन किसी बालक या अवयस्क की वेश्यावृत्ति से सम्बन्धित हैं, वहाँ सात वर्ष से अन्यून और दस वर्ष से अनाधिक की अवधि के लिए कारावास से दण्डनीय होगा।

(2) जहाँ अठारह वर्ष से अधिक आयु के किसी व्यक्ति की बाबत यह साबित हो जाता है कि वह–

(क) किसी वेश्या के साथ निवास करता है या अभ्यासतः उसके संग रहता है, या

(ख) किसी वेश्या की गतिविधियों का ऐसी रीति से नियन्त्रण या निर्देशन करता है या उन पर असर डालता है, जिससे यह दर्शित होता है कि ऐसा व्यक्ति उसे वेश्यावृत्ति करने के लिए सहायता दे रहा है या दुष्प्रेरित या विवश कर रहा है, या

(ग) किसी वेश्या के निमित्त दलाल या कुटना के रूप में कार्य कर रहा है तो, जब तक तत्प्रतिकूल साबित न कर दिया जाए, यह उपधारणा की जाएगी कि ऐसा व्यक्ति उपधारा (1) के अर्थ में

अन्य व्यक्ति के वेश्यावृत्ति के उपार्जनों पर जान-बूझकर जीवन का निर्वाह कर रहा है।

5. व्यक्ति को वेश्यावृत्ति के लिए उपाप्त करना, उत्प्रेरित करना या ले जाना–(1) कोई व्यक्ति जो–

(क) किसी व्यक्ति को चाहे उसकी सम्मति से या उसके बिना वेश्यावृत्ति के प्रयोजनों के लिए उपाप्त करेगा या उपाप्त करने का प्रयत्न करेगा,

(ख) किसी व्यक्ति को किसी स्थान से जाने के लिए इस आशय से उत्प्रेरित करेगा कि वह वेश्यावृत्ति के प्रयोजनों के लिए किसी वेश्यागृह का अन्त:वासी हो जाए या उसमें प्राय: जाता रहे, या

(ग) किसी व्यक्ति को इस दृष्टि से कि वह वेश्यावृत्ति करे या वेश्यावृत्ति करने के लिए उसका पालन-पोषण किया जाए, एक स्थान से दूसरे स्थान को ले जाएगा या ले जाने का प्रयत्न करेगा या कराएगा, या

(घ) किसी व्यक्ति से वेश्यावृत्ति कराएगा या कराने के लिए उत्प्रेरित करेगा,

दोषसिद्धि पर, तीन वर्ष से अन्यून और सात वर्ष से अनधिक की अवधि के लिए कठोर करावास से और जुर्माने से भी जो हजार रुपये तक का हो सकेगा, दंडनीय होगा और यदि इस उपधारा के अधीन अपराध किसी व्यक्ति की इच्छा के विरुद्ध किया जाता है तो सात वर्ष की अवधि के लिए कारावास का दण्ड चौदह वर्ष की अवधि के लिए कारावास तक का होगा–

परन्तु यदि वह व्यक्ति जिसकी बाबत इस उपधारा के अधीन अपराध किया गया है–

(अ) बालक है तो इस उपधारा में उपबन्धित दण्ड सात वर्ष से अन्यून की अवधि के कठोर कारावास तक का होगा किन्तु जो आजीवन का हो सकेगा, और

(ब) अवयस्क है तो इस उपधारा में उपबन्धित दण्ड सात वर्ष से अन्यून की अवधि के लिए और चौदह वर्ष के अनधिक की अवधि के लिए कठोर कारावास तक का होगा,

(3) इस धारा के अधीन अपराध–

(क) उस स्थान पर विचारणीय होगा जहाँ से व्यक्ति को उपाप्त किया जाता है, जाने के लिए उत्प्रेरित किया जाता है, ले जाया जाता है

या लिवा लाया जाता है अथवा जहाँ से ऐसे व्यक्ति को उपाप्त करने या ले जाने का प्रयत्न किया जाता है, या

(ख) उस स्थान पर विचारणीय होगा जहाँ वह उसे उत्प्रेरणा के फलस्वरूप लाया गया हो या जहाँ वह ले जाया गया हो या लिवा लाया गया हो या उसे ले जाने का प्रयत्न किया गया हो

6. किसी व्यक्ति को ऐसे परिसर में निरुद्ध करना जहाँ वेश्यावृत्ति की जाती है–(1) कोई व्यक्ति जो अन्य व्यक्ति को चाहे उसकी सम्मति से या उसके बिना–

(क) किसी वेश्यागृह में निरुद्ध करेगा, या

(ख) किसी परिसर में या पर आशय से निरुद्ध करेगा कि ऐसा व्यक्ति किसी ऐसे व्यक्ति के साथ, जो ऐसे व्यक्ति का पति या पत्नी नहीं है, मैथुन करे,

दोषसिद्धि पर, दोनों में से किसी भाँति के कारवास से, जिसकी अवधि सात वर्ष से अन्यून की होगी जो आजीवन के लिए या ऐसी अवधि के लिए जो दस वर्ष तक का हो सकेगा, दंडनीय होगा और जुर्माने का भी दायी होगा–

परन्तु न्यायालय, पर्याप्त और विशेष कारणों से, जो निर्णय में उल्लिखित किये जाएँगे, सात वर्ष के कम की अवधि के लिए कारावास का दंडादेश अधिरोपित कर सकेगा।

(2) जहाँ कोई व्यक्ति किसी वेश्यागृह में किसी बालक के साथ पाया जाता है, वहाँ जब तक प्रतिकूल साबित न कर दिया जाए, वह उपधारणा की जाएगी कि उसने उपधारा (1) के अधीन कोई अपराध किया है।

(2क) जहाँ किसी वेश्यागृह के अन्दर पाए गए किसी बालक या अवयस्क की चिकित्सक परीक्षा पर उसके साथ लैंगिक दुरुपयोग किये जाने का पता चलता है, वहाँ जब तक तत्प्रतिकूल साबित न कर दिया जाए, यह उपधारणा की जाएगी कि उस बालक या अवयस्क को, यथास्थिति, वेश्यावृत्ति के प्रयोजनों के लिए निरुद्ध किया गया है या उसका वाणिज्यिक प्रयोजनों के लिये लैंगिक शोषण किया गया है।

(3) किसी व्यक्ति के बारे में यह उपधारणा की जाएगी कि वह किसी स्त्री या लड़की को किसी वेश्यागृह में या अपने विधिसम्मत पति से भिन्न किसी आदमी के साथ मैथुन के प्रयोजनों के लिए किसी परिसर में या उस पर

निरुद्ध करता है, यदि ऐसा व्यक्ति, उसे वहाँ रखने के लिए विवश या उत्प्रेरित करने के आशय से–

(क) उसके किसी आभूषण, पहनने के कपड़े, धन या अन्य सम्पत्ति का उससे विधारित करता है, या

(ख) ऐसे व्यक्ति के द्वारा या निदेश से उसे उधार दिए गए या प्रदाय किये गये किसी आभूषण, पहनने के कपड़े, धन या अन्य सम्पत्ति को उसके द्वारा ले जाए जाने की दशा में उसे विधिक कार्यवाहियों की धमकी देता है।

(4) ऐसी स्त्री या लड़की के खिलाफ उस व्यक्ति के कहने पर जिसके द्वारा वह विरुद्ध की गई है किसी ऐसे आभूषण, पहनने के कपड़े या अन्य सम्पत्ति की वसूली के लिये जो ऐसी स्त्री या लड़की को उधार दी गई या प्रदाय की गई अथवा ऐसी स्त्री या लड़की द्वारा गिरवी रखी गई अभिकथित है अथवा किसी धन की वसूली के लिए जिसका ऐसी स्त्री या लड़की द्वारा संदेह होना अभिकथित है, कोई वाद, अभियोजन या अन्य विधिक कार्यवाही, किसी प्रतिकूल विधि के होते हुए भी, नहीं होगी।

7. सार्वजनिक स्थान में या उनके समीप वेश्यावृत्ति–(1) वेश्यावृत्ति करने वाला कोई व्यक्ति और वह व्यक्ति जिनके साथ ऐसी वेश्यावृत्ति ऐसे किन्हीं परिसरों में की जाएगी–

(क) जो उपधारा (3) के अधीन अधिसूचित कतिपय क्षेत्र या क्षेत्रों के अन्दर हों, या

(ख) जो किसी सार्वजनिक धार्मिक पूजा-स्थल, शैक्षणिक संस्था, छात्रावास, अस्पताल, परिचार्यगृह या किसी अन्य प्रकार के ऐसे सार्वजनिक धार्मिक स्थान से दो सौ मीटर की दूरी के अन्दर हों, जिसे पुलिस आयुक्त या मजिस्ट्रेट विहित रीति में इस निमिमत्त अधिसूचित करें,

कारावास से, जिसकी अवधि तीन मास तक हो सकेगी, दण्डनीय होगा।

(1क) जहाँ उपधारा (1) के अधीन किया गया कोई अपराध किसी बालक या अवयस्क की बाबत है, वहाँ अपराध करने वाला व्यक्ति दोनों में से किसी भाँति के कारावास से, जिसकी अवधि सात वर्ष से अन्यून कमी होगी किन्तु जो आजीवन के लिए या ऐसी अवधि के लिए जो दस वर्ष तक की हो सकेगी, दंडनीय और जुर्माने का भी दायी होगा।

परन्तु न्यायालय, पर्याप्त और विशेष कारणों से, जो निर्णय में उल्लिखित किये जाएँगे, सात वर्ष से कम की अवधि के लिए कारावास का दण्डादेश अधिरोपित कर सकेगा।

(2) कोई व्यक्ति जो–

(क) किसी सार्वजनिक स्थान का पालक होते हुए वेश्याओं को अपने व्यापार के प्रयोजनों के लिए जान-बूझकर ऐसे स्थान का आश्रय लेने या वहाँ रहने देगा, या

(ख) उपधारा (1) में निर्दिष्ट किन्हीं परिसरों का अभिधारी, पट्टेदार, अधिभोगी या भारसाधक व्यक्ति होते हुए जान-बूझकर उनका या उनके किसी भाग का वेश्यावृत्ति के प्रयोजनों के लिए प्रयोग होने देगा, या

(ग) उपधारा (1) में निर्दिष्ट किन्हीं परिसरों का स्वामी, पट्टाकर्ता या भूस्वामी अथवा ऐसे स्वामी, पट्टाकर्ता या भूस्वामी का अभिकर्ता होते हुए उनको या उनके किसी भाग को यह जानते हुए पट्टे पर देगा कि उनका या उनके किसी भाग का वेश्यावृत्ति के लिए प्रयोग किया जाए अथवा जान-बूझकर ऐसे प्रयोग का पक्षकार होगा,

प्रथम दोषसिद्धि पर कारावास से, जिसकी अवधि तीन मास तक की हो सकेगी, या जुर्माने से, जो दो सौ रुपये तक का हो सकेगा, अथवा दोनों से और द्वितीय या पश्चात्वर्ती दोषसिद्धि की दशा में कारावास से, जिसकी अवधि छह मास तक की हो सकेगी तथा तथा जुर्माने से भी, जो दो सौ रुपये तक का हो सकेगा, दण्डनीय होगा और यदि सार्वजनिक स्थान या परिसर में कोई होटल है तो तत्समय प्रवृत्त किसी विधि के अधीन ऐसे होटल का कारोबार चलाने के लिए अनुज्ञप्ति तीन मास से अन्यून की अवधि के लिए किन्तु जो एक वर्ष तक की हो सकेगी निलम्बित किये जाने के दायित्व के अधीन होगी।

परन्तु यदि इस उपधारा के अधीन किया गया कोई अपराध किसी होटल में किसी बालक या अवयस्क की बाबत है, अनुज्ञप्ति रद्द किये जाने के दायित्व के अधीन होगी।

स्पष्टीकरण–इस उपधारा के प्रयोजनों के लिए, ''होटल'' का वही अर्थ होगा जो आमदनी कर अधिनियम, 1980 (1980 का 54) की धारा 2 के खंड (6) में है।

(3) राज्य सरकार इस बात को ध्यान में रखते हुए कि राज्य के किसी क्षेत्र या क्षेत्रों में किस प्रकार के व्यक्ति बार-बार आते-जाते हैं और वहाँ के लोगों की प्रकृति कैसी है और वहाँ की जनसंख्या कितनी है तथा अन्य सुसंगत बातों को ध्यान में रखते हुए, शासकीय राजपत्र में अधिसूचना द्वारा निर्देश दे सकेगा कि वेश्यावृत्ति ऐसे क्षेत्र में नहीं की जाएगी जो अधिसूचना में विनिर्दिष्ट किये जायें।

(4) जहाँ किसी क्षेत्र या क्षेत्रों के सम्बन्ध में उपधारा (3) के अधीन कोई अधिसूचना जारी की जाती है वहाँ राज्य सरकार अधिसूचना में ऐसे क्षेत्र या क्षेत्रों की परिसीमाएँ युक्ति-युक्त निश्चितता से परिनिश्चित करेंगी।

(5) ऐसी कोई भी अधिसूचना जारी नहीं की जाएगी जो जारी की जाने की पश्चात् नब्बे दिन की अवधि की समाप्ति से पूर्व किसी तारीख से प्रभावी हो।

8. वेश्यावृत्ति के प्रयोजनों के लिए विलुब्त करना या याचना करना–जो कोई किसी सार्वजनिक स्थान पर या किसी सार्वजनिक स्थान से दिखाई देते हुए और ऐसी रीति से जिसमें दिखाई दे या सुनाई दे, चाहे किसी भवन या घर के अन्दर से या अन्यथा–

(क) शब्दों, अंग-विशेष, अपने शरीर के जान-बूझकर अभिदर्शन द्वारा (चाहे किसी भवन या घर की खिड़की पर या बालकनी पर बैठकर या किसी अन्य रीति से) या अन्यथा किसी व्यक्ति को वेश्यावृत्ति के प्रयोजनों के लिए प्रलोभित करेगा या प्रलोभित करने का प्रयास करेगा अथवा उसका ध्यान आकर्षित करेगा या आकर्षित करने का प्रयास करेगा, या

(ख) वेश्यावृत्ति के प्रयोजनों के लिए किसी व्यक्ति से याचना करेगा या छेड़छाड़ करेगा अथवा घूमता-फिरता रहेगा या ऐसी रीति से कार्य करेगा जिससे आस-पास रहने वाले या ऐसे सार्वजनिक स्थान से होकर जाने वाले व्यक्तियों को बाधा या क्षोभ हो, अथवा सार्वजनिक शिष्टता का अतिवर्तन करेगा,

वह प्रथम दोषसिद्धि पर कारावास से, जिसकी अवधि छह मास तक हो सकेगी, या जुर्माने से, पाँच सौ रुपये तक हो सकेगा, अथवा दोनों से, दण्डनीय होगा और द्वितीय या पश्चात्वर्ती दोषसिद्धि की दशा में कारावास से, जिसकी अवधि एक वर्ष तक की हो सकेगी, तथा जुर्माने से भी, जो पाँच सौ रुपये तक का हो सकेगा, दण्डनीय होगी।

परन्तु जहाँ इस उपधारा के अधीन कोई अपराध किसी पुरुष द्वारा किया जाता है, वहाँ से वह कारावास से, जो सात दिन से अन्यून की अवधि के लिए किन्तु जो तीन मास तक की हो सकेगी, दण्डनीय होगा।

9. अभिरक्षा में के व्यक्ति को विलुब्ध करना—कोई व्यक्ति जो किसी व्यक्ति को अपनी अभिरक्षा, अपने भाराधीन या देख-रेख में रखते हुए या उस पर प्राधिकार की स्थिति में रहते हुए उस व्यक्ति की वेश्यावृत्ति के लिए विलुब्ध किये जाने देगा या उसमें सहायता या उसका दुष्प्रेरण करेगा, प्रथम दोषसिद्धि पर, दोनों में से किसी भाँति के कारावास से जिसकी अवधि सात वर्ष से अन्यून की होगी किन्तु जो आजीवन के लिये या ऐसी अवधि के लिए जो दस वर्ष तक हो सकेगी, दण्डनीय होगा और जुर्माने का भी दायी होगा :

परन्तु न्यायालय, पर्याप्त और विशेष कारणों से, जो निर्णय में उल्लिखित किये जाएँगे, सात वर्ष से अन्यून की अवधि के लिए कारावास का दण्डादेश अधिरोपित कर सकेगा।

10. सदाचरण की परिवीक्षा पर या सम्यक् भर्त्सना देकर निर्मुक्त किया जाना—स्त्री तथा लड़की अनैतिक व्यापार दमन (संशोधन) अधिनियम (1986 का 44) की धारा 13 द्वारा (26-1-1987 से) निरसित।

10. क. सुधार संस्था में निरोध—(1) जहाँ—

(क) कोई अपराधी नारी धारा 7 या धारा 8 के अधीन किसी अपराध के लिए सिद्धदोष कराई जाती है, और

(ख) अपराधी का चरित्र, स्वास्थ्य, उसकी मानसिक दशा और मामले की अन्य परिस्थितियाँ ऐसी हैं कि उसे किसी अवधि के निरोध और ऐसे अनुदेश या अनुशासन के अधीन रखना समीचीन है जो उसके सुधार के लिए सहायक हों,

वहाँ न्यायालय के लिए यह विधिपूर्ण होगा कि कारावास के दण्डादेश के बदले में दो वर्ष से अन्यून और पाँच वर्ष से अनधिक की अवधि के लिए किसी सुधार संस्था में निरोध का ऐसा आदेश पारित करे जो वह ठीक समझे—

परन्तु ऐसा आदेश पारित करने से पूर्व—

(1) न्यायालय अपराधी को सुनवाई का अवसर देगा और ऐसे किसी अभ्यावेदन पर विचार करेगा जो अपराधी, ऐसी संस्था में उपचार के

लिए मामले की उपयुक्तता के बारे में न्यायालय को करे तथा अपराधी परिवीक्षा अधिनियम, 1958 (1958 का 20) के अधीन नियुक्त परिवीक्षा अधिकारी की रिपोर्ट पर भी विचार करेगा, और

(2) न्यायालय यह अभिलिखित करेगा कि उसका यह समाधान हो गया है कि अपराधी का चरित्र, स्वास्थ्य और उसकी मानसिक दशा और मामले की अन्य परिस्थितियाँ ऐसी हैं कि जिनसे अपराधी को यथापूर्वोक्त अनुदेश और अनुशासन से फायदा होने की सम्भाव्यता है।

(2) उपधारा (3) के उपबन्धों के अधीन रहते हुए अपील, निर्देश और पुनरीक्षण से सम्बन्धित दण्ड प्रक्रिया संहिता, 1973 (1974 का 2) के उपबन्ध और उस अवधि के बारे में, जिसके भीतर अपील फाइल की जाएगी, परिसीमा अधिनियम, 1963 (1963 का 36) के उपबन्ध, उपधारा (1) के अधीन निरोध आदेश के सम्बन्ध में ऐसे लागू होंगे मानो आदेश उतनी अवधि के कारावास का दण्डादेश हो जितनी अवधि के लिए निरोध का आदेश दिया गया था।

(3) ऐसे नियमों के अधीन रहते हुए जो निमित्त बनाए जाएँ यदि राज्य सरकार या इस निमित्त प्राधिकृत प्राधिकारी का यह समाधान हो जाता है कि इस बात की युक्ति-युक्त अधिसम्भाव्यता है कि अपराधी नारी एक उपयोगी और परिश्रमी जीवन व्यतीत करेगी, तो वह सुधार संस्था में निरोध के लिए किसी आदेश की तारीख से छह मास की समाप्ति के पश्चात् किसी भी समय उसे ऐसी शर्तों के बिना या ऐसी शर्तों सहित, जो ठीक समझी जाएं, उन्मोचित कर सकेगा और उसे ऐसे प्ररूप में, तो विहित किया जाए, लिखित अनुज्ञप्ति दे सकेगा।

(4) अपराधी को जिन शर्तों पर उन्मोचित किया जाता है उन शर्तों के अन्तर्गत अपराधी के निवास-स्थान और अपराधी के कार्यकलापों और गतिविधियों पर पर्यवेक्षण से सम्बन्धित अपेक्षाएँ भी हो सकेंगी।

11. तत्पूर्व सिद्धदोष अपराधियों के पते की अधिसूचना–(1) जब कोई व्यक्ति जो–

(क) इस अधिनियम के अधीन दण्डनीय या भारतीय दण्ड संहिता (1860 का 45) की धारा 363, 365, 366क, 366ख, 357, 368, 371, 372 या धारा 373 के अधीन दो वर्ष या उससे अधिक की अवधि

के लिए कारावास से दण्डनीय किसी अपराध का भारत में किसी न्यायालय द्वारा सिद्धदोष किया जाता है, या

(ख) किसी अन्य देश के न्यायालय या अधिकरण द्वारा ऐसे अपराध से सिद्धदोष किया जाता है जो यदि भारत में किया जाता तो इस अधिनियम के अधीन या उपरोक्त धाराओं में से किसी के अधीन उसी अवधि के लिए कारावास से दण्डनीय होता,

कारागार से निर्मुक्ति के पश्चात् पाँच वर्ष की कालावधि के अन्दर इस अधिनियम के अधीन या उन धाराओं में से किसी के अधीन दो वर्ष या उससे अधिक की अवधि के लिए कारावास से दण्डनीय किसी अपराध के लिए किसी न्यायालय द्वारा पुनः सिद्धदोष किया जाता है तब ऐसा न्यायालय यदि ठीक समझता है तो, ऐसे व्यक्ति के विरुद्ध कारावास का दण्ड पारित करने के समय यह आदेश भी दे सकेगा कि नियुक्ति के बाद उसका निवास-स्थान और ऐसे निवास-स्थान की कोई तब्दीली या उससे अनुपस्थिति धारा 23 के अधीन बनाए गए नियमों के अनुसार, उस दण्डादेश की समाप्ति की तारीख से पाँच वर्ष से अनधिक की कालावधि तक अधिसूचित की जाए।

(2) यदि ऐसी दोषसिद्धि अपील पर या अन्यथा अपास्त कर दी जाती है तो ऐसा आदेश शून्य हो जायेगा।

(3) इस धारा के अधीन आदेश अपील न्यायालय या उच्च न्यायालय द्वारा भी, जब वह पुनरीक्षण की शक्तियों का प्रयोग कर रहा हो, दिया जा सकेगा।

(4) उपधारा (1) में निर्दिष्ट किसी नियम के भंग से आरोपित किसी व्यक्ति का विचारण उस जिले में जिसमें उसके निवास-स्थान के रूप में अंतिम बार अधिसूचित स्थान स्थित है, सक्षम अधिकारिता रखने वाले मजिस्ट्रेट द्वारा किया जा सकेगा।

12. आभ्यासिक अपराधियों से सदाचरण की प्रतिभूति–स्त्री तथा लड़की अनैतिक व्यापार दमन, (संशोधन) अधिनियम, 1986 (1986 का 44) की धारा 13 द्वारा (26-1-1987 से) निरसित।

13. विशेष पुलिस अधिकारी और सलाहकार निकाय–(1) राज्य सरकार द्वारा उस निमित्त विनिर्दिष्ट किये जाने वाले प्रत्येक क्षेत्र के लिए विशेष पुलिस अधिकारी उस क्षेत्र में इस अधिनियम के अधीन अपराध के सम्बन्ध में कार्यवाही करने के लिये उस सरकार द्वारा उसकी ओर से नियुक्त किया जाएगा।

(2) विशेष पुलिस अधिकारी पुलिस निरीक्षक की पंक्ति से नीचे का नहीं होगा।

(2क) यदि जिला मजिस्ट्रेट ऐसा करना आवश्यक या समीचीन समझता है, तो वह विशेष मामलों या किसी प्रकार के मामलों या साधारणतः मामलों की बाबत इस अधिनियम द्वारा उसके अधीन विशेष पुलिस अधिकारी को प्रदत्त या प्रदत्त की जाने योग्य सभी या उनमें से किसी शक्ति किसी सेवानिवृत्त पुलिस या सेना अधिकारी को प्रदान कर सकेगा–

परन्तु ऐसी कोई शक्ति निम्नलिखित को प्रदान नहीं की जाएगी–

(क) किसी सेवानिवृत्त पुलिस अधिकारी को, जब तक कि ऐसा अधिकारी अपनी सेवानिवृत्ति के समय ऐसा पद धारण कर रहा था जो निरीक्षक की पंक्ति से नीचे का नहीं है;

(ख) किसी सेवानिवृत्त सेना अधिकारी को, जब तक कि ऐसा अधिकारी अपनी सेवानिवृत्ति के समय ऐसा पद धारण कर रहा था तो कमीशन अधिकारी की पंक्ति से नीचे का नहीं है।

(3) इस अधिनियम के अधीन अपराधों के सम्बन्ध में अपने कृत्यों के दक्षतापूर्ण निर्वहन के लिए–

(क) किसी क्षेत्र के विशेष पुलिस अधिकारी की सहायता इतने अधीनस्थ पुलिस अधिकारियों द्वारा (जिनके अन्तर्गत जहाँ कहीं साध्य हो स्त्री पुलिस अधिकारी भी होगी) सहायता की जाएगी जितने राज्य सरकार ठीक समझे, और

(ख) राज्य सरकार इस अधिनियम के कार्यकरण के बारे में साधारण महत्त्वपूर्ण प्रश्नों पर विशेष पुलिस अधिकारी को सलाह देने के लिए एक अशासकीय सलाहकार निकाय उसके साथ सहयुक्त कर सकेगी जिसमें उस क्षेत्र के पाँच से अनधिक सामाजिक कल्याण कार्यकर्ता होंगे (जिनके अन्तर्गत जहाँ कहीं साध्य हो स्त्री सामाजिक कल्याण कार्यकर्ता भी होंगी)।

(4) केन्द्रीय सरकार, इस अधिनियम के अधीन या व्यक्तियों के लैंगिक शोषण के सम्बन्ध में तत्समय प्रवृत्त किसी विधि के अधीन और एक से अधिक राज्य में किये गये किसी अपराध का अन्वेषण करने के प्रयोजन के लिए, उतनी संख्या में पुलिस अधिकारियों को दुर्व्यापार पुलिस अधिकारियों के रूप में

नियुक्त कर सकेगी और वे उन सभी शक्तियों का प्रयोग और सभी कृत्यों का निर्वहन करेंगे जो इस अधिनियम के अधीन विशेष पुलिस अधिकारियों द्वारा प्रयोक्तव्य हैं किन्तु उसमें यह उपान्तर होगा कि वे ऐसी शक्तियों का प्रयोग और ऐसे कृत्यों का निर्वहन सम्पूर्ण भारत के सम्बन्ध में करे।

14. अपराधों का संज्ञेय होना–दण्ड प्रक्रिया संहिता, 1973 (1974 का 2) में किसी बात के होते हुए भी यह है कि इस अधिनियम के अधीन दण्डनीय कोई अपराध इस संहिता के अर्थ के संज्ञेय अपराध समझा जाएगा परन्तु यह कि उस संहिता में किसी बात के होते हुए भी–

(1) वारन्ट के बिना गिरफ्तारी केवल विशेष पुलिस अधिकारी द्वारा या उसके निदेश या मार्गदर्शन अथवा उसके पूर्व अनुमोदन के अध्यधीन ही की जा सकेगी,

(2) जब विशेष पुलिस अधिकारी अपने अधीनस्थ किसी अधिकारी से यह अपेक्षा करता है कि वह इस अधिनियम के अधीन किसी अपराध के लिए किसी व्यक्ति को उसकी अनुपस्थिति में वारन्ट के बिना गिरफ्तार करे तो वह उस अधीनस्थ अधिकारी को एक लिखित आदेश देगा जिसमें वह व्यक्ति जिसको गिरफ्तार किया जाना है और वह अपराध जिसके लिए गिरफ्तारी की जा रही है विनिर्दिष्ट होगा और पश्चात् कथित अधिकारी ऐसे व्यक्ति को गिरफ्तार करने से पूर्व उसे आदेश के सार से अवगत कराएगा और ऐसे व्यक्ति द्वारा अपेक्षा किए जाने पर, उसे आदेश दिखाएगा,

(3) विशेष पुलिस अधिकारी द्वारा विशेषतः प्राधिकृत कोई पुलिस अधिकारी जो उप-निरीक्षक की पंक्ति से नीचे का न हो उस दशा में जिसमें उसके पास यह विश्वास करने का कारण है कि विशेष पुलिस अधिकारी का आदेश अभिप्राप्त करने में लगने वाले विलम्ब के कारण इस बात की सम्भाव्यता है कि इस अधिनियम के अधीन किसी अपराध से सम्बन्धित कोई मूल्यवान् साक्ष्य नष्ट कर दिया जाएगा या छिपा दिया जाएगा या इस बात की सम्भाव्यता है कि वह व्यक्ति जिसने अपराध किया है या जिसके द्वारा अपराध किये जाने का सन्देह है भाग निकलेगा अथवा ऐसे व्यक्ति का नाम

या पता ज्ञात नहीं है या यह सन्देह करने का कारण है कि मिथ्या नाम या पता दिया गया है, सम्पृक्त व्यक्ति को ऐसे आदेश के बिना गिरफ्तार कर सकेगा, किन्तु ऐसे मामले में वह गिरफ्तारी और उन परिस्थितियों की जिनमें गिरफ्तारी की गई थी रिपोर्ट यथाशक्य शीघ्र विशेष पुलिस अधिकारी को देगा।

15. वारन्ट के बिना तलाशी–(1) तत्समय प्रवृत्त किसी अन्य विधि में किसी बात के होते हुए भी, जब कभी यथास्थिति, विशेष पुलिस अधिकारी या दुर्व्यापार पुलिस अधिकारी, के पास यह विश्वास करने के लिए युक्ति-युक्त आधार हों कि इस अधिनियम के अधीन दण्डनीय कोई अपराध किसी परिसर में रहने वाले किसी व्यक्ति के सम्बन्ध में किया गया है या किया जा रहा है और कि उस परिसर की वारन्ट से तलाशी असम्यक् विलम्ब के बिना नहीं की जा सकती तो ऐसा अधिकारी अपने विश्वास के आधारों को अभिलिखित करने के पश्चात् ऐसे परिसर में वारन्ट के बिना प्रवेश कर सकेगा और तलाशी ले सकेगा।

(2) उपधारा (1) के अधीन तलाशी करने से पूर्व यथास्थिति, विशेष पुलिस अधिकारी या दुर्व्यापार पुलिस अधिकारी उस परिक्षेत्र के जिसमें किया जाने वाला स्थान रिक्त है दो या अधिक प्रतिष्ठित निवासियों से (जिनमें से कम से कम एक स्त्री होगी) हाजिर होने और तलाशी को साबित करने के लिये कहेगा और उनको या उनमें से किसी को वैसा करने के लिए लिखित आदेश दे सकेगा।

परन्तु प्रतिष्ठित निवासियों की बाबत यह अपेक्षा कि वे उस परिक्षेत्र के हों जिसमें वह स्थान स्थित है जहाँ तलाशी ली जाती है, ऐसी किसी स्त्री की बाबत लागू नहीं होगा जिससे हाजिर होने और तलाशी को साबित करने की अपेक्षा की गई है।

(3) कोई भी व्यक्ति, जो इस धारा के अधीन तलाशी में हाजिर होने और उसे साबित करने से उस दशा में जिसमें ऐसा करने के लिए उसे लिखित आदेश परिदत्त या निविदत्त करके किया गया है, युक्ति-युक्त हेतु के बिना इन्कार या उपेक्षा करेगा, उसके बारे में यह समझा जाएगा कि भारतीय दण्ड संहिता (1860 का 45) की धारा 187 के अधीन अपराध किया है।

(4) उपधारा (1) के अधीन किसी परिसर में प्रवेश करने वाले, यथास्थिति, विशेष पुलिस अधिकारी या दुर्व्यापार अधिकारी को उसमें पाए गये सभी व्यक्तियों को वहाँ से हटाने का हक होगा।

(5) उपधारा (4) के अधीन व्यक्ति को हटाने के पश्चात् यथास्थिति, विशेष पुलिस अधिकारी या दुर्व्यापार पुलिस अधिकारी उसे तुरन्त समुचित मजिस्ट्रेट के समक्ष पेश करेगा।

(5क) किसी ऐसे व्यक्ति की, जो उपधारा (5) के अधीन किसी मजिस्ट्रेट के समक्ष पेश किया जाता है, ऐसे व्यक्ति की आयु का अवधारण करने के प्रयोजनों के लिए या लैंगिक दुरुपयोग के परिणामस्वरूप किन्हीं क्षतियों का पता चलाने के लिए या लैंगिक रूप में संचारित किन्हीं रोगों की विद्यमानता के लिए किसी रजिस्ट्रीकृत चिकित्सा व्यवसायी द्वारा परीक्षा की जाएगी।

स्पष्टीकरण–इस उपधारा में "रजिस्ट्रेशन चिकित्सा व्यवसायी" का वही अर्थ है जो भारतीय आयुर्विज्ञान परिषद अधिनियम, 1956 (1956 का 102) में है।

(6) यथास्थिति, विशेष पुलिस अधिकारी या दुर्व्यापार पुलिस अधिकारी और तलाशी में भाग लेने या हाजिर होने या साबित करने वाले अन्य व्यक्ति उस तलाशी के सम्बन्ध में या उसके प्रयोजन के लिए विधिपूर्वक की गई किसी बात के लिए अपने खिलाफ कोई सिविल या दाण्डिक कार्यवाही किये जाने के भागी नहीं होंगे।

(6क) इस धारा के अधीन तलाशी लेने वाले, यथास्थिति, विशेष पुलिस अधिकारी या दुर्व्यापार पुलिस अधिकारी के साथ कम से कम दो महिला पुलिस अधिकारी होंगे और जहाँ उपधारा (4) के अधीन हटाई गई किसी स्त्री या लड़की से पूछताछ करना अपेक्षित है, वहाँ ऐसा किसी महिला द्वारा किया जाएगा और यदि कोई महिला पुलिस अधिकारी उपलब्ध नहीं है तो पूछताछ किसी मान्यता प्राप्त कल्याण संस्था या संगठन की किसी महिला सदस्य की उपस्थिति में ही की जाएगी।

स्पष्टीकरण–इस उपधारा और धारा 17क के प्रयोजनों के लिये, "मान्यता प्राप्त कल्याण संस्था या संगठन" से ऐसी संस्था या ऐसा संगठन अभिप्रेत है जो राज्य सरकार द्वारा निमित्त मान्यता प्राप्त है।

(7) दण्ड प्रक्रिया संहिता, 1973 (1974 का 2) के उपबन्ध यावत्शक्य इस धारा के अधीन किसी तलाशी को ऐसे ही लागू होंगे जैसे वे उक्त संहिता की धारा 94 के अधीन जारी किये गये किसी वारण्ट के प्राधिकार के अधीन की गई किसी तलाशी को लागू होते हैं।

16. व्यक्ति को छुड़ाना–(1) जहाँ पुलिस से प्राप्त सूचना या राज्य सरकार द्वारा इस निमित्त प्राधिकृत किसी अन्य व्यक्ति से प्राप्त सूचना के आधार पर अथवा अन्यथा किसी मजिस्ट्रेट के पास यह विश्वास करने का कारण है कि कोई व्यक्ति किसी वेश्यागृह में रह रहा है या वेश्यावृत्ति कर रहा है अथवा उससे वेश्यावृत्ति करवाई जा रही है तो वह ऐसे पुलिस अधिकारी को जो उपनिरीक्षक की पंक्ति से नीचे का न हो, यह निर्देश दे सकेगा कि वह ऐसे वेश्यागृह में प्रवेश करे और ऐसे व्यक्ति को वहाँ से हटाए और उसे उसके समक्ष पेश करे।

(2) पुलिस अधिकारी व्यक्ति को हटाने के पश्चात् उसे तुरन्त उस मजिस्ट्रेट के समक्ष पेश करेगा जिसने आदेश दिया था।

17. धारा 15 के अधीन हटाए गये या धारा 16 के अधीन छुड़ाए गये व्यक्तियों की अन्तःकालीन अभिरक्षा–(1) जब धारा 15 की उपधारा (4) के अधीन किसी व्यक्ति को हटाने वाला कोई विशेष पुलिस अधिकारी या धारा 16 की उपधारा (1) के अधीन किसी व्यक्ति को छुड़ाने वाला कोई पुलिस अधिकारी उसे धारा 15 की उपधारा (5) की अपेक्षानुसार समुचित मजिस्ट्रेट के समक्ष या धारा 16 की उपधारा (2) के अधीन आदेश करने वाले मजिस्ट्रेट के समक्ष पेश करने में किसी कारणवश असमर्थ है तब वह उसे तुरन्त किसी भी वर्ग के निकटतम् मजिस्ट्रेट के समक्ष पेश करेगा जो ऐसे आदेश पारित करेगा जो वह उसकी तब तक सुरक्षित अभिरक्षा के लिए उचित समझता है जब तक कि वह यथास्थिति, समुचित मजिस्ट्रेट या आदेश करने वाले मजिस्ट्रेट के समक्ष पेश नहीं किया जाता–

परन्तु ऐसे किसी व्यक्ति को–

(1) इस उपधारा के अधीन आदेश की तारीख से दस दिन से अधिक की अवधि के लिए इस उपधारा के अधीन अभिरक्षा में निरुद्ध नहीं किया जाएगा या,

(2) किसी ऐसे व्यक्ति को नहीं लौटाया जाएगा या उसको अभिरक्षा में नहीं रखा जाएगा जो उस पर अपहानिकर असर डाल सकता है।

(2) जब व्यक्ति धारा 15 की उपधारा (5) के अधीन समुचित मजिस्ट्रेट के समक्ष या धारा 16 की उपधारा (2) के अधीन मजिस्ट्रेट के समक्ष पेश किया जाता है तब वह उसको सुनवाई का अवसर देने के पश्चात्, धारा 16 की

उपधारा (1) के अधीन प्राप्त सूचना के सही होने के बारे में, व्यक्ति की आयु, चरित्र और पूर्ववर्ती के बारे में तथा उसकी सुपुर्दगी के लिए उसके माता-पिता, संरक्षक अथवा पति की उपयुक्तता और यदि उसे घर भेजा जाता है तो उस असर की प्रकृति के बारे में, जो वहाँ की परिस्थितियों से उस पर पड़ सकता है, जाँच कराएगा और इस प्रयोजन के लिए वह अपराधी परिवीक्षा अधिनियम, 1958 (1958 का 20) के अधीन परीवीक्षा को यह निदेश दे सकेगा कि वह उक्त परिस्थितियों की व्यक्ति के व्यक्तिगत और उसे पुनर्वासन की सम्भाव्यताओं के बारे में जाँच करे।

(3) मजिस्ट्रेट उस समय जब उपधारा (2) के अधीन मामले की जाँच की जाती है, ऐसे आदेश पारित कर सकेगा जो वह व्यक्ति की सुरक्षित अभिरक्षा के लिये उचित समझे,

परन्तु जहाँ धारा 16 के अधीन छुड़ाया गया कोई व्यक्ति बालक या अवयस्क है, वहाँ मजिस्ट्रेट ऐसे बालक या अवयस्क को बालकों की सुरक्षित अभिरक्षा कें लिये किसी राज्य में तत्समय प्रवृत्त किसी बालक अधिनियम के अधीन स्थापित या मान्यता प्राप्त किसी संस्था में रखने के लिए स्वतन्त्र होगा,

परन्तु यह और कि किसी व्यक्ति को ऐसे आदेश की तारीख से तीन सप्ताह से अधिक की अवधि के लिए इस प्रयोजनार्थ में नहीं रखा जाएगा और किसी व्यक्ति को ऐसे किसी व्यक्ति की अभिरक्षा में नहीं रखा जाएगा जिससे उस पर अपहानिकार असर पड़ने की सम्भावना है।

(4) जहाँ मजिस्ट्रेट का उपधारा (2) में यथाघोषित जाँच करने के पश्चात् समाधान हो जाता है--

(क) कि प्राप्त सूचना सही है, और

(ख) कि उसकी देख-रेख और संरक्षण की आवश्यकता है,

तो यह उपधारा (5) के उपबन्धों के अधीन रहते हुए यह आदेश कर सकेगा कि ऐसे व्यक्ति को एक वर्ष से अन्यून और तीन वर्ष से अधिक की ऐसी अवधि के लिए जो आदेश में विनिर्दिष्ट की जाए, किसी संरक्षागृह या ऐसी अन्य अभिरक्षा में निरुद्ध रखा जाए तो वह लेखबद्ध किये जाने वाले कारणों से उपयुक्त समझे,

परन्तु ऐसी अभिरक्षा ऐसे धार्मिक सम्प्रदाय के व्यक्ति या व्यक्तियों के निकाय की नहीं होगी जो व्यक्ति के धार्मिक मत से भिन्न धार्मिक मत के हैं

और उन व्यक्तियों से जिनकी अभिरक्षा में व्यक्ति सुपुर्द किया जाएगा जिनके अन्तर्गत संरक्षागृह के भारसाधक व्यक्ति भी हैं, ऐसा बन्धपत्र निष्पादित करने की अपेक्षा की जा सकेगी जिसमें जहाँ आवश्यक और साध्य हो वहाँ व्यक्ति की समुचित देख-रेख, संरक्षकता, शिक्षा, प्रशिक्षण और चिकित्सीय और मनोचिकित्सीय उपचार तथा न्यायालय द्वारा नियुक्त किसी व्यक्ति द्वारा पर्यवेक्षण से सम्बन्धित निदेशों पर आधारित वचनबद्ध होंगे, जो तीन वर्ष से अनधिक की अवधि के लिए प्रवृत्त होंगे।

(5) उपधारा (2) के अधीन अपने कृत्यों के निर्वहन करने में मजिस्ट्रेट अपनी सहायता के लिए पाँच प्रतिष्ठित व्यक्तियों का एक पैनल समन करेगा जिसमें जहाँ कहीं साध्य हो तीन स्त्रियाँ होंगी और इस प्रयोजन के लिए व्यक्तियों के अनैतिक व्यापार के दमन के क्षेत्र में अनुभवी कल्याण कार्यकर्ताओं की विशिष्ट महिला सामाजिक कल्याण कार्यकर्ताओं की, एक सूची रख सकेगा।

(6) उपधारा (4) के अधीन किये गये आदेश के विरुद्ध सेशन न्यायालय में होगी ऐसी अपील पर विनिश्चय अंतिम होगा।

17क. धारा 16 के अधीन छुड़ाये गये व्यक्तियों को माता-पिता या संरक्षकों के अधीन रखने के पूर्व पालन की जाने वाली शर्तें–धारा 17 की उपधारा (2) में किसी बात के होते हुए भी, धारा 17 के अधीन जाँच करने वाला मजिस्ट्रेट धारा 16 के अधीन छुड़ाये गये किसी व्यक्ति को माता-पिता या संरक्षक या पति को हवाले किये जाने के लिये आदेश पारित करने के पूर्व माता-पिता, संरक्षक या पति ऐसे व्यक्ति को रखने की सामर्थ या असलीपन के बारे में किसी मान्यता प्राप्त कल्याण संस्था या संगठन द्वारा अन्वेषण करवाकर अपना समाधान कर सकेगा।

18. वेश्यागृह को बन्द करना और परिसरों से अपराधियों की बेदखली–(1) कोई मजिस्ट्रेट पुलिस से या अन्यथा यह इत्तिला मिलने पर कि धारा 7 की उपधारा (1) में निर्दिष्ट किसी सार्वजनिक स्थान से दो सौ मीटर की दूरी के अन्दर किसी घर, कमरे, स्थान या उसके किसी प्रभाग को किसी व्यक्ति द्वारा वेश्यागृह के रूप में चलाया जा रहा है या प्रयुक्त किया जा रहा है अथवा वेश्याओं द्वारा अपना व्यापार चलाने के लिये प्रयुक्त किया जा रहा है, ऐसे घर, कमरे, स्थान या प्रभाग के स्वामी, पट्टाकर्ता या भूस्वामी अथवा स्वामी, पट्टाकर्ता या भूस्वामी के अभिकर्ता को या ऐसे घर, कमरे, स्थान या प्रभाग के किरायेदार, पट्टेदार, अधिभोगी या किसी अन्य भारसाधक व्यक्ति को सूचना दे

सकेगा कि वह सूचना की प्राप्ति के सात दिन के अन्दर कारण दर्शित करे कि उसे उसके अनुचित उपयोग के कारण कुर्क क्यों न कर दिया जाए और यदि सम्बन्धित व्यक्ति को सुनने के पश्चात् मजिस्ट्रेट का समाधान हो जाता है कि उस घर, कमरे, स्थान या प्रभाग का प्रयोग वेश्यागृह के रूप में या वेश्यावृत्ति चलाने के लिये किया जा रहा है तो वह मजिस्ट्रेट ऐसा आदेश पारित कर सकेगा–

(क) जिसमें यह निदेश होगा कि उस आदेश को पारित करने के सात दिन के अन्दर उस घर, कमरे, स्थान या प्रभाग से अधिभोगी को बेदखल कर दिया जाए और

(ख) जिसमें यह निदेश होगा उस आदेश के पारित करने के ठीक पश्चात् के एक वर्ष की कालावधि के दौरान या किसी ऐसे मामले में जहाँ धारा 15 के अधीन किसी तलाशी के दौरान कोई बालक या अवयस्क उस घर, कमरे, स्थान या प्रभाग में पाया गया है, वहाँ तीन वर्ष की कालावधि के दौरान उसे पट्टे पर देने से पूर्व स्वामी, पट्टाकर्त्ता या भूस्वामी अथवा स्वामी, पट्टाकर्त्ता या भूस्वामी का अभिकर्त्ता मजिस्ट्रेट का पूर्व अनुमोदन अभिप्राप्त करेगा,

परन्तु यदि मजिस्ट्रेट को पता चलता है कि स्वामी, पट्टाकर्त्ता या भूस्वामी तथा स्वामी, पट्टाकर्त्ता या भूस्वामी का अभिकर्त्ता भी उस घर, कमरे, स्थान या प्रभाग के अनुचित उपयोग से अनभिज्ञ था तो वह उसे स्वामी, पट्टाकर्त्ता या भूस्वामी अथवा स्वामी पट्टाकर्त्ता या भूस्वामी के अभिकर्त्ता को इस निदेश के साथ प्रत्यावर्तित करा सकेगा कि उस घर, कमरे, स्थान या प्रभाग को उस व्यक्ति को या उसके फायदे के लिए जो उसमें अनुचित उपयोग करने दे रहा था पट्टे पर नहीं दिया जाएगा या अन्यथा उसके कब्जे में नहीं दिया जायेगा।

(2) धारा 3 या धारा 7 के अधीन किसी अपराध में किसी व्यक्ति को सिद्धदोष करने वाला न्यायालय उपधारा (1) के अधीन आदेश, उस उपधारा में यथा अपेक्षित कारण दर्शित करने के लिए ऐसे व्यक्ति को अतिरिक्त सूचना दिए बिना, पारित कर सकेगा।

(3) उपधारा (1) या उपधारा (2) के अधीन मजिस्ट्रेट या न्यायालय द्वारा पारित आदेश अपील के अध्ययाधीन नहीं होंगे और किसी सिविल या दण्डिक न्यायालय के आदेश से रोके या अपासत नहीं किये जाएंगे तथा उक्त आदेश यथास्थिति, एक वर्ष या तीन वर्ष की समाप्ति के पश्चात् विधिमान्य न रहेंगे।

परन्तु जहाँ धारा 3 या धारा 7 के अधीन कोई दोषसिद्धि इस आधार पर अपील कर अपास्त कर दी जाती है कि ऐसा घर, कमरा, स्थान या उसका कोई प्रभाग वेश्यागृह के रूप में चलाया या प्रयुक्त नहीं किया जा रहा है अथवा वेश्याओं द्वारा अपने व्यापार चलाने के लिये प्रयुक्त नहीं किया जा रहा है वहाँ उपधारा (1) के अधीन विचारण न्यायालय द्वारा पारित कोई आदेश भी अपास्त कर दिया जाएगा।

(4) तत्समय प्रवृत्त किसी अन्य विधि में किसी बात के होते हुए भी, जब कोई मजिस्ट्रेट उपधारा (1) के अधीन कोई आदेश पारित करता है अथवा कोई न्यायालय उपधारा (2) के अधीन कोई आदेश पारित करता है तब कोई ऐसा पट्टा या करार जिसके अधीन वह घर, कमरा, स्थान या प्रभाग उस समय अधिभोग में है, शून्य और अप्रवर्तनशील हो जाएगा।

(5) जब कोई स्वामी, पट्टाकर्त्ता या भूस्वामी अथवा ऐसे स्वामी, पट्टाकर्त्ता या भूस्वामी अभिकर्त्ता उपधारा (1) के खण्ड (ख) के अधीन दिए गए किसी निदेश का पालन करने में असफल होगा तब वह जुर्माने से, जो पाँच सौ रुपये तक का हो सकेगा, दण्डनीय होगा, अथवा जब वह उस उपधारा के परन्तुक के अधीन आदेश का पालन करने में असफल होगा तब वह समझा जाएगा कि उसने धारा 3 की उपधारा के परन्तुक के अधीन आदेश का पालन करने में असफल होगा तब यह समझा जाएगा कि उसने धारा 3 की धारा (2) के खण्ड (ख) या यथास्थिति, धारा 7 की उपधारा (2) के खण्ड (ग) के अधीन अपराध किया है और वह तद्नुकूल दण्डित किया जाएगा।

19. संरक्षागृह में रखे जाने या न्यायालय द्वारा देख-रेख और संरक्षण प्रदान करने के लिए आवेदन–(1) कोई व्यक्ति जो वेश्यावृत्ति कर रहा है या जिससे वेश्यावृत्ति करवाई जा रही है, उस मजिस्ट्रेट को जिसकी अधिकारित की स्थानीय सीमाओं के अन्दर वह वेश्यावृत्ति कर रहा है या उससे वेश्यावृत्ति करवाई जा रही है, इस आदेश के लिए आवेदन कर सकेगी कि–

(क) उसे संरक्षागृह में रख दिया जाए, या

(ख) न्यायालय द्वारा उसकी देख-रेख और उसका संरक्षण उपधारा (3) में विनिर्दिष्ट रीति से किया जायेगा।

(2) मजिस्ट्रेट उपधारा (3) के अधीन कोई जाँच लम्बित रहने तक यह निदेश दे सकेगा कि व्यक्ति को ऐसी अभिरक्षा में रखा जाए जो वह मामले की परिस्थितियों को ध्यान में रखते हुए उचित समझे।

( ) यदि मजिस्ट्रेट का समाधान, आवेदन को सुनने और ऐसी जाँच करने के पश्चात्, जो वह आवश्यक समझता है, और जिसके अन्तर्गत अपराधी परिवीक्षा अधिनियम, 1958 (1958 का 20) के अधीन नियुक्त किसी परिवीक्षा अधिकारी द्वारा आवेदक के व्यक्तित्व, घर की परिस्थितियों और पुनर्वासन की सम्भाव्यताओं के बारे में जाँच भी है हो जाता है कि इस धारा के अधीन आदेश दिया जाना चाहिए तो वह लेखबद्ध किये जाने वाले कारणों से यह आदेश करेगा कि आवेदक को–

(क) किसी संरक्षागृह में, या

(ख) किसी सुधार संस्था में, या

(ग) मजिस्ट्रेट द्वारा नियुक्त किसी व्यक्ति के पर्यवेक्षण के अधीन,

ऐसी अवधि के लिए जो आदेश में विनिर्दिष्ट की जाए, रखा जाए।

20. वेश्या का किसी स्थान से हटाया जाना–(1) कोई मजिस्ट्रेट यह इत्तिला मिलने पर कि उसकी अधिकारिता की स्थानीय सीमाओं के अन्दर किसी स्थान में रहने वाला या प्रायः जाने वाला कोई व्यक्ति वेश्या है तो प्राप्त इत्तिला का सार अभिलिखित कर सकेगा और ऐसे व्यक्ति को उससे यह अपेक्षा करते हुए सूचना दे सकेगा कि वह मजिस्ट्रेट के समक्ष हाजिर हो और कारण दर्शित करे कि उससे अपने आप को उस स्थान से हटाने की अपेक्षा और उसमें पुनः प्रवेश करने से प्रतिषिद्ध न किया जाए।

(2) उपधारा (1) के अधीन दी गई प्रत्येक सूचना के साथ पूर्वोक्त अभिलेख की एक प्रति होगी और वह प्रति सूचना के साथ व्यक्ति पर तामील की जाएगी जिसके खिलाफ सूचना जारी की जाती है।

(3) मजिस्ट्रेट उपधारा (2) में निर्दिष्ट सूचना की तामील के पश्चात्, प्राप्त सूचना की सच्चाई की जाँच करने के लिए अग्रसर होगा और व्यक्ति को साक्ष्य करने का अवसर देने के पश्चात् ऐसा अतिरिक्त साक्ष्य लेगा जैसा वह ठीक समझता है और यदि ऐसी जाँच होने पर उसे यह प्रतीत होता है कि ऐसा व्यक्ति वेश्या है और साधारण जनता के हित में यह आवश्यक है कि ऐसे व्यक्ति से अपने आप को वहाँ से हटा लेने की अपेक्षा की जाए और उसे वहाँ पुनः प्रवेश करने से प्रतिषिद्ध किया जाये जो मजिस्ट्रेट लिखित आदेश द्वारा, जो उसमें विनिर्दिष्ट रीति से उस व्यक्ति को संसूचित किया जाएगा, उससे अपेक्षा करेगा कि वह ऐसी तारीख के पश्चात् (जो आदेश में विनिर्दिष्ट होगी) जो आदेश की

तारीख से सात दिन के कम की न होगी अपने आप को उस स्थान से ऐसे किसी स्थान को जो चाहे उसकी अधिकारिता की स्थानीय सीमाओं के अन्दर हो या बाहर ऐसे मार्ग या मार्गों से और ऐसे समय के अन्दर जो आदेश में विनिर्दिष्ट हो हटा ले तथा ऐसे स्थान पर अधिकारिता रखने वाले मजिस्ट्रेट की लिखित अनुज्ञा में विनिर्दिष्ट हो हटा ले तथा उसे ऐसे स्थान पर अधिकारिता रखने वाले मजिस्ट्रेट की लिखित अनुज्ञा के बिना उस स्थान में पुनः प्रवेश करने से प्रतिषिद्ध भी कर सकेगा।

(4) जो कोई–

(क) इस धारा के अधीन दिए गए आदेश का उसमें विनिर्दिष्ट कालावधि के अन्दर पालन करने में असफल होगा या जब किसी स्थान में अनुज्ञा के बिना पुनः प्रवेश करने के उसे प्रतिषिद्ध करने वाला आदेश प्रवृत्त हो तब उस स्थान में ऐसी अनुज्ञा के बिना पुनः प्रवेश करेगा,

(ख) यह जानते हुए कि किसी व्यक्ति से इस धारा के अधीन अपेक्षा की गई है कि वह अपने आपको उस स्थान से हटा ले और उसने उसमें पुनः प्रवेश करने की अपेक्षित अनुज्ञा अभिप्राप्त नहीं की है, ऐसे व्यक्ति को संशय उस स्थान में देगा अथवा उसे छुपाएगा, वह जुर्माने से जो दो सौ रुपये तक का हो सकेगा और जारी रहने वाले अपराध की दशा में अतिरिक्त जुर्माने से जो उस प्रथम दिन के पश्चात् जिसके दौरान वह अपराध करता रहा है प्रत्येक दिन के लिए पच्चीस रुपये तक का हो सकेगा, दण्डनीय होगा।

21. संरक्षागृह–(1) राज्य सरकार इस अधिनियम के अधीन इतने संरक्षागृह और इतने सुधार संस्थाएँ जितनी वह ठीक समझती है स्वविवेकानुसार स्थापित कर सकेगी और ऐसे गृह और संस्थाएँ जब स्थापित हो जाएँ तब ऐसी रीति से अनुरक्षित रखी जायेंगी जैसी विहित की जाए।

(2) राज्य सरकार से भिन्न कोई व्यक्ति या कोई प्राधिकारी इस अधिनियम के प्रारम्भ के पश्चात् किसी संरक्षा गृह या संस्था की स्थापना या अनुरक्षण राज्य सरकार द्वारा इस धारा के अधीन दी गई अनुज्ञप्ति की शर्तों के अधीन और अनुसार करने के सिवाय नहीं करेगा।

(3) राज्य सरकार किसी व्यक्ति या प्राधिकारी द्वारा निमित्त आवेदन किए जाने पर ऐसे व्यक्ति या प्राधिकारी को विहित रूप से संरक्षागृह और सुधार संस्था

स्थापित करने और अनुरक्षित रखने के लिए अथवा, यथास्थिति, अनुरक्षित रखने के लिये अनुज्ञप्ति दे सकेगी और ऐसे दी गई अनुज्ञप्ति में ऐसी शर्तें अन्तर्विष्ट हो सकेंगी जैसी राज्य सरकार इस अधिनियम के अधीन बनाए गए नियमों के अनुसार अधिरोपित करना ठीक समझे,

परन्तु कोई ऐसी शर्त यह अपेक्षा कर सकेगी कि संरक्षागृह और सुधार संस्था का प्रबन्ध जहाँ कहीं साध्य हो, स्त्रियों को सौंपा जाएगा,

परन्तु यह और कि इस अधिनियम के प्रारम्भ पर किसी संरक्षागृह को अनुरक्षित रखने वाले किसी व्यक्ति या प्राधिकारी को ऐसी अनुज्ञप्ति के लिये आवेदन करने के वास्ते ऐसे प्रारम्भ से छह मास की अवधि की कालावधि अनुज्ञात की जाएगी,

परन्तु यह और कि स्त्री तथा लड़की अनैतिक व्यापार दमन (संशोधन) अधिनियम, 1978 (1978 का 46) के प्रारम्भ पर किसी सुधार संस्था की अनुरक्षित रखने वाले किसी व्यक्ति या प्राधिकारी को, ऐसी अनुज्ञप्ति के लिए आवेदन करने के वास्ते ऐसे प्रारम्भ से छह मास की कालावधि अनुज्ञात की जाएगी।

(4) अनुज्ञप्ति देने से पूर्व राज्य सरकार ऐसे अधिकारी या प्राधिकारी से जिसे वह उस प्रयोजन के लिए नियुक्त करे, यह अपेक्षा कर सकेगी कि वह इस निमित्त प्राप्त आवेदन के सम्बन्ध में पूरा-पूरा अन्वेषण करे और ऐसे अन्वेषण के परिणाम की उसको रिपोर्ट दे तथा ऐसे अन्वेषण करने में वह अधिकारी या प्राधिकारी ऐसी प्रक्रिया का अनुसरण करेगा जैसी विहित की जाए।

(5) कोई अनुज्ञप्ति, जब तक कि वह पहले प्रतिसंहृत न कर दी जाए, ऐसी कालावधि तक प्रवृत्त रहेगी जैसी उस अनुज्ञप्ति में विनिर्दिष्ट हो और उसकी समाप्ति की तारीख से कम से कम तीस दिन पूर्व इस निमित्त किये गये आवेदन पर वैसी ही कालावधि के लिए नवीकृत की जा सकेगी।

(6) इस धारा के अधीन दी गई या नवीकृत कोई भी अनुज्ञप्ति अन्तरणीय नहीं होगी।

(7) जहाँ कोई व्यक्ति या प्राधिकारी जिसे इस अधिनियम के अधीन अनुज्ञप्ति दी गई है अथवा ऐसे व्यक्ति या प्राधिकारी का कोई अभिकर्ता या सेवक उसकी शर्तों में से किसी का या इस अधिनियम के उपबन्धों में से किसी का या इस अधिनियम के अधीन बनाए गए नियमों में से किसी का, भंग करेगा अथवा जहाँ किसी संरक्षागृह या सुधार संस्था की दशा, प्रबन्ध या अधीक्षण से

राज्य सरकार सन्तुष्ट नहीं है, वहाँ राज्य सरकार किसी ऐसी अन्य शस्ति पर जो इस अधिनियम के अधीन उपगत हुई हो, प्रतिकूल प्रभाव डाले बिना अभिलिखित किये जाने वाले कारणों के लिए, उस अनुज्ञप्ति को लिखित आदेश द्वारा प्रतिसंहृत में कर सकेगी,

परन्तु ऐसा कोई आदेश तब तक नहीं किया जाएगा जब तक अनुज्ञप्ति के धारक को ऐसे कारण दर्शित करने का अवसर नहीं दिया जाता कि अनुज्ञप्ति का प्रतिसंहरण क्यों न किया जाए।

(8) जहाँ सुधार संस्था संरक्षागृह के सम्बन्ध में केाई अनुज्ञप्ति पूर्वगामी उपधारा के अधीन प्रतिसंहृत की गई है वहाँ ऐसी सुधार संस्था या संरक्षागृह ऐसे प्रतिसंहरण की तारीख से काम नहीं करेगा।

(9) किन्हीं नियमों के जो इन निमित्त बनाए जाएँ अथवा अधीन रहते हुए राज्य सरकार इस अधिनियम के अधीन दी गई या नवीकृत किसी अनुज्ञप्ति में फेरबदल या संशोधन भी कर सकेगी।

(9क) राज्य सरकार या उसके द्वारा निमित्त प्राधिकृत कोई प्राधिकारी ऐसे किन्हीं नियमों के अधीन रहते हुए, तो इस निमित्त बनाए जाएँ, किसी संरक्षागृह के किसी अन्तःवासी को किसी अन्य संरक्षागृह या सुधार संस्था में स्थानान्तरित कर सकेगा, जहाँ ऐसा स्थानान्तरण, सीनान्तरित किये जाने वाले व्यक्ति के आचरण को, प्रत्येक संस्था में दिए जाने वाले प्रशिक्षण के प्रकार को और मामले की अन्य परिस्थितियों को ध्यान में रखते हुए वांछनीय समझा जाए,

परन्तु-

(क) ऐसे व्यक्ति से जिसे इस उपधारा के अधीन स्थानान्तरित किया जाता है, उस गृह या संस्था में जिसमें उसे स्थानान्तरित किया गया है, उस अवधि के लिये ठहरने की अपेक्षा नहीं की जाएगी जिस तक उससे उस गृह या संस्था में ठहरने की अपेक्षा थी जिससे उसे स्थानान्तरित किया गया था,

(ख) इस धारा के अधीन प्रत्येक स्थानान्तरण आदेश के कारणों को लेखबद्ध किया जाएगा।

(10) जो कोई किसी संस्थागृह या सुधार संस्था को इस धारा के उपबन्धों के अनुसार स्थापित या अनुरक्षित रखने से अन्यथा स्थापित या अनुरक्षित रखेगा वह प्रथम अपराध की दशा में जुर्माने से जो एक हजार रुपये तक का हो सकेगा

और द्वितीय या पश्चात्वर्ती अपराध की दशा में कारावास से जिसकी अवधि एक वर्ष तक की हो सकेगी अथवा जुर्माने, से जो दो हजार रुपये तक का हो सकेगा, अथवा दोनों से दण्डनीय होगा।

21क. अभिलेखों का पेश किया जाना—प्रत्येक व्यक्ति या प्राधिकारी जो धारा 21 की उपधारा (3) के अधीन कोई सुरक्षा या गृह सुधार संस्था, यथास्थिति, स्थापित करने या अनुरक्षित रखने के लिए अनुज्ञप्त है, जब कभी न्यायालय द्वारा अपेक्षा की जाए, ऐसे गृह या संस्था द्वारा रखे गये अभिलेखों और अन्य दस्तावेजों को ऐसे न्यायालय के समक्ष पेश करेगा।

22. विचारण—किसी महानगर मजिस्ट्रेट या प्रथम वर्ग न्यायाधिक मजिस्ट्रेट से और कोई न्यायालय धारा 3, 4, 5, 7 या धारा 8 के अधीन किसी अपराध का विचारण नहीं करेगा।

22क. विशेष न्यायालयों की स्थापना करने की शक्ति—(1) यदि राज्य सरकार का समाधान हो जाता है कि किसी जिला या महानगर क्षेत्र में इस अधिनियम के अधीन अपराधों के शीघ्र विचारण का उपबन्ध करने के प्रयोजन के लिये यह आवश्यक है तो वह, शासकीय राजपत्र में अधिसूचना द्वारा और उच्च न्यायालय से परामर्श करने के पश्चात् ऐसे जिला या महानगर क्षेत्र में, यथास्थिति, प्रथम वर्ग न्यायिक मजिस्ट्रेटों या महानगर मजिस्ट्रेटों के एक या अधिक न्यायालयों की स्थापना कर सकेगी।

(2) जब तक कि उच्च न्यायालय द्वारा अन्यथा निदेश न दिया जाए, उपधारा (1) के अधीन स्थापित किया गया न्यायालय केवल इस अधिनियम के अधीन मामलों की बाबत ही अधिकारिता का प्रयोग करेगा।

(3) उपधारा (2) के उपबन्धों के अधीन रहते हुए किसी जिला या महानगर क्षेत्र में उपधारा (1) के अधीन स्थापित किये गये किसी न्यायालय के पीठासीन अधिकारी की अधिकारिता और शक्तियों का विस्तार, यथास्थिति, समस्त जिला या महानगर क्षेत्र में होगा।

(4) इस धारा के पूर्वगामी उपबन्धों के अध्ययाधीन रहते हुए किसी जिले या महानगर क्षेत्र में उपधारा (1) के अधीन स्थापित किये गये किसी न्यायालय को दण्ड प्रक्रिया संहिता 1973 (1974 का 2) की, यथास्थिति, धारा 11 की उपधारा (1) के अधीन या धारा 16 की उपधारा (1) के अधीन, स्थापित किया गया न्यायालय समझा जाएगा और उस संहिता के उपबन्ध ऐसे न्यायालयों के सम्बन्ध में तद्नुसार लागू होंगे।

स्पष्टीकरण—इस धारा में "उच्च न्यायालय" का वही अर्थ है जो उसका दण्ड प्रक्रिया संहिता, 1973 (1974 का 2) की धारा 2 के खण्ड (ङ) में है।

22 क क. केन्द्रीय सरकार की विशेष न्यायालय स्थापित करने की शक्ति—(1) यदि केन्द्रीय सरकार का समाधान हो जाता है कि इस अधिनियम के अधीन और एक से अधिक राज्य में किये गये अपराधों के शीघ्र विचारण के लिए उपबन्ध करने के प्रयोजन के लिये यह आवश्यक है तो वह ऐसे अपराधों के विचारण के लिये सम्बन्धित उच्च न्यायालय से परामर्श करने के पश्चात् राजपत्र में अधिसूचना द्वारा प्रथम वर्ग न्यायिक मजिस्ट्रटों या महानगर मजिस्ट्रेटों का एक विशेष न्यायालय, स्थापित कर सकेगी।

(2) धारा 22क के उपबन्ध, जहाँ तक हो सके, उपधारा (1) अधीन के स्थापित न्यायालयों को उसी प्रकार लागू होंगे जिस प्रकार वे उस धारा के अधीन स्थापित न्यायालयों को लागू होते हैं।

22ख. मामलों का संक्षिप्त विचारण करने की न्यायालयों की शक्ति—दण्ड प्रक्रिया संहिता, 1973 (1974 का 2) में किसी बात के होते हुए भी, राज्य सरकार, यदि वह ऐसा करना आवश्यक समझे तो वह निर्देश दे सकेगी कि इस अधिनियम के अधीन अपराधों का विचारण किसी मजिस्ट्रेट द्वारा जिसके अन्तर्गत धारा 22क की उपधारा (1) के अधीन स्थापित किये गये किसी न्यायालय का पीठासीन अधिकारी भी है, संक्षेपतः किया जाएगा और उक्त संहिता की धारा 262 से धारा 265 के (जिसके अन्तर्गत ये दोनों धाराएँ भी हैं) उपबन्ध यावत्शक्य ऐसे विचारण को लागू होंगे;

परन्तु इस धारा के अधीन किसी संक्षिप्त विचारण में किसी दोषसिद्धि की दशा में मजिस्ट्रेट के लिये एक वर्ष से अनधिक की अवधि के लिये कारावास का दंडादेश पारित करना विधिपूर्ण होगा;

परन्तु यह और कि जब इस धारा के अधीन संक्षिप्त विचारण के प्रारम्भ के समय या उसके अनुक्रम में मजिस्ट्रेट को यह प्रतीत होता है कि मामला इस प्रकार का है कि एक वर्ष से अधिक की अवधि के कारावास दण्डादेश पारित करना होगा या किसी अन्य कारणवश मामले का विचारण संक्षेपतः किया जाना अवांछनीय है तो मजिस्ट्रेट पक्षकारों की सुनवाई के पश्चात् उस आशय का एक आदेश लेखबद्ध करेगा और तत्पश्चात् ऐसे किसी साक्षी को जिसकी परीक्षा की

जा चुकी है, पुनः बुलाएगा और मामले को उक्त संहिता द्वारा उपबंधित रीति से पुनः सुनने के लिए अग्रसर होगा।

23. नियम बनाने की शक्ति–(1) राज्य सरकार इस अधिनियम के प्रयोजनों को कार्यान्वित करने के लिये नियम शासकीय राजपत्र में अधिसूचना द्वारा बना सकेगी।

(2) विशिष्टतः और पूर्वगामी शक्तियों की व्यापकता पर प्रतिकूल प्रभाव डाले बिना ऐसे नियम निम्नलिखित के लिए उपबन्ध कर सकेंगे–

(क) किसी स्थान की सार्वजनिक स्थान के रूप में अधिसूचना;

(ख) ऐसे व्यक्तियों को जिनकी सुरक्षित अभिरक्षा के लिए धारा 17 की उपधारा (1) के अधीन आदेश पारित किये गये हैं, अभिरक्षा में रखना और उनका भरण-पोषण;

(खख) किसी सुधार संस्था से धारा 10क की उपधारा (3) के अधीन किसी अपराधी को उन्मोचित किया जाना और ऐसे अपराधी को दी जाने वाली अनुज्ञप्ति का प्ररूप;

(ग) इस अधिनियम के अधीन व्यक्तियों या, यथास्थिति, संरक्षागृहों या सुधार संस्थाओं में निरोध या रखा जाना और उनका भरण-पोषण;

(घ) निर्मोचित सिद्धदोषों द्वारा निवास-स्थान की अधिसूचना अथवा निवास-स्थान की तब्दीली या उससे अनुपस्थिति के बारे में धारा 11 के उपबन्धों का कार्यान्वित किया जाना;

(ङ) धारा 13 की उपधारा (1) के अधीन विशेष पुलिस अधिकारी को नियुक्त करने के प्राधिकार का प्रत्यायोजन;

(च) धारा 18 के उपबन्धों को प्रभावशील करना।

(छ) (1) धारा 21 के अधीन संरक्षागृहों और सुधार संस्थानों की स्थापना, अनुरक्षण, प्रबन्ध और अधीक्षण तथा ऐसे गृहों या सस्थाओं में नियोजित व्यक्तियों की नियुक्ति, शक्तियों और कर्तव्य,

(2) वह प्ररूप जिसमें अनुज्ञप्ति के लिए आवेदन किये जा सकेंगे और वे विशिष्टियाँ जो ऐसे आवेदन में अन्तर्विष्ट होंगी,

(3) किसी अनुज्ञप्ति के दिये जाने या नवीकरण के लिये

प्रक्रिया, वह समय जिसके अन्दर ऐसी अनुज्ञप्ति दी या नवीकृत की जाएगी और अनुज्ञप्ति के लिये आवेदन के सम्बन्ध में पूरा-पूरा अन्वेषण करने में अनुसरित की जाने वाली प्रक्रिया;

(4) अनुज्ञप्ति का प्रारूप और उसमें विनिर्दिष्ट की जाने वाली शर्तें;

(5) वह रीति जिसमें संरक्षागृह और सुधार संस्था के लेखे रखे जायेंगे और संपरीक्षित किये जायेंगे;

(6) अनुज्ञप्तिधारी द्वारा रजिस्टरों और विवरणों का रखा जाना और ऐसे रजिस्टर और विवरणों का प्रारूप;

(7) संरक्षागृहों और सुधार संस्थाओं के अंत:वासियों की देख-रेख उपचार, भरण-पोषण, प्रशिक्षण, शिक्षण, नियन्त्रण और अनुशासन;

(8) ऐसे अन्त:वासियों से मिलना और पत्र-व्यवहार करना;

(9) संरक्षागृहों या सुधार संस्थानों में निरोध के लिए दण्डित व्यक्तियों का तब तक के लिये अस्थायी निरोध जब तक उनको ऐसे गृहों या संस्थानों में भेजने के लिये इन्तजाम न हो जाए;

(10) किसी अन्त:वासी का धारा 21 की उपधारा (9क) के अधीन–

(क) किसी एक संरक्षागृह से दूसरे में या किसी सुधार संस्था में स्थानान्तरण।

(ख) एक सुधार संस्था से दूसरी में या किसी संरक्षागृह में स्थानान्तरण।

(11) न्यायालय के आदेश के अनुसरण में किसी संरक्षागृह या सुधार संस्था से किसी ऐसे व्यक्ति का कारागार को स्थानान्तरण जो अशोध्य या उस संरक्षागृह या सुधार संस्था के अन्य अन्त:वासियों पर बुरा असर डालने वाले पाए जाएं तथा ऐसे कारागार में उसके निरोध की कालावधि;

(12) धारा 7 या धारा 8 के अधीन दण्डित व्यक्तियों का किसी संरक्षा गृह या सुधार संस्था को स्थानान्तरण और ऐसे गृह या संस्था में उनके निरोध की कालावधि;

(13) संरक्षागृह या सुधार संस्था में अन्त:वासियों का या तो पूर्णत: या शर्तों के अधीन उन्मोचन और ऐसी शर्तों को भंग करने की दशा में उनकी गिरफ्तारी;

(14) अन्त:वासियों को थोड़ी कालावधि के लिये अनुपस्थित रहने की अनुज्ञा देना;

(15) संरक्षागृहों और सुधार संस्थाओं और अन्य संस्थाओं का निरीक्षण जिनमें व्यक्तियों को रखा जा सके, निरुद्ध किया जा सके और उनका भरण-पोषण किया जा सके।

(ज) कोई अन्य विषय जो विहित किया जाना है या किया जाये।

(3) उपधारा (2) के खंड (घ) या खंड (छ) के अधीन कोई नियम बनाने में राज्य सरकार उपबंधित कर सकेगी कि उसका भंग जुर्माने से जो दो सौ पचास रुपये तक का हो सकेगा, दंडनीय होगा।

(4) इस अधिनियम के अधीन बनाये गये सब नियम बनाये जाने के पश्चात् यथाशक्य शीघ्र राज्य विधान मण्डल के समक्ष रखे जायेंगे।

24. अधिनियम का कुछ अन्य अधिनियमों का अल्पीकारक ना होना—इस अधिनियम की किसी बात का यह अर्थ नहीं किया जायेगा कि वह सुधार विद्यालय अधिनियम, 1897 (1897 का 8) या उक्त अधिनियम को उपांतरित करने के लिए अधिनियमित या अन्यथा रूप से किशोर अपराधियों से संबंद्ध किसी राज्य अधिनियम के उपबन्धों का अल्पीकारक है।

25. निरसन और व्यावृत्तियाँ—(1) इस अधिनियम की धारा 1 से भिन्न उपबंधों के किसी राज्य में प्रवृत्त होने क़ी तारीख से व्यक्तियों के अनैतिक व्यापार के दमन से अथवा वेश्यावृत्ति के निवारण से संबंधित सब राज्य अधिनियम, जो ऐसी तारीख से ठीक पहले उस राज्य में प्रवृत्त हों, निरसित हो जायेंगे।

(2) उपधारा (1) में निर्दिष्ट किसी राज्य अधिनियम के इस अधिनियम द्वारा निरसर के होते हुये भी, ऐसे राज्य अधिनियम के उपबंधों के अधीन की गई कोई बात या किये गये कोई कार्य (जिसके अन्तर्गत दिया गया कोई निर्देश, बनाया गया कोई रजिस्टर, नियम या आदेश, अधिरोपित कोई निर्बंधन भी है) वहाँ तक जहाँ तक ऐसी बात या ऐसे कार्य इस अधिनियम के उपबंधों के असंगत नहीं हैं, इस अधिनियम के उपबंधों के अधीन की गई या किया गया

समझा जायेगा मानो उक्त अधिनियम उस समय प्रवृत्त था जब ऐसी बात की गई थी, या ऐसे कार्य किये गये थे तथा तद्नुकूल तब तक प्रवृत्त बने रहेंगे जब तक वह इस अधिनियम के अधीन की गई किसी बात या किये गये किसी कार्य से अतिष्ठित नहीं कर दिये जाते।

सती निवारण

सती प्रथा सदियों पूर्व में विद्यमान एक अत्यन्त घृणित प्रथा थी। यह भारतीय नारियों को अपने पति के शव के साथ जलने के लिये दुष्प्रेरित करती थी फलतः इस बुराई को दूर करने हेतु सन् 1887 में सती (निवारण) अधिनियम पारित किया गया। इसके मुख्य प्रावधान निम्नवत् हैं–

1. संक्षिप्त नाम, विस्तार और प्रसार–(1) यह अधिनियम "कमीशन ऑफ सती (निवारण) अधिनियम, 1987" कहा जायेगा।

(2) इसका विस्तार जम्मू और कश्मीर को छोड़कर सम्पूर्ण भारत में है।

(3) यह किसी राज्य में उस दिनांक से प्रभावशाली होगा, जैसाकि केन्द्रीय सरकार शासकीय राजपत्र में अधिसूचना द्वारा नियत करे और विभिन्न राज्यों के लिये विभिन्न तारीखें निश्चित की जा सकती हैं।

2. परिभाषायें–(1) इस अधिनियम में जब तक कि संदर्भ में अन्यथा अपेक्षित न हो–

(अ) "संहिता" से दण्ड प्रक्रिया संहिता, 1973 (1974 का 2), अभिप्रेत है,

(ब) "गौरवान्वित करना" (गौरव बढ़ाना) सती के सन्दर्भ में, चाहे ऐसी सती इस अधिनियम के प्रारम्भ होने से पूर्व या पश्चात् हुई हो, अन्य बातों के अलावा–

(1) सती के सम्बन्ध में कोई जुलूस निकालना, या उत्सव मनाना, अथवा

(2) सती प्रथा को किसी भी प्रकार न्यायोचित ठहराना, समर्थन करना या प्रचार करना, अथवा

(3) जिसने सती की हो उस व्यक्ति की स्तुति करने के लिये किसी कार्यक्रम का आयोजन करना, अथवा

(4) किसी व्यक्ति के जिसे सती किया हो, की स्मृति सुरक्षित

रखने या उसके सम्मान को स्थायी बनाने के विचार से किसी न्याय का निर्माण करना या राशि का एकत्र करना, अथवा किसी मंदिर का निर्माण, या कोई ऐसा निर्माण, जिसमें किसी उत्सव या किसी भी रूप में उसकी अराधना की जा सके, भी शामिल है।

(स) ''सती'' से अभिप्राय है–

(1) विधवा को उसके मृत पति के शव या किसी रिश्तेदार के शव या किसी वस्तु, पदार्थ या सामग्री, जो उसके पति या रिश्तेदार से सम्बन्धित हो, के साथ जीवित जलाना, या गाड़ना, अथवा

(2) किसी स्त्री को उसके किसी संबंधी के शव के साथ, इस तथ्य को बिना विचार किये, ऐसा गाड़ना या जलाना, उसे विधवा या स्त्री द्वारा उसकी ओर से स्वैच्छिक या अन्यथा,

(द) ''विशेष न्यायालय'' से अर्थ है धारा 9 के अधीन गठित विशेष न्यायालय,

(ई) ''मंदिर'' में, कोई भवन या अन्य निर्माण, चाहे उस पर छत हो या नहीं, जिसका निर्माण उस व्यक्ति की यादगार सुरक्षित रखने के आशय से, जो सती हुई हो, के लिये निमित्त हो अथवा जिसका निर्माण किसी भी रूप में ऐसी सती आराधना करने या उत्सव का आयोजन करने के आशय से किया गया हो, शामिल है।

(2) शब्द और पद जिनका प्रयोग इस अधिनियम में किया गया है किन्तु उन्हें परिभाषित नहीं किया गया है और जिन्हें भारतीय दण्ड संहिता, 1860 (1860 का 45) या दण्ड प्रक्रिया संहिता, 1973 में परिभाषित किया गया है, का अर्थ वही है जो उन्हें भारतीय दण्ड संहिता या दण्ड प्रक्रिया संहिता, 1973 में दिया गया है।

अध्याय 2

सती से संबंधित अपराधों के लिए शास्ति

1. सती होने का प्रयास करना–भारतीय दण्ड संहिता, 1860 (1860 का 45) में किसी बात के होते हुए भी, जो कोई सती का प्रयास करेगा और ऐसा कृत्य करने के कोई कार्य करेगा वह ऐसा कारावास से जिसकी अवधि 1 वर्ष तक की हो सकेगी या जुर्माने से अथवा दोनों से दंडित किया जायेगा :

परन्तु इस धारा के अपराध की सुनवाई करने वाला विशेष न्यायालय, किसी व्यक्ति को दंडित करने से पूर्व, ऐसे अपराध घटित करने की परिस्थितियों को किये गये कार्य, अपराध से आरोपित व्यक्ति की कार्य करते समय मानसिक स्थिति और अन्य सुसंगत तथ्यों का भी विचार करेगा।

4. सती का दुष्प्रेरण–भारतीय दण्ड संहिता, 1860 (1860 का 45) में किसी बात के होते हुये भी, यदि कोई व्यक्ति सती होता है, तब जो कोई ऐसे सती होने का प्रत्क्षतः या अप्रत्यक्ष रूप से दुष्प्रेरण करता है वह मृत्युदण्ड से अथवा आजीवन कारावास से दंडित किया जायेगा और जुर्माने से भी दण्डनीय होगा।

(2) यदि कोई व्यक्ति सती होने का प्रयास करता है, तब जो कोई प्रत्यक्षतः या अप्रत्यक्षतः रूप से ऐसे प्रयास का दुष्प्रेरण करेगा वह आजीवन कारावास से दंडित किया जायेगा और जुर्माने से भी दण्डनीय होगा।

स्पष्टीकरण–इस धारा के प्रयोजनों के लिये, निम्न में से कोई एक कार्य को या उसके समान किसी कृत्य को दुष्प्रेरण माना जायेगा, यथा–

(क) किसी विधवा या स्त्री को उसके मृत पति के शव के साथ अथवा किसी अन्य रिश्तेदार के शव या किसी वस्तु, पदार्थ या सामग्री जो उसे पति या ऐसे रिश्तेदार से संबंधित हो, के साथ जीवित जलाने या गाड़े जाने के लिए फुसलाना, चाहे वह मानसिक रूप से उचित स्थिति में हो अथवा किसी प्रकार की मूर्छा या उन्मत्त होने से या किसी कारण से अपनी स्वतन्त्र इच्छा का प्रयोग करने में असमर्थ हो;

(ख) किसी विधवा या स्त्री को यह विश्वास दिलाना की सती होने से उसके मृत पति या उसके रिश्तेदार या उसके परिवार की सामान्य अच्छाई या उसको आत्मिक लाभ होगा;

(ग) किसी विधवा या किसी स्त्री को सती होने के निर्णय पर दृढ़ रहने के और इस प्रकार सती होने के लिये उकसाना;

(घ) सती होने के किसी विधवा या स्त्री के निर्णय में सहायता करना या उसे उसके मृत पति के शव के साथ या उसके रिश्तेदार के शव के साथ शमसान या कब्रिस्तान में ले जाना अथवा सती होने से संबधित किसी जुलूस में भाग लेना;

(ड.) किसी ऐसे स्थान में जहाँ सती हो रही हो सक्रिय रूप से उपस्थित

रहना, भाग लेना या उससे संबंधित किसी उत्सव में उपस्थित रहना या भाग लेना;

(च) किसी स्त्री या विधवा द्वारा जीवित जलाये जाने की कार्यवाही के सम्बन्ध में किये जाने वाले कर्त्तव्यों में बाधा डालना या अवरोध करना।

5. सती का गौरव बढ़ाने के लिये शास्ति—जो कोई सती का गौरव बढ़ाने के लिये कोई कार्य करेगा, वह ऐसे कारावास से जिसकी अवधि सात वर्ष तक की हो सकेगी किन्तु जो एक वर्ष से कम की नहीं होगी दंडित किया जायेगा और जुर्माने से जो पाँच हजार रुपये से कम का नहीं होगा किन्तु जो तीस हजार रुपये तक का हो सकेगा, से भी दण्डनीय होगा।

अध्याय 3

सती से संबंधित अपराधों को रोकने के लिये जिला मजिस्ट्रेट या जिलाधीश (कलेक्टर) के अधिकार

6. कतिपय कार्य रोकने के अधिकार—(1) जहाँ कलेक्टर या जिला दण्डाधिकारी का यह विचार है कि, सती या उसका दुष्प्रेरण हो रहा है या होने ही वाला है तो वह आदेश द्वारा सती से संबंधित किसी ऐसे कार्य को किसी व्यक्ति द्वारा किसी क्षेत्र में या आदेश में निर्दिष्ट क्षेत्रों में किये जाने पर प्रतिबंध लगा सकता है।

(2) कलेक्टर या जिला दण्डाधिकारी आदेश द्वारा किसी प्रकार से सती को गौरवान्वित करने के संबंध में किसी क्षेत्र में या आदेश से निर्दिष्ट क्षेत्रों में, आदेश द्वारा प्रतिबंध लगा सकता है।

(3) जो कोई उपधारा (1) या उपधारा (2) के अधीन जारी आदेश का उल्लंघन करता है और यदि इस अधिनियम के किसी अन्य उपबंध में ऐसे उल्लंघन के दण्ड का उपबंध नहीं है वह ऐसे कारावास से जिसकी अवधि सात वर्ष तक की हो सकेगी किन्तु जो एक वर्ष से कम की नहीं होगी, दंडित किया जायेगा और जुर्माने से तीस हजार रुपये तक का हो सकेगा लेकिन जो पाँच हजार रुपये से कम का नहीं होगा, से भी दण्डनीय होगा।

7. कतिपय मंदिर या अन्य निर्माण को हटाने का अधिकार—(1) यदि राज्य सरकार का यह समाधान हो जाता है कि कोई मंदिर या निर्माण जो 20 वर्ष से कम होने वाली अवधि से अस्तित्व में है, से किसी व्यक्ति के संबंध

में जिसके द्वारा सती किया गया है किसी भी प्रकार की अराधना, या उत्सव का आयोजन किया जा रहा है, जिसका आशय उसकी याद को सुरक्षित रखना या उसके प्रति सम्मान को बढ़ाना है आदेश द्वारा ऐसे मंदिर या निर्माण को हटाये जाने का निर्देश दे सकती है।

(2) यदि कलेक्टर या जिला दंडाधिकारी को यह समाधान हो जाता है उपधारा (1) में निर्दिष्ट किसी मंदिर या निर्माण के सिवाय, किसी मंदिर या निर्माण में किसी व्यक्ति जो सती हुई है, के संबंध कोई प्रार्थना या उत्सव इस आशय से, कि उसकी याद को सुरक्षित रखा जाये या सम्मान को बढ़ाया जाये, या सम्मान किया जा रहा है तो वह आदेश द्वारा ऐसे मंदिर या निर्माण को हटाये जाने का निर्देश दे सकता है।

(3) जहाँ उपधारा (1) या उपधारा (2) के अंतर्गत जारी आदेश का पालन नहीं किया जाये, तो राज्य सरकार या कलेक्टर या जिला दंडाधिकारी, यथास्थिति, किसी पुलिस अधिकारी द्वारा जिसका पद उपनिरीक्षक से कम का न होगा, ऐसे मंदिर या निर्माण को, दोषी व्यक्ति के व्यय पर हटा या तुड़वा सकेगा।

8. कतिपय संपत्तियों को संपहृत करने की शक्ति–(1) जहाँ कलेक्टर या जिला अधिकारी को यह विश्वास करने का उचित कारण है कि कोई निधि एकत्रित की गयी या सम्पत्ति अर्जित की गई है, जिससे आशय सती होने का गौरवान्वित करना है, या जो ऐसी परिस्थितियों में पाई जाती है कि जिससे यह संदेह हो कि इस अधिनियम के अधीन अपराध घटित होगा तो वह ऐसी निधि का संपत्ति को संपहृत (जप्त) कर सकता है।

(2) उपधारा (1) के अधीन कार्य करने वाला प्रत्येक कलेक्टर या जिला दण्डाधिकारी इस अधिनियम के अधीन गठित सुनवाई करने वाले विशेष न्यायालय को, यदि कोई हो, ऐसी निधि या संपत्ति के समपहरण की सूचना देगा या और ऐसी संपत्ति के निराकरण के लिये विशेष न्यायालय के आदेश की प्रतीक्षा करेगा।

अध्याय 4

विशेष न्यायालय

9. अधिनियम के अधीन अपराधों का विचारण–(1) संहिता में किसी बात के होते हुए भी इस अधिनियम के अधीन होने वाले अपराधों का निवारण, इस धारा के अधीन गठित विशेष न्यायालय द्वारा ही होगा।

(2) राज्य सरकार, शासकीय राजपत्र में अधिसूचना जारी करके एक या अधिक विशेष न्यायालय, इस अधिनियम के अधीन अपराधों के विचारण के लिये गठित कर सकती है और ऐसा प्रत्येक विशेष न्यायालय सम्पूर्ण राज्य में या उसके किसी भाग में अपने क्षेत्राधिकार का प्रयोग कर सकेगा जैसाकि अधिसूचना में निर्दिष्ट किया जाता है।

(3) विशेष न्यायालय में राज्य सरकार द्वारा, उच्च न्यायालय के मुख्य न्यायाधीश की सहमति से पीठासीन अधिकारी की नियुक्ति की जायेगी।

(4) कोई व्यक्ति विशेष न्यायालय का न्यायाधीश नियुक्त होने के लिये अर्हित नहीं होगा जब तक कि वह ऐसी नियुक्ति के तत्काल पूर्व, किसी राज्य में सत्र न्यायाधीश या अतिरिक्त सत्र न्यायाधीश नहीं रहा है।

10. विशेष लोक अभियोजक–(1) प्रत्येक विशेष न्यायालय के लिये राज्य सरकार किसी व्यक्ति को विशेष लोक अभियोजक नियुक्त करेगी।

(2) इस धारा के अधीन कोई व्यक्ति विशेष लोकअभियोजक नियुक्त किये जाने के लिये अर्हित होगा यदि वह अधिवक्ता के रूप में कम से कम सात वर्ष तक व्यवसाय में रहा है या कम से कम सात वर्ष राज्य के अधीन ऐसे पद पर कार्यरत रहा है जिसमें विधि के विशेष ज्ञान की अवश्यकता है।

(3) इस धारा के अधीन नियुक्त प्रत्येक लोक अभियोजक को संहिता की धारा 2 के खण्ड (यू) के अर्थों में लोकअभियोजक समझा जायेगा और संहिता के उपबन्ध तदनुसार प्रभावी होंगे।

11. विशेष न्यायालय की शक्ति और प्रक्रिया–(1) विशेष न्यायालय, बिना अभियुक्त के विचारण सुपुर्द में किये गये, पुलिस रिपोर्ट या परिवाद ऐसे अपराध के तथ्यों को प्रकट करने वाली रिपोर्ट या परिवाद प्राप्त होने पर अपराध का संज्ञान कर सकती है।

(2) इस अधिनियम के अन्य उपबंधों के अधीन रहते हुये किसी अपराध का विचारण करने के आशय से, विशेष न्यायालय को सत्र न्यायालय की समस्त शक्तियाँ उसी प्रकार प्राप्त होंगी जैसाकि वह सत्र न्यायालय है और जहाँ तक संभव हो उसी प्रक्रिया का पालन किया जायेगा जो संहिता में सत्र द्वारा विचारण के लिये विहित है।

12. विशेष न्यायालय की अन्य अपराधों के संबंध में शक्तियाँ– (1) विशेष न्यायालय इस अधिनियम के अधीन अपराध का विचारण करते समय ऐसे अपराध से संबंधित संहिता के अधीन अन्य अपराधों का भी विचारण कर सकता है जिससे अभियुक्त आरोपित हो।

(2) यदि इस अधिनियम के अधीन अपराध का विचारण करने के दौरान अभियुक्त द्वारा किसी अन्य विधि के अधीन, या इस विधि के अधीन अन्य अपराध करना प्रकट होता है तो विशेष न्यायालय से व्यक्ति को ऐसे अन्य अपराध में दोषसिद्ध कर सकता है और इस अधिनियम या अन्य विधि के अधीन अधिकृत दण्ड देने का आदेश पारित कर सकता है।

(3) प्रत्येक जाँच या विचारण में जहाँ तक संभव हो कार्यवाही शीघ्रतम् की जायेगी और विशेषतया साक्षियों का परीक्षण दिन–प्रतिदिन किया जायेगा जब तक की उपस्थित साक्षियों का परीक्षण न कर लिया जाये और यदि विशेष न्यायालय उसके आगे अग्रिम तिथि बढ़ाना आवश्यक समझता है तो वह ऐसे करने का कारण लिपिबद्ध करेगा।

13. संपत्ति या निधि का समपहरण–जब कोई इस अधिनियम के अधीन अपराध का दोषसिद्ध होता है तो ऐसे अपराध का विचारण करने वाला विशेष न्यायालय यदि वह ऐसा करना आवश्यक समझता है, तो धारा 8 के अधीन की गयी किसी निधि या संपत्ति को राज्य शासन का संपहृत घोषित कर सकता है।

14. अपील–(1) संहिता में किसी बात के होते हुए भी किसी निर्णय, दंडादेश या आदेश अंतरिम आदेश न होने पर, के विरुद्ध विशेष न्यायालय के निर्णय के विरुद्ध विधि और तथ्यों के प्रश्न पर उच्च न्यायालय को अपील की जा सकेगी।

(2) किसी निर्णय, दंडादेश या आदेश के विरुद्ध की जाने वाली अपील उसके पारित किये जाने रुके दिनांक से तीस दिन की अवधि में की जा सकेगी।

परन्तु यह कि उच्च न्यायालय उक्त तीस दिन की अवधि के अवसान के पश्चात् भी अपील स्वीकार कर सकता है, यदि उसका समाधान हो जाता है कि अपीलकर्ता उचित और पर्याप्त कारणों से तीस दिन की अवधि में अपील नहीं कर सका है।

अध्याय 5

प्रकीर्ण

15. सद्‌भावनापूर्वक की गई कार्यवाही का संरक्षण–इस अधिनियम या इसके अधीन बनाये गये किसी अधिनियम या आदेश के अनुसरण में सद्‌भावनापूर्वक की गई, या किये जाने के लिये आशयित किसी बात के लिये राज्य सरकार या राज्य सरकार के द्वारा अधिकृत किसी अधिकारी के विरुद्ध कोई वाद, या अन्य कानूनी कार्यवाही या अभियोजन नहीं होगा।

16. सबूत का भार–जब किसी व्यक्ति को धारा 5 के अधीन अपराध के लिये अभियोजित किया जाता है, तो यह सिद्ध करने का भार कि उसने उक्त धारा के अधीन कोई अपराध नहीं किया है उस पर होगा।

17. कतिपय व्यक्तियों का इस अधिनियम के अधीन होने वाले अपराधों की रिपोर्ट करने का उत्तरदायित्व–(1) शासन के सभी अधिकारी इस अधिनियम के उपबंधों को कार्यान्वित करने के लिये पुलिस को सहायता करने के लिये सशक्त और बाध्य होंगे।

(2) कलेक्टर या जिलादंडाधिकारी द्वारा किसी क्षेत्र के संदर्भ में वहाँ के सभी ग्राम अधिकारी और अन्य ऐसे अधिकारी या ऐसे क्षेत्र के निवासी जैसाकि विहित किया जाये, यदि उन्हें विश्वास करने का कारण है अथवा ज्ञान है कि सती होने वाली है या उस क्षेत्र में हो चुकी है, वे तत्काल इस बात की रिपोर्ट निकटम् पुलिस थाने को करेंगे।

(3) जो कोई उपधारा (1) या उपधारा (2) के उपबंधों का उल्लंघन करेगा वह किसी प्रकार के कारावास से जिसकी अवधि दो वर्ष तक की हो सकेगी, दंडित किया जायेगा और जुर्माने से भी दंडित होगा।

18. धारा 4 के अधीन दोषसिद्ध व्यक्ति का कतिपय संपत्तियों के उत्तराधिकार से वंचित होना–धारा 4 की उपधारा (1) के अधीन अपराध का, सती होने से संबंधित, दोषसिद्ध व्यक्ति ऐसे सती होने वाले व्यक्ति अथवा उसकी मृत्यु के पश्चात् किसी अन्य व्यक्ति की संपत्ति को उत्तराधिकार में प्राप्त करने से निर्हित होगा।

19. लोक प्रतिनिधित्व अधिनियम, 1951 के 43 का संशोधन– (अ) धारा 8 की उपधारा (2) में दिये गये परंतुक के पश्चात् निम्न परन्तुक जोड़ा जाये, यथा–

"परन्तु यह कि विशेष न्यायालय द्वारा कमीशन ऑफ सती (निवारण) अधिनियम, 1987 के किसी उपबंधों के उल्लंघन में दोषसिद्ध व्यक्ति दोषसिद्धि के दिनांक से और उसके छोड़े जाने के दिनांक से आगे 5 वर्षों तक की अवधि के लिये निर्हित रहेगा।"

(ब) धारा 123 में खंड (3-अ) के पश्चात् निम्न खंड जोड़ा जाये, यथा-

(3-ब) सती होने की प्रथा का या उसके गौरवन्वित करने का, किसी प्रत्याशी या उसके ऐजेन्ट या अन्य व्यक्ति द्वारा प्रत्याशी की सहमति से अथवा उसके चुनाव ऐजेन्ट द्वारा चुनाव के लिये उस प्रत्याशी के लिये अपेक्षा करना या किसी अन्य किसी अन्य प्रत्याशी को प्रतिकूल रूप से प्रभावित करने के लिये प्रचार करना।

स्पष्टीकरण–इस खंड के प्रयोजनों के लिये "सती" और "गौरवान्वित करना" सती के संबंध में, का वही अर्थ होगा जो उन्हें कमीशन ऑफ सती (निवारण) अधिनियम, 1987 में दिया गया है।

20. अधिनियम का अध्यारोही प्रभाव होना–इस अधिनियम या इसके अधीन बनाये गये किसी नियम या आदेश, किसी अन्य विधि में उससे असंगत किसी बात के होते हुऐ भी या किसी लिखित के होते हुये भी प्रभावी होंगे।

21. नियम बनाने की शक्ति–(1) केन्द्रीय सरकार शासकीय राजपत्र में इस अधिनियम के उपबंधों का पालन करने के लिये नियम बना सकेगी।

(2) इस अधिनियम के अधीन केन्द्रीय सरकार द्वारा बनाया गया प्रत्येक नियम, बनाये जाने के पश्चात् यथाशीघ्र, संसद के प्रत्येक सदन के समक्ष, जब वह सत्र में हो, तीस दिन की अवधि के लिये रखा जायेगा। यह अवधि एक सत्र अथवा दो या अधिक अनुक्रमिक सत्रों में पूरी हो सकेगी। यदि उस सत्र की या पूर्वोक्त आनुक्रमिक सत्रों के ठीक बाद सत्र के अवसान के पूर्व दोनों सदन उस नियम में कोई परिवर्तन करने के लिये सहमत हो जायें तो तत्पश्चात् वह ऐसे परिवर्तित रूप में भी प्रभावी होगा। यदि उक्त अवसान के पूर्व दोनों सदन सहमत हो जायें कि यह नियम नहीं बनाया जाना चाहिये, तो तत्पश्चात् वह निष्प्रभावी हो जायेगा किन्तु नियम के ऐसे परिवर्तित या निष्प्रभावी होने से उसके अधीन पहले की गयी किसी बात की विधिमान्यता पर प्रतिकूल प्रभाव नहीं पड़ेगा।

22. वर्तमान विधियों को निरसन–(1) इस अधिनियम के तत्काल प्रभावी होने के पूर्व, किसी राज्य में प्रचलित ऐसी विधि जो सती या उसके गौरवान्वित करने के निवारण के लिये उपबंध करती है इसके प्रभावी होने पर निरसित हो जायेगी।

(2) ऐसे निरसन के होते हुये भी उपधारा (1) के अधीन निरसित किसी विधि के अधीन इस अधिनियम के तत्स्थानी उपबंधों के अनुरूप की गई कोई कार्यवाही और विशेषतया ऐसे निरसित किसी विधि के अधीन विशेष न्यायालय द्वारा संज्ञान के लिये मामलों में जो उस न्यायालय के समक्ष इस अधिनियम के प्रभावी होते समय उस राज्य में लंबित है, सुनवाई उस विशेष न्यायालय द्वारा उसी प्रकार जारी रखी जायेगी मानो इस अधिनियम की धारा 9 के अधीन गठित विशेष न्यायालय है।

15

निष्कर्ष एवं सलाह

यदि यह कहा जाये कि महिलाओं के साथ आरंभ से ही द्वितीयक भाव रखा गया है तो कोई अतिश्योक्ति नहीं होगी। भारतीय संस्कृति का मूल, वेद माना जाता है। वेदों का कोई पूर्व इतिहास नहीं है, मात्र यह धारणा है कि आकाश से देववाणी हुई, इसे ऋषियों ने सुना जिसे ''श्रुति'' कहा गया और ऋषि-मुनियों ने उन्हें स्मरण किया यह ''स्मृति'' हुई और इसी स्मृति से वेदों की रचना हुई। चूंकि तपस्या महिलायें नहीं करती थीं अतः वेदों की रचना ऋषियों ने जैसा उन्हें स्मरण आता गया किया। इसीलिये भारत में पुरुष-प्रधान समाज की अवधारणा विकसित हुई। कालांतर में इस पुरुष-प्रधान नीति ने स्त्री की स्थिति गिराने में कोई कसर नहीं छोड़ी। वैदिक नारी पृथ्वी, अदिति, उषा आदि को समाज में गौरव प्राप्त था, क्योंकि यहाँ नारी को माता के रूप में ही प्रस्तुत किया गया था। इसीलये कहा गया था ''यत्र नार्यास्तु पूजयन्ते रमन्ते तत्र देवता'' पर जब स्त्री का ''वासना'' का स्वरूप सामने आया तब पुरुषों ने इसे ही प्रधान माना। यह सच है कि वासना के कीचड़ से निकल कर ही नारी मातृत्व के गौरव को प्राप्त करती है, परन्तु इसका यह अर्थ नहीं है कि शारीरिक रूप से कमजोर नारी का मात्र ''वासना'' के लिये जीवन पर पुरुष की दासता में रहना पड़े-

पिता रक्षति कौमार्ये, भर्ता रक्षति यौवने।
पुत्रो रक्षति वार्धक्ये, न स्त्रीनां स्वातंत्र मर्हति।।

सनातन से महिला उत्पीड़न का मूल यही है।

ऐतिहासिक हिन्दू काव्य में नारी को माता का गौरव प्राप्त था। मुगलों के आक्रमण से जब स्त्री का शील असुरक्षित हो गया तब सती-प्रथा, बाल-विवाह, पर्दा-प्रथा आदि की प्रथाओं ने स्त्री की दशा दयनीय बना दी।

अंग्रेजों के शासनकाल में स्त्रियों की दशा पर सोच प्रारंभ हुई और सती-प्रथा पर प्रतिषेध लगा। यहाँ से महिलाओं के बारे में सोच एवं कार्य प्रारंभ हुआ और कालांतर में कुछ कानून भी आये। स्वतंत्रता की लड़ाई के साथ गांधी जी आदि

नेताओं ने महिलाओं की सामाजिक स्थिति में सुधार का कार्य आरंभ किया व स्वतंत्रता प्राप्ति के बाद संविधान ने "लिंग भेद" ही समाप्त कर दिया।

भारत में स्त्रियों के समान अधिकार की बात भारत के संविधान के साथ आई। भारत के संविधान की भूमिका में ही बिना किसी लिंगभेद के समानता की उसके सम्पूर्ण रूप में व्याख्या की गई है। इतना ही नहीं संविधान के अनुच्छेद 15(3) में राज्य सरकारों को महिलाओं और बच्चों के कल्याण के लिये नियम बनाने हेतु भी अधिकृत किया गया है। अनुच्छेद 14 में समानता का प्रावधान है तो अनुच्छेद 15 में संविधान के खंडन की भी व्याख्या है। अनुच्छेद 16(1) में रोजगार में समान अवसर की रूपरेखा है।

किन्तु स्त्री और पुरुष के दैहिक गठन में प्रकृति ने ही कुछ भेदभाव रखा है। पुरुष बलशाली होता है। उसके साथ शीलभंग का खतरा नहीं होता, इसके विपरीत स्त्री मातृत्व के कारण पुरुष से प्राय: कमजोर ही होती है। उसके साथ शीलभंग का भी भय बना रहता है। अत: समानता, अथवा समान अवसर के प्रश्नों में स्त्री की प्रकृति को भी ध्यान में रखना पड़ता है। महिला अधिवक्ता की याचिका जिसमें 5 वर्ष की संक्षिप्त अवधि हेतु जज महाधिवक्ता कार्यालय में समानता के आधार पर महिला की नियुक्ति का प्रश्न निहित था (आशा गोयल विरुद्ध यूनियन ऑफ इंडिया) को माननीय उच्चतम न्यायालय ने आरम्भ में ही निरस्त कर दिया और समीक्षा करते हुये अभिव्यक्त किया कि इस पद हेतु यात्रायें बस, ट्रेन, इत्यादि करनी पड़ती हैं तथा कोर्ट मार्शल में भी जाना पड़ता है जहाँ सिर्फ पुरुष ही होते हैं। अत: कुछ सुरक्षात्मक दृष्टिकोण से ऐसे पद महिलाओं के लिये निषिद्ध हैं। इसी प्रकार यूसुफ *बनाम* बंबई राज्य (ए.आई. आर. 1954, सुप्रीम कोर्ट, पृष्ठ 398) में प्रश्न उठाया गया था कि जारकर्म के लिये महिलाओं को भी दंडित क्यों नहीं किया जाता। इस पर माननीय उच्चतम न्यायालय ने अवधारणा दी कि महिलायें आर्थिक रूप से स्वतंत्र नहीं हैं कि वे पुरुषों को बहला-फुसला लें। इस प्रकार के प्रकरण अनुच्छेद 15(3) से अनुशासित होते हैं। इसी उद्देश्य से भारत में महिलाओं की वैधानिक स्थिति परियोजना में महिलाओं के वैधानिक अधिकारों को चार वर्गों में बाँटा गया है–

(1) उन्नयनात्मक (Promotive)

(2) सुरक्षात्मक (Protective)

(3) निषेधात्मक (Prohibitory)

(4) विकासात्मक (Progressive)

(1) उन्नयनात्मक (Promotive)

स्वतंत्रता प्राप्ति के पश्चात् भारत के संविधान का निर्माण हुआ। संविधान निर्माण समिति के सामने अनेक समस्याओं के साथ भारत में महिलाओं की स्थिति में सुधार लाने के लिये सुधारवादी लक्ष्य भी सामने रखना था। इसी भावना के अन्तर्गत हिन्दू विधि को संहिताबद्ध किया गया, और 1955 में हिन्दू कोड बिल पास हुआ। इससे हिन्दू महिला अधिकारों के क्षेत्र को विस्तार मिला, इस बिल के पास होते ही अनेक अधिनियम पारित हुए जैसे–

(1) हिन्दू विवाह अधिनियम

(2) हिन्दू उत्तराधिकार अधिनियम

(3) हिन्दू दत्तक और भरण-पोषण अधिनियम

(4) हिन्दू अप्राप्यवयता और संरक्षता अधिनियम

इसी के अन्तर्गत संविधान के अनुच्छेद 15(3) में राज्य सरकारों को महिलाओं और बच्चों के कल्याण के लिये अधिनियम बनाने हेतु अधिकृत किया गया।

(2) सुरक्षात्मक (Protective)

ऊपर कहा ही जा चुका है कि प्रकृति ने स्त्रियों को पुरुषों से सुकुमार बनाया है तथा महिलाओं के शील की सुरक्षा का भी प्रश्न है। इसी दृष्टिकोण से दंड प्रक्रिया संहिता के अध्याय 9 में ''पत्नी संतान और माता-पिता के भरण-पोषण के लिये आदेश'' का प्रावधान है जिसकी समस्त प्रक्रिया इसी अधिनियम की धारा 125 से 128 तक वर्णित है।

दंडित विधि के द्वितीय संशोधन में भारतीय दण्ड संहिता की धारा 498(क) में महिला के ससुराल पक्ष द्वारा प्रताड़ना के दंड का प्रावधान है। इसी के अनुरूप इस धारा 174 दंड प्रक्रिया संहिता में भी संशोधन है। साथ ही संशोधित दहेज निषेध अधिनियम भी सन् 1986 में आ गया है।

(3) विकासात्मक (Progressive)

इस दिशा में अभी कार्य का अभाव है। भारतीय संविधान के अनुच्छेद 15 (3) में जो राज्य सरकारों को महिलाओं और बच्चों के कल्याण के लिये अधिकृत किया गया है उसके अन्तर्गत महिलाओं को कानूनी सुरक्षात्मक विकास की आवश्यकता है।

(4) निषेधात्मक (Prohibitory)

यद्यपि संविधान में लिंगभेद समाप्त कर दिया गया है तथापि प्रकृति ने स्त्री पुरुष में कुछ भेद तो रखा ही है। स्त्रियों के साथ प्रसव जुड़ा है। इस अवधि में 9 माह प्रसव पूर्व, प्रसव के समय, और लगभग 3 माह के पश्चात् स्त्रियों को अपने साथ एक और जीव का पालन अपने रक्त से करना पड़ता है। इससे उनमें शारीरिक दुर्बलता आ जाती है। इसके साथ स्त्रियों के साथ उसके शील का प्रश्न भी निहित होता है जिसके कारण वे अनेक कार्य करने में असमर्थ होती है। ऐसी स्थिति में संविधान की ''समानता'' की भावना का खंडन होता है किन्तु प्राकृतिक न्याय के सिद्धान्त के लिये यह आवश्यक है। इसी कारण भारतीय दंड संहिता की धारा 354-509 छेड़छाड़, 376 बलात्कार, 498 जारकर्म इत्यादि के लिये महिलाओं को दंडित करने का प्रावधान नहीं है।

इस वर्गीकरण के अन्तर्गत महिलाओं के समस्त सामान्य अधिकार आ जाते हैं। किन्तु एक असमानता भारतीय समाज में और है विवाह जन्य असमानता। मध्य प्रदेश की प्रायः सभी जातियों में पुरुष प्रधान समाज का प्रावधान है। इस कारण लड़कियाँ विवाह के पश्चात् ससुराल जाती हैं जो पति का घर होता है। उसके माता-पिता के प्रति कुछ अधिकार समाप्त हो जाते हैं और पति के घर से उसे कुछ अधिकार प्राप्त होते हैं, जैसे बालक की अभिरक्षा, अचल संपत्ति में अधिकार इत्यादि।

भारत के संविधान के प्रादुर्भाव के साथ ही भारत में महिलाओं के अधिकारों के विषय में जागरूकता आयी है। इसी भावना से अनेक महिलोपयोगी कानूनों का निर्माण भी हुआ है। किन्तु आज प्रश्न कानून के निर्माण का उतना जटिल नहीं है जितना महिलाओं के अधिकारों को व्यवहारिक बनाने का है। राजधानी की सड़कों पर जुलूस निकाल कर आंदोलनात्मक प्रणाली से इस दिशा में कुछ नहीं होने का। इसके लिए ठोस संस्थात्मक प्रणाली की आवश्यकता है। यह सच है कि आंदोलनात्मक प्रणाली से भी जागरूकता आती है किन्तु उसके अनुगमनात्मक कार्यक्रम के अभाव में वे तालाब के बुलबुलों के समान क्षणिक रह जाते हैं। भीड़ इस तमाशे को कुछ देर देखती है और फिर आगे बढ़ जाती है। किन्तु यह अवश्य है कि समय-समय पर उच्चतम न्यायालय के मार्गदर्शक निर्णयों ने अवश्य इस दिशा को ठोस आधार दिया है। एयर इंडिया *बनाम* नरगेश मीरजा (ए. आई. आर. 1981, सुप्रीम कोर्ट 1829) के प्रकरण में जहाजी परिचारिका यदि स्त्री है तो उसके विवाह के उपरांत उसकी सेवायें समाप्त कर

दी जायेंगी। ऐसा नियम एयर इंडिया का था जिसे उक्त प्रकरण में चुनौती दी गई थी कि इससे संविधान की समानता की भावना का खंडन होता है। इसे उच्चतम न्यायालय ने स्वीकार किया तथा एयर इंडिया को इस नियम को निरस्त करना पड़ा। इसी प्रकार मिशन स्कूलों में प्राय: यही नियम था कि नौकरी से त्यागपत्र देने के उपरांत ही शिक्षिकायें विवाह कर सकती थीं। इसी आशय पर मिस सी. बी. मुथम्मा *बनाम* द यूनियन ऑफ इंडिया एवं अन्य (ए. आई. आर. 1980, सुप्रीम कोर्ट, 289) और महिलाओं के विवाह न करने का नियम समाप्त हो गया।

अनुच्छेद 15(3) भारत के संविधान की भावना को दृष्टिकोण में रखकर अनेक महत्वपूर्ण निर्णय हुए हैं। यूसुफ अब्दुल अजीज विरूद्ध महाराष्ट्र राज्य (ए. आई. आर. 1954, सुप्रीम कोर्ट, पृष्ठ 321) में जारकर्म धारा 498 भारतीय दंड संहिता के अन्तर्गत महिला को दंडित नहीं किया जा सकता। मोहतरमा चौकर *बनाम* राज्य शासन (ए. आई. आर. 1957, राजस्थान, पृष्ठ 4) को जमानत हेतु विशेष प्रावधान, महिलाओं के स्वायत्त संस्थाओं में नौकरी में आरक्षण, (दत्तात्रेय मोट्रियम मोरे *बनाम* बंबई राज्य ए. आई. आर. 1953, बंबई, पृष्ठ 31(1) अथवा शैक्षणिक संस्थाओं में आरक्षण) पी. सागर एवं अन्य *बनाम* आन्ध्र प्रदेश राज्य ए. आई आर. 1968, आ.प्र., पृष्ठ 165 (धारा 354 भारतीय दंड संहिता महिलाओं से छेड़खानी जिसमें मात्र पुरुष दंडित होता है) गिरधर गोपाल *बनाम* राज्य सरकार 1953, मध्य भारत, पृष्ठ 147, इत्यादि अनेक उदाहरण स्वरूप मार्गदर्शक न्याय निर्णय हैं जिन्होंने अनुच्छेद 15(3) भारत का संविधान की भावना को दिशा दी है।

धारा 14(1) हिन्दू उत्तराधिकार अधिनियम 1956 में उत्तराधिकारिणी महिला को उत्तराधिकार में प्राप्त संपत्ति का संपूर्ण रूप से उपयोग करने का प्रावधान है। इस अधिनियम को हिन्दू विधि के संहिताबद्ध किये जाने के पश्चात् अनुच्छेद 15(3) की भावना को ध्यान में रखकर ही किया गया था। गोपाल सिंह *बनाम* दिलेराम (सिविल अपील क्रमांक 1686, सन् 1987 निर्णय दिनांक 6-10-1987 उच्चतम न्यायालय) के प्रकरण में माननीय न्यायालय ने इस धारणा की अभिपुष्टि की कि स्त्री को उत्तराधिकार में प्राप्त संपत्ति पर संपूर्ण अधिकार है। इसी बिन्दु पर उच्चतम न्यायालय का एक और निर्णय प्रताप सिंह *बनाम* यूनियन आफ इंडिया सिविल क्रमांक (सिविल) 1947 सन् 1985 निर्णय

6 सितंबर 1985 में भी माननीय उच्चतम न्यायालय ने इसी अवधारणा को पुष्टि दी थी कि हिन्दू उत्तराधिकार अधिनियम 1956 की धारा 14(1) संविधान के अनुच्देद 15(3) द्वारा ही अनुशासित होती है।

संविधान के समानता के मूल तत्त्वों को ध्यान में रखकर संविधान के भाग 4 में नीति निर्देशक तत्त्वों का वर्णन है। इसके अन्तर्गत राज्य एवं केन्द्र सरकार नीति का निर्धारण करती है। इसी आधार पर अनुच्छेद 39(घ) में समान श्रम के लिए समान मजदूरी का प्रावधान है। अर्थात् स्त्री और पुरुष को समान वेतन प्राप्त होगा। इसी के साथ इसके खण्डन का भी निषेध विशेष रूप से है। इस प्रकार अनुच्छेद 15(3) एवं 39(घ) को दृष्टिकोण में रखकर ही महिलाओं को सुविधा एवं समानता के अधिकार प्रदान किया गये हैं। इसी आधार पर संसद में 1976 में ''समान पारिश्रमिक अधिनियम 1976'' पारित किया गया। इस अधिनियम की धारा 4 एवं 5 में कुछ आधारभूत सिद्धान्तों का वर्णन है।

''समानता'' शब्द का उपयोग उसके प्रमाणिक आधार पर कठोरता से नहीं किया जा सकता। यहाँ प्रकृति की बात आ जाती है। जहाँ प्रकृति ने मातृत्व का भार भी स्त्रियों के साथ जोड़ दिया है। प्रसव पूर्व, प्रसव एवं प्रसवोत्तर काल में महिलाओं को विशेष सुविधा की आवश्यकता होती है। इसलिये सुरक्षात्मक दृष्टिकोण से प्रसवकाल अवकाश एवं सुविधाओं का प्रावधान किया गया है। इसी आधार पर दांडिक कानून में कुछ समानता से हटकर धारायें हैं, जैसे धारा 354-509 यह मात्र पुरुषों को महिलाओं के साथ छेड़छाड़ के लिये दंडित करती हैं। तथा अन्य धारायें भी हैं जिनके आगे वर्णन किया जायेगा। यह सभी महिलाओं के शील के संबंध में है। इसी के साथ कुछ सुरक्षात्मक दृष्टिकोण के आधार पर गर्भावस्था के दौरान अवकाश इत्यादि का प्रावधान सेवा नियम में दिया गया है, जो प्रत्यक्ष रूप से समानता का खंडन करता है किन्तु प्रकृति द्वारा प्रदत्त इस स्थिति को समानता के कठोर तराजू से नहीं तोला जा सकता है। इसी के आधार पर गर्भपात को भी वैधानिकता दी गई है जिसका आधार है कि–

(क) स्वास्थ्य प्रधान- जब जीवन का भय हो अथवा स्त्री की शारीरिक एवं मानसिक स्थिति ठीक न हो।

(ख) जब गर्भ अपराधजन्य कारणों से ठहर गया हो जैसे बलात्कार इत्यादि।

(ग) जब स्त्री के स्वास्थ्य को देखते हुये यह आशंका हो कि शिशु अपंग होगा।

इस प्रकार समानता को सुरक्षात्मक, विकासात्मक, उन्न्यनात्मक एवं विकासात्मक दृष्टिकोण से लचीला किया गया है जिसका आधार भारत के संविधान के अनुच्छेद 15(3) द्वारा प्रदान किया गया है।

इस प्रकार हम देखते हैं कि संविधान द्वारा अधिकृत महिला एवं बाल विकास हेतु कानूनों की कमी नहीं है, कमी है तो महिलाओं में इसके प्रचार-प्रसार की। अधिकारों की थाली तो सरकार ने परोस दी पर मुँह में कौर डालना तो आना चाहिये तभी अधिकारों की उपयोगिता है!

इस पुस्तक द्वारा यही प्रयास किया गया है कि महिलाओं को कानूनों की जानकारी मिल सके। इस हेतु नियमित पाठ्यक्रमों के माध्यम से शिक्षा आवश्यक है। गोष्ठी या सम्मेलन करते-करते संविधान पारित हुए हम आधी शताब्दी पार कर चुके परन्तु अभी भी महिला उत्पीड़न जारी है।

हमारे देश में कतिपय व्यक्ति दिल्ली में बैठकर अधिनियम पारित कर कर्त्तव्य की इतिश्री समझते हैं, किन्तु आवश्यकता है कि अधिनियम पारित करने के पूर्व विभिन्न न्यायालयों, सामाजिक संस्थाओं, संबंधित दिमागों से सलाह ली जाये तब अधिनियम पारित किये जायें। परन्तु होता यह आ रहा है कि जहाँ न्यायिक प्रक्रिया में कठिनाई आई वहाँ तुरन्त संशोधन प्रस्तुत कर दिया।

हमारा अपने अनुभवों पर आधारित सुझाव है कि कन्याशालाओं में आरंभ से ही पाठ्यक्रमों में महिला अधिकारों का समावेश होना चाहिये, तथा नियमित वाद-विवाद प्रतियोगिता, भाषण आदि होना चाहिये। जब तक नारी 'अबला' से सबला नहीं बनेगी और अपनी लड़ाई खुद नहीं लड़ेगी तब तक उसका शोषण होता रहेगा।